普外科腔镜
手术病例集锦

主编 赵超尘 李宁宁 邱振雄 钟才能

Cases of endoscopic
surgery in general surgery

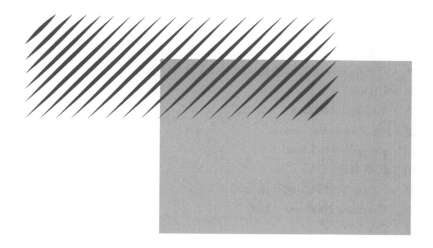

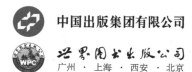

中国出版集团有限公司

世界图书出版公司
广州 · 上海 · 西安 · 北京

图书在版编目（CIP）数据

普外科腔镜手术病例集锦 / 赵超尘等主编 . -- 广州：
世界图书出版广东有限公司 , 2023.12
ISBN 978-7-5232-1020-8

Ⅰ . ①普… Ⅱ . ①赵… Ⅲ . ①胸腔镜检 – 胸腔外科手
术 – 病案 Ⅳ . ① R655

中国国家版本馆 CIP 数据核字 (2024) 第 003393 号

书　　名	普外科腔镜手术病例集锦
	PUWAIKE QIANGJING SHOUSHU BINGLI JIJIN
主　　编	赵超尘　李宁宁　邱振雄　钟才能
责任编辑	刘　旭
责任技编	刘上锦
装帧设计	树青文化毕晨星
出版发行	世界图书出版有限公司　世界图书出版广东有限公司
地　　址	广州市海珠区新港西路大江冲 25 号
邮　　编	510300
电　　话	（020）84460408
网　　址	http://www.gdst.com.cn/
邮　　箱	wpc_gdst@163.com
经　　销	新华书店
印　　刷	广州小明数码印刷有限公司
开　　本	710 mm×1000 mm　1/16
印　　张	27
字　　数	383 千字
版　　次	2023 年 12 月第 1 版　2023 年 12 月第 1 次印刷
国际书号	ISBN 978-7-5232-1020-8
定　　价	188.00 元

编委会

主　编

赵超尘　广州医科大学附属第一医院
李宁宁　广州医科大学附属第三医院
邱振雄　深圳市宝安区中心医院
钟才能　深圳市人民医院（暨南大学第二临床医学院、南方科技大学第一附属
　　　　医院）

副主编

赵国平　南京市江宁医院（南京医科大学附属江宁医院）
朱云朋　三门峡市中心医院
杨　坤　孝感市中心医院（武汉科技大学附属孝感医院）
周　东　湖北医药学院附属襄阳市第一人民医院
张　磊　河南省儿童医院（郑州儿童医院）
石长勇　深圳市龙岗区妇幼保健院（汕头大学医学院龙岗妇幼临床学院）

主编简介

硕士毕业于南京医科大学，博士毕业于南方医科大学。2006年7月起于广州医科大学附属第一医院工作至今。从事肝胆胰外科工作多年，擅长肝癌的综合治疗和胆管结石的微创治疗，具有丰富的理论与实践经验，尤其对复杂肝内胆管结石的治疗具有独到的见解。现任广州医师协会普通外科分会常务委员、广州医师协会普通外科微创分会常务委员、广东医师协会肝胆胰外科分会青年委员会委员、广州医学会加速康复外科分会会员、广州医师协会肝胆胰外科分会委员。主持课题2项，发表论文8篇。

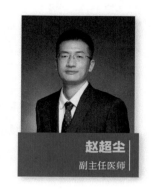

赵超尘
副主任医师

博士毕业于四川大学，现工作于广州医科大学附属第三医院，主治医师。主要研究方向：乳腺肿瘤整形外科。现任广州市医学会乳腺病分会常务委员、广东省医疗行业协会乳腺病整形修复分会委员、广东省健康管理学会乳房重建再造及美学专业委员会委员、广东省妇幼保健协会乳腺病分会委员。主持过广东省医学技术研究基金项目及校级科研项目。发表论文6篇。

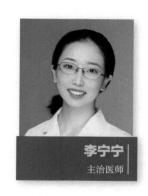

李宁宁
主治医师

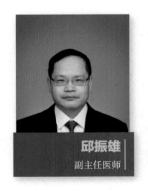

邱振雄
副主任医师

1997 年本科毕业于中山医科大学临床专业，曾先后在复旦大学中山医院、中山大学附属医院、湖南省人民医院肝胆医院进修。现就职于深圳宝安区中心医院，肝胆胰外科主任，副主任医师。主要研究方向：胃肠道良恶性肿瘤、肝胆疾病、腹壁疝、甲状腺、乳腺良恶性疾病的治疗。现任广东省医师协会肝胆外科医师分会第二届委员会肝脏学组成员、广东省医师协会肝胆外科医师分会第二届委员会青年医师专业组成员、广东省医师协会结直肠外科医师分会委员、广东省医疗行业协会微创外科管理分会第二届委员会委员、广东省健康管理委员会消化内镜 MDT 委员会常务委员、广东省中西医结合学会烧伤专业委员会委员、深圳市医学会肝胆胰外科专业委员会委员、深圳市医学会胃肠外科专业委员会加速康复学专业组委员、深圳市医学会第一届疝与腹壁外科专业学组委员、深圳市医学会第一届甲状腺乳腺外科专业委员会委员、深圳市医师协会胃肠外科医师分会第一届理事会理事、深圳市医师协会胸科医师分会第一届理事会理事、深圳市抗癌协会肝癌专业委员会常务委员、深圳市抗癌协会消化系统肿瘤加速康复外科专业委员会委员、深圳市中医药学会外科学专业委员会第一届委员会委员。

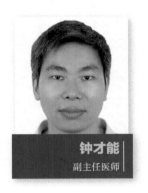

钟才能
副主任医师

2002 年本科毕业于中山大学临床医学专业，曾于中山大学孙逸仙纪念医院进修，现工作于深圳市人民医院（暨南大学第二临床医学院、南方科技大学第一附属医院）乳腺甲状腺外科，副主任医师，暨南大学兼职副教授。主要研究方向：乳腺、甲状腺良恶性肿瘤的治疗，擅长腔镜手术，具有本专业较高的理论水平和丰富的实践工作经验。发表论文 5 篇，参编著作 1 部，主持并完成深圳市级课题 1 项。

近年来，微创理念被越来越多的人知晓和接受，微创技术也更加成熟，而腔镜技术就是比较典型的微创外科技术。微创腔镜手术可通过小切口完成，从而最大限度地减少术后疼痛，缩短恢复时间，而且切口位于隐蔽部位，具有较好的美容效果。目前，在普外科领域中，已使用腔镜成功开展了胆囊切除，胃肠道肿瘤切除，脾、阑尾切除，疝修补等多种手术。

《普外科腔镜手术病例集锦》作为一部实用的腔镜技术参考用书，共收录了 42 份临床真实病例，呈现了腔镜手术在普外科的应用，如腔镜乳腺手术、腔镜消化道手术、腹腔镜胰腺手术、腹腔镜结直肠手术、腔镜下脾脏切除手术及腔镜在普外科其他疾病治疗中的应用。从不同角度讲解了常见多发病的临床诊断流程及诊疗经过，将典型病例进行分析和经验总结，有助于读者拓展诊疗思路，培养良好的临床思维习惯。

新术式的广泛普及，至少需要证明其在某方面明显优于现术式。希望本书中录用的病例可以给广大外科医师答疑解惑，利于他们分析不同术式方法的利弊，能给患者带来更好的手术治疗效果。

本书在编写过程中，诸位学者精心筹划，力求严谨缜密。但由于写作风格不尽相同，难免存在疏漏与不足之处，还望广大读者不吝指正，以期再版时修正。

目录

I

149 第二篇   肝、胆、胰腔镜手术

375　第三篇　胃、肠腔镜手术

第一篇
甲乳腔镜手术

P WK

病例 01 经颈部小切口右侧甲状腺癌根治术

Case one

【病历概述】

患者女，64 岁。

过敏史：无药物、食物过敏史。

主诉：体检发现甲状腺结节 15 天。

现病史：患者诉 15 天前在我院（三门峡市中心医院）体检行甲状腺彩超示（2023-04-20）：甲状腺右侧叶近峡部低回声结节 TI-RADS 4a 类，甲状腺双侧叶囊性及囊实性结节 TI-RADS 3 类，甲状腺双侧叶低回声结节 TI-RADS 3 类，未诉不适，无声音嘶哑及呼吸困难，建议患者活检穿刺，于 2023-04-27 行甲状腺结节穿刺活检，病检结果（我院 2023-04-30）：右侧甲状腺结节穿刺组织显示为乳头状癌，BRAF 基因 V600E 突变检测结果为突变型，建议患者手术治疗，患者为求进一步的诊治就诊于三门峡市中心医院，门诊以"甲状腺癌"收入我科（甲乳外科），患病来，神志清，精神可，饮食及睡眠可，二便可，体重未见明显减轻。

既往史：平素体健，无高血压、冠心病、糖尿病病史，无肝炎、结核等传染病病史，无手术及外伤史，无输血、献血史，预防接种随社会进行。

查体：T 36.6℃，P 76 次 / 分，R 19 次 / 分，BP 121/86 mmHg。

辅助检查：

甲状腺彩超示（我院 2023-04-20）：甲状腺右侧叶近峡部低回声结节 TI-RADS 4a 类，甲状腺双侧叶囊性及囊实性结节 TI-RADS 3 类，甲状腺双侧叶低回声结节 TI-RADS 3 类。

甲状腺结节穿刺病检结果（我院 2023-04-30）：右侧甲状腺结节穿刺组织显示为乳头状癌，BRAF 基因 V600E 突变检测结果为突变型。

【诊断思路】

诊断：右侧甲状腺乳头状癌。

诊断依据：已行穿刺确诊，无须鉴别诊断。

【治疗经过】

患者入院后积极完善术前检查，排除手术禁忌后于 2023-05-18 在全麻下行腔镜下右侧甲状腺癌根治术（图 1-1）。

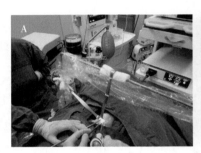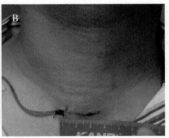

图 1-1 颈部小切口

A：颈部小切口术中情况；B：颈部小切口手术结束置管后情况

手术经过：

患者取仰卧位于手术台，麻醉成功后，常规消毒、铺巾，准备腔镜器械，于胸骨上窝处取一长约 2.5 cm 横弧形切口，依次切开皮肤、皮下，护皮，切开颈白线直达甲状腺固有被膜。应用拉钩牵开颈前肌群形成空间，超声刀离断甲状腺右叶上下动脉及静脉、峡部、甲状腺悬韧带，充分游离甲状腺叶，提起右侧甲状腺，向中线处剥离甲状腺，给予仔细分离，离断右侧甲状腺中静脉，充分显露喉返神经及甲状旁腺，避免对其造成损伤，切除右侧甲状腺及峡部，肉眼检查未查见甲状旁腺组织，标本经家属过目后送常规病检，患者术前已行右侧甲状腺结节穿刺定性，甲状腺癌诊断明确，遂继续给予患者行右侧颈部中央区淋巴结清扫术，上界达甲状软骨，下界达胸腺，内侧达气管内侧，外侧达颈动脉鞘内侧缘，将淋巴结及周围脂肪组织一并清除，探查右侧喉返神经未见损伤。仔细检查标本，肉眼未见甲状旁腺组织，标本经家属过目后送常规病理检查。手术野仔细电凝止血，无明显出血点，生理盐水冲洗创面，于右侧甲状腺窝放置引流管 1 根，固定于皮肤，外接负压球 1 个，手术顺利，麻醉满意，术中出血量 20 mL，尿量 800 mL，输晶体液 1200 mL，未输胶体液。

术后生命体征：P 90 次 / 分，R 18 次 / 分，BP 120/80 mmHg。

术中诊断：右侧甲状腺乳头状癌。

术后处理措施：术后给予吸氧、心电监护、气压治疗、化痰、补钙、止血、止痛及补液等对症支持治疗。

术后注意事项：注意观察颈部切口敷料，引流管量，有无声音嘶哑及呼吸困难，嘱患者注意活动双下肢，避免引起静脉血栓。

术后病检示：

右侧甲状腺及峡部：甲状腺乳头状癌，肿瘤大小 1.0 cm × 0.8 cm × 0.7 cm，癌组织未侵及甲状腺被膜，未见脉管内癌栓。

右侧颈部中央区：淋巴结未见转移癌（0/2），术后恢复可。

【 出院情况 】

患者一般情况可，神志清，精神可，饮食及睡眠可，二便可，查体：颈部切口无红肿、硬结，切口愈合良好。

【 讨论与总结 】

Miccoli 等在成功开展腔镜辅助下原发性甲状旁腺腺瘤切除术后，于 1999年将该术式运用于甲状腺肿瘤切除术中，并命名为微创腔镜辅助甲状腺切除术（minimally invasive video-assisted thyroidectomy，MIVAT），该术式开启了颈部小切口甲状腺手术的先河，在世界范围内广泛流行，被称为"Miccoli 术式"，与传统开放术式相比，该术式距离甲状腺最近，分离皮瓣面积较小，减小了手术创伤，术后疼痛感降低，小切口也在一定程度上满足了患者对美容的需求。但该术式也存在操作空间小，颈部存留瘢痕，部分患者因切口过度牵拉而瘢痕愈发明显，存在影响颈前美观和运动等局限。

【参考文献】

［1］MICCOLI P，BERTI P，CONTE M，et al. Minimally invasive surgery for thyroid small nodules：preliminary report［J］. J Endocrinol Invest，1999，22（11）：849-851.

［2］邬一军，朱峰. 重视甲状腺手术颈前区功能的保护［J］. 中华内分泌外科杂志，2020，14（4）：265-268.

>>>　朱云朋

经口腔前庭入路右侧甲状腺癌根治术

【病历概述】

患者女，31 岁。

过敏史：无药物、食物过敏史。

主诉：体检发现右侧甲状包块 10 个月。

现病史：患者诉 10 个月前在我院（三门峡市中心医院）门诊体检行甲状腺彩超，提示甲状腺右侧叶低回声结节伴钙化 TI-RADS 4a 类，甲状腺右侧叶囊性结节 TI-RADS 2 类，不伴疼痛、声嘶，无手足麻木及饮水呛咳，无呼吸困难，无性格、情绪等改变，无多汗、消瘦等。2023-05-08 再次就诊于我院门诊行甲状腺彩超：甲状腺右侧叶下极低回声结节 TI-RADS 4a 类，甲状腺右侧叶下极囊性结节 TI-RADS 2 类，遂行右侧甲状腺结节穿刺活检，病理示（2023-05-12）（右侧甲状腺包块穿刺）乳头状癌，BRAF 基因 V600E 突变检测结果为突变型。建议患者住院手术，患者为求进一步的诊治，门诊以"甲状腺癌"收入我科（甲乳外科），患病来，神志清，精神可，饮食及睡眠可，二便可，体重未见明显减轻。

既往史：平素体健，无高血压、冠心病、糖尿病病史，无肝炎、结核等传染病病史，无手术及外伤史，无输血、献血史，预防接种随社会进行。

查体：T 36.5℃，P 69 次 / 分，R 19 次 / 分，BP 102/66 mmHg。

辅助检查：

甲状腺彩超（我院 2023-05-08）：甲状腺右侧叶下极低回声结节 TI-RADS 4a 类，甲状腺右侧叶下极囊性结节 TI-RADS 2 类。

右侧甲状腺结节穿刺活检病理（2023-05-12）：（右侧甲状腺包块穿刺）乳头状癌，BRAF 基因 V600E 突变检测结果为突变型。

【诊断思路】

诊断：右侧甲状腺乳头状癌。

诊断依据：患者已行穿刺定性，右侧甲状腺癌诊断明确。

【治疗经过】

患者入院后积极完善术前检查，排除手术禁忌后于 2023-05-22 在全麻下行腔镜下右侧甲状腺癌根治术（图 1-2）。

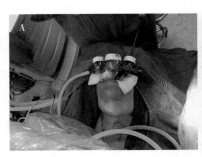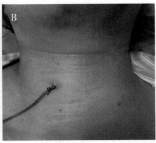

图 1-2 经口腔前庭入路

A：经口腔前庭入路术中情况；B：经口腔前庭入路手术结束颈部留置引流管后状态

手术经过：

患者取仰卧位，头部后仰，常规消毒铺巾，于下唇前庭正中做 10 ~ 12 mm 切口，紧贴骨膜进行分离，直至颏下，用钝性剥离棒穿刺，分离皮下组织，建立置管通道及部分操作空间，置入 10 mm Trocar 作为观察孔，持续灌注 CO_2（6 mmHg）结合悬吊技术维持空间，双侧第一前磨牙前方下唇颊黏膜处各做 5 mm 切口，置入 5 mm Trocar 到达颈阔肌深面作为操作孔，无损伤抓钳和弯头超声刀，在腔镜监视下用超声刀紧贴带状肌表面分离皮下疏松组织，两侧到达胸锁乳突肌前缘，下方到达胸骨上窝，超声刀切开颈白线及舌骨下肌群，在甲状腺外科包膜及固有膜之间分离，显露右侧甲状腺，无损伤钳钳夹右侧甲状腺，超声刀离断甲状腺右叶上下动脉及静脉，提起右侧甲状腺，向中线处剥离甲状腺，给予仔细分离，离断右侧甲状腺中静脉，显露喉返神经，避免损伤喉返神经及甲状旁腺，将右侧甲状腺及峡部完整切除，将标本放入标本袋，标本送常规病检。患者术前已行右侧甲状腺结节穿刺定性，甲状腺癌诊断明确，遂继续给予患者行右侧颈部中央区淋巴结清扫术，上界达甲状软骨，下界达胸腺，内侧达气管内侧，外侧达颈动脉鞘内侧缘，将淋巴结及周围脂肪组织一并清除，探查右侧喉返神经未见损伤。仔细检查标本肉眼未见甲状旁腺组织，标本经家属过目后送常规病理检查，手术野仔细电凝止血，无明显出血点，生理盐水冲洗创面，于右侧甲状腺窝放置引流管 1 根，固定于皮肤，外接负压球 1 个。手术顺利，麻醉满意，术中出血量 20 mL，尿量 300 mL，输晶体液 1200 mL，输胶体液 500 mL。

术后生命体征：P 68 次 / 分，R 20 次 / 分，BP 109/72 mmHg。

术中诊断：右侧甲状腺乳头状癌。

术后处理措施：术后给予吸氧、心电监护、气压治疗、化痰、补钙、止血、止痛及补液等对症支持治疗。

术后注意事项：注意观察颈部切口敷料，引流管量，有无声音嘶哑及呼吸困难，嘱患者注意活动双下肢，避免引起静脉血栓。

术后病检示：

右侧甲状腺及峡部：甲状腺乳头状癌，肿瘤大小 0.9 cm × 0.9 cm × 0.7 cm，癌组织侵及甲状腺被膜，未见脉管内癌栓。

右侧颈部中央区：淋巴结未见转移癌（0/5），术后恢复可。

【 出院情况 】

患者一般情况可，神志清，精神可，饮食及睡眠可，二便可，查体：口腔前庭切口愈合良好。患者对美容效果非常满意。

【 讨论与总结 】

Benhidjeb 等首次报道了在人尸体上行经口底 – 前庭入路腔镜甲状腺手术，2011 年起，Karakas 等相继报道了经口底入路、口腔前庭入路的单孔免充气腔镜甲状腺切除术，前者仅于口底做 20 mm 切口，观察镜及操作器械均由此切口完成，后者仅在前庭行长约 25 mm 横切口作为观察孔和操作孔，借由克氏针和机械系统牵引提吊皮瓣维持手术空间。但单孔操作时空间较小，筷子效应明显。

为避免口底入路可能造成的口底结构损伤和单孔操作所致的筷子效应，术者将 3 个手术切口均取在前庭，分别为前庭正中 12 mm 和双侧第一前磨牙根部水平的颊黏膜处各做 5 mm 切口，CO_2 低压充气后予悬吊拉钩维持手术空间，分离颈阔肌深面间隙，两侧达胸锁乳突肌前缘，下方达胸骨上窝。因操作平面和甲状腺平面存在夹角，相对经口底入路更便于甲状腺上极的处理，故该入路是目前国内外应用最广泛的经口入路腔镜甲状腺术式。

经口入路腔镜甲状腺手术体表无瘢痕，真正实现了无瘢痕手术，很好地保护了患者隐私，极大地减轻了患者的心理负担；另外此术式可同时处理双侧甲状腺病灶，从头到足的视角，可很好地暴露中央区淋巴结、甚至胸骨后淋巴结，并予以根治性清扫，符合恶性肿瘤的根治原则。

但该术式也存在一些劣势，如在甲状腺上极处理和喉上神经显露保护等存在视野盲区，较大肿块难以经孔道取出等。此外，经口入路腔镜甲状腺手术也存在一些其特有的并发症，如创面感染、颏神经损伤和口底组织撕裂损伤等，这些不足是需要我们去正视的。

〖 参考文献 〗

［1］BENHIDJEB T，WILHELM T，HARLAAR J，et al. Natural orifice surgery on thyroid gland：totally transoral video-assisted thyroidectomy（TOVAT）：report of first experimental results of a new surgical method［J］. Surg Endosc，2009，23（5）：1119-1120.

［2］KARAKAS E，STEINFELDT T，GOCKEL A，et al. Transoral thyroid and parathyroid surgery-development of a new transoral technique［J］. Surgery，2011，150（1）：108-115.

［3］NAKAJO A，ARIMA H，HIRATA M，et al. Trans-oral video-assisted neck surgery（TOVANS）. A new transoral technique of endoscopic thyroidectomy with gasless premandible approach［J］. Surg Endosc，2013，27（4）：1105-1110.

［4］殷照才，陈剑平，王亚兵. 经口入路腔镜甲状腺手术的发展现状［J］. 中国微创外科杂志，2021，21（5）：442-445.

［5］王迎春，戴磊，张伟东，等. 颏神经解剖暴露在经口腔前庭腔镜甲状腺切除术中的应用效果观察［J］. 现代实用医学，2021，33（3）：322-324.

>>> 朱云朋

经锁骨下入路右侧甲状腺癌根治术

【 病历概述 】

患者男，55 岁。

过敏史：无药物、食物过敏史。

主诉：体检发现左侧甲状腺包块 1 周余。

现病史：患者诉 1 周余前在外院门诊体检行甲状腺彩超示（2023-03-01）：甲状腺弥漫性回声改变伴血流丰富（请结合实验室检查）甲状腺左侧叶低回声结节 TI-RADS 4a 级，甲状腺右侧叶囊性结节 TI-RADS 2 级，甲状腺颈部淋巴结肿大，患者无声音嘶哑，无手足麻木及饮水呛咳，无呼吸困难，无性格、情绪等改变，无多汗、多食消瘦等，患者为求进一步的诊治就诊于我院（三门峡市中心医院），门诊以"甲状腺结节"收入我科（甲乳外科），患病来，神志清，精神可，饮食及睡眠可，二便可，体重未见明显减轻。

既往史：平素体健，无高血压、冠心病、糖尿病病史，无肝炎、结核等传染病病史，无手术及外伤史，无输血、献血史，预防接种随社会进行。

查体：T 36.6℃，P 69 次/分，R 17 次/分，BP 99/63 mmHg。

辅助检查：外院门诊体检行甲状腺彩超示（2023-03-01）甲状腺弥漫性回声改变伴血流丰富（请结合实验室检查），甲状腺左侧叶低回声结节 TI-RADS 4a 级，甲状腺右侧叶囊性结节 TI-RADS 2 级。

【 诊断思路 】

初步诊断：左侧甲状腺结节性质待查，甲状腺腺瘤？甲状腺癌？

鉴别诊断：

1. 单纯甲状腺肿

多有地区流行病史，且多为甲状腺均匀肿大，质地多柔软。本病例为多发局灶性肿大，且患者日常食用加碘盐，暂不考虑。

2. 甲状腺功能亢进

甲状腺可无肿大或均匀肿大，多有性格、情绪等改变，患者有多汗、多食消瘦，可伴突眼症。本例患者精神性格情绪，饮食等无明显改变，甲状腺功能检查可进一步排除。

【治疗经过】

患者入院后积极完善术前检查，排除手术禁忌后于 2023-03-11 在全麻下行腔镜下左侧甲状腺癌根治术（图 1-3）。

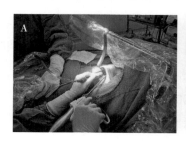
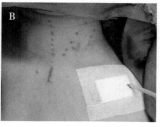

图 1-3　经锁骨下入路

A：经锁骨下入路术中操作情况；B：经锁骨下入路手术结束后状态

手术经过：

患者仰卧位清醒状态时，抬头并偏向健侧，辨认出胸锁乳突肌胸骨头和锁骨头间隙，标出胸锁乳突肌胸骨头后缘和锁骨头前缘。全身麻醉，插管，患者仰卧位，肩部垫高，枕部放置头圈，颈部稍后仰并偏向健侧。在患者健侧腋窝顶端与肩部顶端中点部位安装麻醉架（提供悬吊建腔）。于锁骨下皮纹内标记出长度为 3.0 ~ 4.0 cm 斜形切口，切开锁骨下主切口皮肤至颈阔肌深面，直视下用电刀紧贴颈阔肌深面向胸锁乳突肌胸骨头和锁骨头间隙方向分离，注意保护锁骨上神经；从切口内置入悬吊拉钩向上提吊皮肤，拉钩悬吊于麻醉架上。切口内置入腔镜，超声刀分离显露胸锁乳突肌胸骨头后缘和锁骨头前缘自然间隙，上界至甲状软骨下缘水平，下界至胸锁乳突肌胸骨附着处，分离胸锁乳突肌胸骨头深面，调整拉钩将胸锁乳突肌胸骨头向上悬吊；游离肩胛舌骨肌，辨认胸骨甲状肌外侧缘，打开胸骨甲状肌与甲状腺腺体之间间隙，调整拉钩将胸锁乳突肌胸骨头和带状肌向上悬吊，根据操作距离的长短，选用长度合适的悬吊拉钩。显露左侧甲状腺，无损伤钳钳夹左侧甲状腺，超声刀离断甲状腺左叶上下动脉及静脉，提起左侧甲状腺，向中线处剥离甲状腺，给予仔细分离，离断左侧甲状腺中静脉，显露喉返神经，避免损伤喉返神经及甲状旁腺，将左侧甲状腺及峡部完整切除，将标本放入标本袋，标本送快速病检。快速病检示：（左侧甲状腺及峡部）甲状腺乳头状癌。遂继续给予患者行左侧颈部中央区淋巴结清扫术，上界达甲状软骨，下界达胸腺，内侧达气管内侧，外侧达颈动脉鞘内侧缘，将淋巴结及周围脂肪组织一并清除，探查左侧喉返神经未见损伤。仔细检查标本肉眼未见甲状旁腺组织，标本经家属过目后送常规病理检查，手术野仔细电凝止血，无明显出血点，生理盐水冲洗创面，于左侧甲状腺窝放置引流管 1 根，固定于皮肤，外接负压球 1 个，手术顺利，麻醉满意，术中出血量 20 mL，尿量 700 mL，输晶体液 1000 mL，未输胶体液。

术后生命体征：P 85 次 / 分，R 18 次 / 分，BP 125/80 mmHg。

术中诊断：左侧甲状腺乳头状癌。

术后处理措施：术后给予吸氧、心电监护、气压治疗、化痰、补钙、止血、止痛及补液等对症支持治疗。

术后注意事项：注意观察颈部切口敷料，引流管量，有无声音嘶哑及呼吸困难，嘱患者注意活动双下肢，避免引起静脉血栓。

术后病检示：

左侧甲状腺及峡部：甲状腺乳头状癌，肿瘤大小 2.0 cm × 1.0 cm × 0.7 cm，癌组织侵及甲状腺被膜，未见脉管内癌栓。

左侧颈部中央区：淋巴结未见转移癌（1/10），术后恢复可。

〔 出院情况 〕

患者一般情况可，神志清，精神可，饮食及睡眠可，二便可。查体：锁骨下切口无红肿、硬结，切口愈合良好。

〖 讨论与总结 〗

为克服颈部切口的直接暴露，学者们开始尝试颈部以外入路。1998 年日本学者 Shimizu 等首次报道经锁骨下入路腔镜辅助甲状腺手术；Ikeda 等于患侧锁骨下 3 cm 处取 3 cm 切口、胸骨切迹下方和锁骨下方另取 2 个 5 mm 切口用于操作，将所有切口都取在锁骨下，衣领即可遮蔽，实现了颈部无瘢痕。国内王岩岩等仅在锁骨下两横指处取平行锁骨 4 cm 切口，经由胸锁乳突肌胸骨头和锁骨头间隙入路行腔镜下双侧甲状腺切除术。由于患者颈白线保持完整，颈前区结构得到保护，患者术后颈前区麻木感、吞咽不适感明显下降，但该入路只是将颈部切口转移至锁骨下，锁骨下仍会存留较大瘢痕，美容效果仍有较大的提高空间。

〖 参考文献 〗

［1］SHIMIZU K，AKIRA S，TANAKA S. Video-assisted neck surgery：endoscopic resection of benign thyroid tumor aiming at scarless surgery on the neck［J］. J Surg Oncol，1998，69（3）：178-180.

［2］IKEDA Y，TAKAMI H，TAJIMA G，et al. Total endoscopic thyroidectomy：axillary or anterior chest approach［J］. Biomed Pharmacother，2002，56（Suppl1）：72s-78s.

［3］王岩岩，黄建康，张超，等. 经锁骨下切口无充气腔镜双侧甲状腺切除术的疗效和安全性［J］. 实用医学杂志，2021，37（8）：2016-2030.

>>>　朱云朋

【病历概述】

患者女，52 岁。

过敏史：无药物、食物过敏史。

主诉：体检发现右侧叶甲状腺结节 1 月余。

现病史：患者诉 1 月余前（2023-04-06）在我院体检行甲状腺彩超示：甲状腺右侧叶囊实性结节 BI-RADS 3 类，甲状腺右侧叶低回声结节 TI-RADS 4a 类，建议超声引导下穿刺定性，无声音嘶哑，无手足麻木及饮水呛咳，无呼吸困难，无性格、情绪等改变，无多汗、多食消瘦等，患者为求进一步的诊治就诊于我院（三门峡市中心医院），门诊以"甲状腺结节性质待查"收入我科（甲乳外科），患病来，神志清，精神可，饮食及睡眠可，二便可，体重未见明显减轻。

既往史：平素体健，无高血压、冠心病、糖尿病病史，无肝炎、结核等传染病病史，无手术及外伤史，无输血、献血史，预防接种随社会进行。

查体：T 36.5℃，P 68 次 / 分，R 16 次 / 分，BP 110/68 mmHg。

辅助检查：

甲状腺彩超示（本院 2023-04-06）：甲状腺右侧叶囊实性结节 BI-RADS 3 类，甲状腺右侧叶低回声结节 TI-RADS 4a 类，建议超声引导下穿刺定性。

【诊断思路】

初步诊断：右侧甲状腺结节性质待查，甲状腺腺瘤？甲状腺癌？

鉴别诊断：

1. 单纯甲状腺肿

多有地区流行病史，且多为甲状腺均匀肿大，质地多柔软。本病例为多发局灶性肿大，且患者日常食用加碘盐，暂不考虑。

2. 甲状腺功能亢进

甲状腺可无肿大或均匀肿大，多有性格、情绪等改变，患者有多汗、多食消瘦，可伴突眼症。本例患者精神性格情绪，饮食等无明显改变，甲状腺功能检查可进一步排除。

【治疗经过】

患者入院后积极完善术前检查，排除手术禁忌后于 2023-05-18 在全麻下行腔镜下右侧甲状腺癌根治术（图 1-4）。

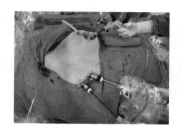

图 1-4　全乳晕入路

手术经过：

气管插管全身麻醉，仰卧，稍垫高枕部，暴露颈部，常规消毒铺巾，自患者乳晕、胸锁乳突肌内缘间隙经皮下注射 0.5 mg 肾上腺素 +250 mL 生理盐水，沿左乳晕 1 点、7 点、右乳晕 11 点、4 点处作 0.5 cm、0.5 cm、0.5 cm、1.0 cm 切口，达筋膜浅层，分离颈阔肌与颈深筋膜间隙，建立腔镜通道，自右乳晕切口处置入 1.0 cm 套管针作观察孔，建立气腹，压力 6 ~ 8 mmHg，左右乳晕置入 0.5 cm 套管针为副操作孔，使用超声刀分离颈阔肌至甲状软骨下侧、胸锁乳入肌外侧，切开颈白线，游离双层颈前肌群并采用拉钩悬吊，分离肌群，至甲状腺表面暴露甲状腺。超声刀离断甲状腺右叶上下动脉及静脉，提起右侧甲状腺，向中线处剥离甲状腺，仔细分离，离断右侧甲状腺中静脉，显露喉返神经，避免损伤喉返神经及甲状旁腺，切除右侧甲状腺及峡部，标本经家属过目后送术中快速冰冻检查，结果回示为（右侧甲状腺及峡部）乳头状癌，遂继续给予患者行右侧颈部中央区淋巴结清扫术，上界达甲状软骨，下界达胸腺，内侧达气管内侧，外侧达颈动脉鞘内侧缘，将淋巴结及周围脂肪组织一并清除，探查右侧喉返神经未见损伤。仔细检查标本肉眼未见甲状旁腺组织，标本经家属过目后送常规病理检查，生理盐水冲洗创面，仔细止血，于右侧甲状腺窝留置引流管 1 根至对侧于乳晕切口引出固定，清点器械敷料无误后逐层关闭切口。手术顺利，未输血，输晶体液 800 mL，输注胶体液 500 mL，术中出血约 50 mL，尿量400 mL。

患者生命体征平稳：P 70 次 / 分，R 18 次 / 分，BP 120/80 mmHg。

术中诊断：右侧甲状腺乳头状癌。

术后处理措施：给予吸氧、心电监护、气压治疗、化痰、补钙、止血、止痛及补液等对症支持治疗。

术后注意事项：注意观察颈部切口敷料，引流管量，有无声音嘶哑及呼吸困难，嘱患者注意活动双下肢，避免引起静脉血栓。

术后病检示：

右侧甲状腺及峡部：甲状腺乳头状癌，肿瘤大小 1.0 cm×0.5 cm×0.5 cm，癌组织侵未及甲状腺被膜，未见脉管内癌栓。

右侧颈部中央区：淋巴结未见转移癌（0/2），术后恢复可。

〔出院情况〕

患者一般情况可，神志清，精神可，饮食及睡眠可，二便可，查体：乳晕处切口无红肿、硬结，切口愈合良好。

〔讨论与总结〕

经胸前入路包括经胸乳入路、全乳晕入路和经腋窝 – 乳晕入路。经胸乳入路是起步较早、开展较成熟的手术径路，2000 年由 Ohgami 等首次报道，术者将 3 个切口分别取在双侧乳晕及患者锁骨下，虽然后来将锁骨下切口移至胸骨旁乳沟处，但因该部位张力较大，术后胸骨旁仍会存在较大瘢痕和由此引起的不适感。为此，国内学者王存川等对胸乳入路进行了改进创新，他们将胸骨旁切口移至右侧乳晕的内侧缘，乳晕色素沉着可很好掩盖局部小瘢痕，美容效果好，称为完全经乳晕入路腔镜甲状腺手术，作为经胸前入路的另一径路，经腋窝 – 乳晕入路由 Shimazu 等于 2003 年首次报道，即取双侧乳晕切口和一个腋窝切口，而后又有学者提出双侧腋窝 – 乳房入路，在前者基础上增加了一个腋窝切口。2007 年 Choe 等第 1 次报道了经双侧腋窝 – 乳晕入路机器人甲状腺手术。

经胸前入路皮下游离范围较大，该路径手术器械干扰小，操作方便，能同时完成双侧甲状腺病变处理和双侧中央区淋巴结的清扫、甚至侧颈区淋巴结的清扫，但分离面广、创伤大以及部分患者术后会出现颈前区麻木不适感。该术式仅是美容手术，并不是真正意义上的微创手术。

〖 参考文献 〗

［1］OHGAMI M, ISHII S, ARISAWA Y, et al. Scarless endoscopic thyroidectomy: breast approach for better cosmesis［J］. Surg Laparosc Endosc Percutan Tech, 2000, 10（1）: 1-4.

［2］王存川, 胡友主, 杨景哥, 等. 完全乳晕入路内镜甲状腺切除术 1 例报告［J］. 中国内镜杂志, 2009, 15（6）: 670-671.

［3］SHIMAZU K, SHIBA E, TAMAKI Y, et al. Endoscopic thyroid surgery through the axillobilateral-breast approach［J］. Surg Laparosc Endosc Percutan Tech, 2003, 13（3）: 196-201.

［4］CHOE JH, KIM SW, CHUNG KW, et al. Endoscopic thyroidectomy using a new bilateral axillo-breast approach［J］. World J Surg, 2007, 31（3）: 601-606.

>>> 朱云朋

免充气腋窝入路右侧甲状腺癌根治术

【病历概述】

患者男，63 岁。

过敏史：无药物、食物过敏史。

主诉：体检发现甲状腺结节 10 余天。

现病史：患者诉 10 余天前在我院体检行甲状腺彩超示（2023-05-06）：甲状腺右侧叶低回声结节 TI-RADS 4a 类，无声音嘶哑，无手足麻木及饮水呛咳，无呼吸困难，无性格、情绪等改变，无多汗、多食消瘦等，患者为求进一步的诊治就诊于我院（三门峡市中心医院），门诊以"甲状腺结节"收入我科（甲乳外科），患病来，神志清，精神可，饮食及睡眠可，二便可，体重未见明显减轻。

既往史：平素体健，无高血压、冠心病、糖尿病病史，无肝炎、结核等传染病病史，无手术及外伤史，无输血、献血史，预防接种随社会进行。

查体：T 36.9℃，P 65 次 / 分，R 16 次 / 分，BP 127/77 mmHg。

辅助检查：

甲状腺彩超示（我院 2023-05-06）：甲状腺右侧叶低回声结节 TI-RADS 4a 类。

【诊断思路】

初步诊断：右侧甲状腺结节性质待查，结节性甲状腺肿？甲状腺癌？

鉴别诊断：

1. 单纯甲状腺肿

多有地区流行病史，且多为甲状腺均匀肿大，质地多柔软。本病例为多发局灶性肿大，且患者日常食用加碘盐，暂不考虑。

2. 甲状腺功能亢进

甲状腺可无肿大或均匀肿大，多有性格、情绪等改变，患者有多汗、多食消瘦，可伴突眼症。本例患者精神性格情绪，饮食等无明显改变，甲状腺功能检查可进一步排除。

【治疗经过】

患者入院后积极完善术前检查，排除手术禁忌后于 2023-05-22 在全麻下行腔镜下右侧甲状腺癌根治术。

手术经过：

在患侧腋窝沿第一或第二褶皱处作一长约 4.0 cm 的切口，切开皮肤、皮下脂肪直至胸大肌膜表面，用拉钩将皮瓣拉起并置入腔镜及常规的腔镜分离钳，在腋窝切口旁（腋前线与乳房外上缘交叉处）做 5 mm 戳孔，置入 Trocar 后再置入器械，沿胸大肌筋膜表面游离皮瓣，作一个近似四边形的皮下隧道，内下界至胸锁乳突肌胸骨头，外上界至胸锁乳突肌中下 1/3 交界处，胸锁乳突肌胸骨头即为第一个解剖。寻找并打开胸锁乳突肌胸骨头及锁骨头间隙，在腔镜下调整拉钩位置，提拉起胸骨头后继续向内侧游离，显露肩胛舌骨肌，即第二个解剖标志。于颈内静脉与胸骨甲状肌外侧缘之间进行分离，游离颈前带状肌深面与甲状腺之间的自然间隙，再次调整拉钩位置，将颈前带状肌向上牵拉后，显露右侧甲状腺，无损伤钳钳夹右侧甲状腺，超声刀离断甲状腺右叶上下动脉及静脉，提起右侧甲状腺，向中线处剥离甲状腺，给予仔细分离，离断右侧甲状腺中静脉，显露喉返神经，避免损伤喉返神经及甲状旁腺，将右侧甲状腺及峡部完整切除，将标本放入标本袋，标本送快速病检。快速病检示（右侧甲状腺及峡部）甲状腺乳头状癌。遂继续给予患者行右侧颈部中央区淋巴结清扫术，上界达甲状软骨，下界达胸腺，内侧达气管内侧，外侧达颈动脉鞘内侧缘，将淋巴结及周围脂肪组织一并清除，探查右侧喉返神经未见损伤。仔细检查标本肉眼未见甲状旁腺组织，标本经家属过目后送常规病理检查，手术野仔细电凝止血，无明显出血点，生理盐水冲洗创面，于右侧甲状腺窝放置引流管 1 根，固定于皮肤，外接负压球 1 个，手术顺利，麻醉满意，术中出血量 15 mL，尿量 600 mL，输晶体液 1200 mL，未输胶体液。

术后生命体征：P 80 次 / 分，R 18 次 / 分，BP 110/80 mmHg。

术中诊断：右侧甲状腺乳头状癌。

术后处理措施：术后给予吸氧、心电监护、气压治疗、化痰、补钙、止血、止痛及补液等对症支持治疗。

术后注意事项：注意观察颈部切口敷料，引流管量，有无声音嘶哑及呼吸困难，嘱患者注意活动双下肢，避免引起静脉血栓。

术后病检示：

右侧甲状腺及峡部：甲状腺乳头状癌，肿瘤大小 1.0 cm × 1.0 cm × 0.5 cm，癌组织未侵及甲状腺被膜，未见脉管内癌栓。

右侧颈部中央区：淋巴结未见转移癌（0/5），术后恢复可。

〔 出院情况 〕

患者一般情况可，神志清，精神可，饮食及睡眠可，二便可，查体：切口无红肿、硬结，切口愈合良好。

〔 讨论与总结 〕

2002 年 Ikeda 等率先报道了充气腋窝入路腔镜甲状腺切除术。近年来国内外学者对该术式做了不少改良，其中郑传铭等在切口设计、建腔理念和建腔设备等方面进行了改进和创新，其手术经验获得较大范围接受和传播。该术式采用完全机械拉钩建腔，避免了高碳酸血症、皮下气肿甚至气栓等 CO_2 相关并发症。机械拉钩能稳定手术腔隙，避免吸引器吸引导致的手术腔隙变化，且可使用最大吸力持续吸引手术烟雾，净化术野，保障了手术安全的同时，缩短了手术时间。由于在带状肌深面显露甲状腺，无须分离颈前区皮瓣和打开颈白线，很好地保障了术后颈前区的美观、感觉和运动功能。腔镜的术野放大效应，能清晰显露血管、神经、甲状旁腺和中央区淋巴结，避免副损伤的同时，Ⅵ区淋巴结得到彻底清扫。研究表明，由于建腔耗时导致手术时间延长、术后 3 天内胸部疼痛外，Ⅵ区淋巴结清扫数量、术后并发症发生情况均与传统开放手术无差异，但腔镜组获得了理想的美容满意度，因上肢自然下垂即可掩盖瘢痕，美容效果极佳。

该路径皮下分离面较广，在获得更加广阔清晰的手术视野同时，患者术后短期内可能出现前胸壁疼痛和不适感，甚至存在臂丛神经、颈内静脉、颈动脉鞘等损伤的风险。另该路径在处理对侧甲状腺病变时略显棘手。

〖知识链接〗

近年来，世界上绝大多数地区甲状腺疾病包括甲状腺癌发病率呈持续上升趋势，据相关统计，中国甲状腺癌将以每年 20% 的速度持续增长，中国城市地区女性甲状腺癌发病率居女性所有恶性肿瘤的第四位。随着甲状腺疾病整体规范化诊治水平的不断提高，经颈部切口的开放式甲状腺手术目前仍然是甲状腺疾病，尤其是甲状腺癌的主要手术方式。由于甲状腺解剖位置的特殊性，传统的开放手术疤痕较其他部位如腹部手术更能引起患者，特别是年轻女性的关注，国内外均有研究表明，传统的甲状腺外科手术对患者的自尊及社会支持存在一定影响。因此，在确保甲状腺手术成功有效的前提下，最大限度地减小患者切口疤痕，满足患者的美容要求，一直是甲状腺外科医师的追求目标，随着医疗技术的发展和人们对于美学要求的不断提高，促使甲状腺外科医生对甲状腺手术入路做出新的探索。因而，腔镜甲状腺技术应运而生，腔镜甲状腺手术能为患者提供更好的美容效果，从而越来越受到人们的欢迎。另外，随后的研究也发现，腔镜甲状腺手术还能减少患者术后的吞咽不适，具有更好的声音质量、更少疼痛、更快恢复，更稳定的内环境状态、更满意的手术效、并明显降低切口相关并发症发生率。因此，腔镜甲状腺手术目前已成为治疗甲状腺疾病的有效治疗方法，并在甲状腺疾病的手术治疗中逐渐被接受。

腔镜甲状腺技术伴随着当代患者对美观、微创和快速康复的需求孕育而生，随着学者们的不懈探索和医疗设备的不断改进，腔镜甲状腺技术得以在全国迅猛发展，陆续衍生出了多种径入术式，逐步形成了"百花齐放、百家争鸣"的局面。甲状腺癌是头颈部最常见的恶性肿瘤，且中青年女性较多，而现在中青年女性对美学的要求是较高的，因此，对于腔镜甲状腺手术的需求是客观存在的，实际情况也是越来越多的患者咨询腔镜甲状腺手术并要求行腔镜手术。

凭借腔镜下清晰放大的视野，甲状腺手术安全性和肿瘤根治性效果可以和开放手术相媲美，颈部无瘢痕的实现不但满足了患者的美观需求，更是达到了心理上的微创。随着腔镜甲状腺手术相关专家共识的相继推出，各种路径的适应证和禁忌证得以明确。不同的路径存在明显的优势的同时，也在一定程度上存在不足，目前尚无腔镜甲状腺手术入路的标准术式。甲状腺医师应在遵循无瘤原则、达到肿瘤根治目标，即安全、有效的前提下，尊重患者个人意愿，结合腔镜甲状腺手术的相关专家共识和医院腔镜技术的水平，严格把握手术适应证，为患者选择合理的个体化手术方式，达到患者的期望。

【参考文献】

［1］IKEDA K，TAKAMI H，NIIMI M，et al. Endoscopic thyroidectomy and parathyroidectomy by the axillary approach［J］. Surg Endosc，2002，16（1）：92-95.

［2］郑传铭，徐加杰，王佳峰，等. 无充气腋窝入路腔镜甲状腺手术的进展与展望［J］. 中国普外基础与临床杂志，2021，28（10）：1266-1269.

［3］项洋锋，郑传铭，葛明华. 无充气耳后发际入路完全腔镜下甲状腺癌根治术效果初探［J］. 中国癌症杂志，2019，29（6）：434-438.

>>> 朱云朋

病例 06 甲状腺次全切除术 + 引流术
Case six

【病历概述】

患者女，32 岁。

过敏史：否认食物及药物过敏史。

主诉：发现颈部无痛性肿物 1 月。

现病史：患者于 1 月前无意间发现右侧颈部有一无痛性肿物，无红肿、疼痛，无咳嗽、咳痰，无吞咽困难，无呼吸困难，无发热，无多汗心悸，无多食消瘦，无性格改变，无声嘶、咯血。未治疗，肿物较前无明显增大。患者为求明确诊治来我院（深圳市宝安区中心医院）门诊就诊，门诊查 B 超后，拟以 "甲状腺肿物" 收入我科（肝胆胰外科）。患者自发病以来，精神可，饮食可，小便正常，大便畅。

既往史：既往体健。预防接种史不详。无高血压、糖尿病病史，否认肝炎、结核、伤寒、痢疾等传染病史，否认其他手术及外伤史，无输血史。

专科检查：颈前中间靠右侧可扪及一约 3 cm×3 cm 大小肿物，皮温不高，无压痛，表面光滑，边界尚清，活动度可，质中，可随吞咽上下活动；颈前左侧未见明显异常；颈部浅表淋巴结未扪及肿大，未闻及血管杂音。

辅助检查：

2017-01-03 我院彩超示：甲状腺右侧叶内混合回声肿块，考虑腺瘤部分囊性变可能，其他待排。左侧叶及淋巴结无明显异常。

【诊断思路】

初步诊断：右侧甲状腺肿物性质待查，腺瘤？囊肿？

鉴别诊断：

1. 甲状腺腺瘤

多为单发，质稍硬，表面光滑，无压痛，随吞咽上下移动，大部分患者无任何症状。暂不能排除本病可能，病理诊断可以明确诊断。

2. 甲状腺癌

甲状腺内发现肿块、质地硬而固定、表面不平是甲状腺癌的共同表现，本患者不具有上述特点，但尚不能排除本病，需依靠术中及术后病理检查明确诊断。

最终诊断：①右侧结节性甲状腺肿并囊性变；②慢性咽炎；③室性早搏。

【治疗经过】

住院后完善相关检查，查心电图示：室性早搏。电子喉镜示：慢性咽炎。无明显手术禁忌证，于2017-02-13送手术室全麻腔镜下行右侧甲状腺次全切除术＋引流术。

手术经过：

切口选择：根据患者年龄，乳晕大小，腺体活动度，选择胸乳入路，建立3个操作套管（直径5～10 mm）穿刺点（图1-5）。

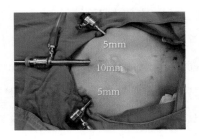

图1-5 建立3个操作套管（直径5～10 mm）穿刺点

建立胸前壁皮下操作空间：首先在患者两乳头连线中点处做一1 cm切口，直视下分离深、浅筋膜间隙，用一根直径10 mm带钝圆头的金属棒通过该切口钝性分离胸前壁区域皮下腔隙。在分离过程中，术者可通过感知左手指与分离棒间的组织厚薄调节分离层面的深浅，为避免过多的分离而损伤深、浅筋膜间的穿行血管，通常仅向头侧呈扇形分离5条小隧道，随后置入10 mm Trocar，注入CO_2气体（压力预设为7 mmHg）建立操作空间，插入内径观察胸前区解剖结构。

建立颈阔肌下操作空间：由于胸锁乳突肌被膜和颈深筋膜同属于一层膜结构，故胸锁乳突肌可作为进入颈前疏松间隙的解剖标志。首先用超声刀沿锁骨小头分离进入胸锁乳突肌被膜表面，该被膜与颈阔肌形成一"红白相交"的界面，然后沿此层面由外向内锐性分离胸骨上凹处致密组织至颈前中央区，进入一"黄白相交"的界面。透过白色颈深筋膜隐现的颈前浅静脉可作为识别该层面的另一个解剖标识（图 1-6）。

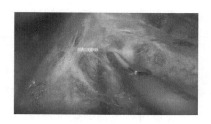

图 1-6　颈前浅静脉位置

借助上述解剖标识，术者在镜下很容易辨别颈前疏松间隙，并钝、锐性分离深筋膜与颈阔肌间的疏松组织，上至甲状软骨结节，两侧界线为胸锁乳突肌外侧缘。

暴露手术野：用超声刀纵向切开颈前正中线直达甲状腺包膜（图 1-7）。用无损伤抓钳提起肿瘤侧胸骨甲状肌，切开甲状腺假性被膜，钝、锐性分离显露肿瘤侧甲状腺叶。若肿瘤位于甲状腺内侧，且位置较浅，可直接显露肿瘤；若肿瘤位于甲状腺外侧，或位置较深，或瘤体直径 > 3 cm，可用缝线或甲状腺拉钩辅助牵拉甲状腺前肌群辅助显露。

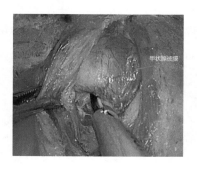

图 1-7　甲状腺包膜位置

甲状腺腺叶次全切除术：用无损伤抓钳提起甲状腺下极，分离钳钝性游离甲状腺下动脉，再用超声刀紧贴下极被膜离断之。沿气管边缘用超声刀切断峡部，将腺体顶向内侧以显露甲状腺中静脉，分离钳钝性游离后改用超声刀紧贴腺体被膜离断之。提起甲状腺下极，用超声刀紧贴真性被膜自下而上地钝、锐性分离甲状腺体和肿瘤，于气管食管沟和甲状软骨后下角区域保留部分腺体组织，以保护喉返神经，免受误伤。若肿瘤位于腺体中部或下极，用超声刀横断上极而保留部分腺体组织；若肿瘤位于上极，则保留部分下极腺体，将上极肿瘤分离后提起，用超声刀自背侧显露并离断甲状腺上动脉。若肿瘤较大或瘤体位于气管食管沟区域，应禁用超声刀在此位置锐性分离，而改用分离钳和冲洗吸引管进行钝性剥离，以免损伤喉返神经。相对于上述被动保护喉返神经的措施，近年来有学者更倾向常规显露喉返神经后主动保护之。

取出标本：将切除的标本置入塑料袋中经观察孔切口取出，送检术中冰冻病理检查。手术野彻底止血，用无菌生理盐水冲洗干净（图 1-8）。

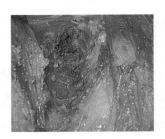

图 1-8 术野展示

用 3-0 可吸收缝线间断缝合颈白线，修复甲状腺前肌群（图 1-9）。在手术野放置 1 根硅胶引流管，经乳晕置直径 5 mm 套管的切口引出，接负压。

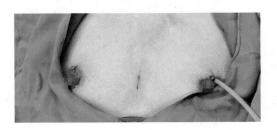

图 1-9 缝合甲状腺前肌群

切除物送快速病理示：右侧结节性甲状腺肿并囊性变，部分乳头状增生。术程顺利，术后安返病房，予止咳化痰、止痛、补液、伤口换药等对症支持治疗。患者恢复良好。

【 出院情况 】

患者诉无发热、伤口疼痛，诉咳嗽、咳痰已缓解，无明显声音嘶哑，无手足抽搐，无恶心呕吐等不适，大小便正常。查体：生命体征平稳，心肺听诊无异常，颈前无红肿，皮温不高，切口无红肿，术区皮肤贴覆良好，敷料干洁，伤口无须拆线。

【 讨论与总结 】

有文献报道，胸乳入路，胸骨前穿刺孔易形成瘢痕。但距研究者所在医院观察，胸骨前穿刺孔若行皮下缝合（减张）后，再行皮内美容缝合，可明显降低瘢痕发生。

该病例术前考虑为良性腺瘤（术中冰冻病理证实），患者有手术意愿，适合采用腔镜下甲状腺部分切除术。正确建立皮下隧道是成功第一步，在建立手术腔隙时显露"Y"形的穿刺隧道、"上黄下红中间白"的胸前间隙和倒等腰三角形的颈前间隙，顺颈白线正中切开至甲状腺真背膜，在切除腺体时正确认识和充分利用甲状腺局部解剖特点，注意解剖平面及标志。通常在气管前下方把甲状腺峡部用超声刀劈开，有利于后续手术开展。

超声刀可妥善凝闭甲状腺脉管及甲状腺组织，使用时需注意超声刀工作刀头温度高，不要接触重要部位，比如气管，颈动脉及喉返神经附近。遇到凝闭重要血管时可在血管不同部位分别短时间激发凝闭，再行离断可防止术后出血。距离甲状腺肿物边缘 0.1 cm 时，用超声刀离断甲状腺组织即可完成手术，适应证及注意事项可参考中国医师协会外科医师分会甲状腺外科医师委员会2017 年发布的《经胸前入路腔镜甲状腺手术专家共识（2017 版）》。

【知识链接】

一、术前评估及术前准备

1. 术前评估

术前除常规评估患者全身器官功能及有无禁忌证外，还应评估肿瘤的良恶性，结节大小，与周围组织器官如气管、食管和动静脉的关系；如为恶性，尽可能明确其病理学类型，有无颈部淋巴结转移及其他部位转移等情况。

同时须评估患者的颈部及胸部条件，包括乳房大小、有无胸廓（锁骨）畸形、肥胖程度等情况，严格掌握适应证及禁忌证。

推荐1：建议常规行降钙素及癌胚抗原（CEA）检查，尽可能排除甲状腺髓样癌（推荐等级：A）。

推荐2：术前影像学怀疑或难除外恶性者，推荐常规开展细针穿刺细胞学检查，明确良恶性及病理学类型；有条件者，可开展基因学检测（推荐等级：B）。

推荐3：术前常规评估甲状腺功能及相关抗体水平，明确有无甲状腺功能亢进（甲亢）及桥本甲状腺炎；对于这两类患者，须评估腺体大小及质地等（推荐等级：C）。

推荐4：术前常规行颈部增强CT检查，评估肿瘤或转移淋巴结与周围组织器官的关系，对于碘造影剂过敏者，考虑行颈部增强MRI检查，对于曾经有隆胸史的患者，建议加做胸部CT或者MRI检查（推荐等级：C）。

2. 术前准备

SET术前准备和开放手术基本一致。对于甲亢患者，术前严格执行甲亢术前准备，服用碘剂，达到符合手术的标准。

推荐5：对于甲亢患者，要在甲亢症状基本控制后，常规口服Lugol液10～14天，以减少围手术期出血及甲亢危象可能（推荐等级：B）。

推荐6：当腺体较大（>130 mL）时，手术较为困难，为预防术中大出血，术前可以先行超选择性甲状腺上、下动脉栓塞（推荐等级：C）。

二、SET 的入路选择

SET 入路包括锁骨下、腋下、腋乳、胸前入路（包括胸乳入路与全乳晕入路）和经口入路等。目前胸前入路仍然是最常用的入路，治愈疾病的同时兼顾美容效果，而全乳晕入路美容效果尤佳。胸前入路在切口的选择上，不能靠近胸骨上窝与锁骨，切口太近不利于操作；切口太远，则不便于处理甲状腺下极或清扫中央区淋巴结。

胸前入路颈部不留瘢痕，胸前小切口瘢痕易遮盖；可同时行双侧腺叶手术，完成择区性的淋巴结清扫；手术视角与传统开放手术类似，有利于初学者掌握。

胸乳入路中间切口为观察孔，长约 12 mm，两侧切口为操作孔，均长约 6 mm。如果患者乳房较为丰满，可选择加长 Trocar。若是男性患者，切口可选择第三或第四肋间横行切口。切口避开胸骨前方及女性乳腺的内上象限以免瘢痕过度增生影响外观。胸壁已有陈旧瘢痕者，可选择原瘢痕进行手术。

将观察孔右移至右侧乳晕内侧缘，避免了胸部正中切口术后瘢痕增生的问题，同时利用乳晕的自然"黑色"来掩盖手术瘢痕，美容效果极佳。

推荐 7：胸前入路是最常用的手术入路，胸乳入路操作方便，适应证广；随着技术的成熟，推荐选择全乳晕入路，美容效果更佳（推荐等级：C）。

推荐 8：胸乳入路中间切口位于两乳头之间，中线偏右侧约 1 横指处；两侧切口分别位于左右乳晕边缘，左侧位于 10 ～ 11 点处，右侧位于 1 ～ 2 点处（图 1–10）（推荐等级：C）。

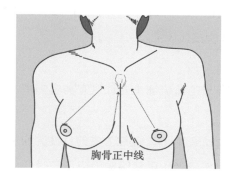

胸骨正中线

图 1-10　胸乳入路切口示意

推荐 9：全乳晕入路中间切口一般为右乳晕边缘 2 ~ 4 点；两侧切口分别位于左右乳晕边缘，左侧位于 10 ~ 11 点处，右侧位于 11 ~ 12 点处（图 1-11）（推荐等级：C）。

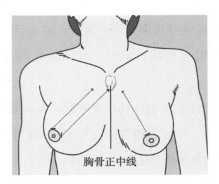

胸骨正中线

图 1-11 全乳晕入路示意

推荐 10：对于美容要求高、有深 "V" 领着装要求的患者，可选择全乳晕入路（推荐等级：C）。

三、手术适应证和禁忌证

随着腔镜手术器械的不断改进，三维影像系统、机器人系统的引进及发展，手术医生操作水平及对颈部精细解剖的认知提高，SET 适应证在逐步拓宽；在某些中心，胸骨后甲状腺肿、甲状腺二次手术已不是 ETS 的禁忌证。本共识表述的仅为目前条件下常规的推荐，随着技术水平的进一步提高，手术适应证会不断扩大。应坚持"治病第一，功能保护第二，美容第三"的原则，杜绝不规范的任意创新和尝试。

1. 手术适应证

目前，经胸前入路 SET 适应证主要针对有美容需求的患者，并且符合以下条件：

（1）良性肿瘤最大径 ≤ 4 cm，囊性为主的良性肿瘤可以适当放宽指征。

（2）需要手术的甲亢患者，甲状腺肿大应不超过 Ⅱ 度，单侧腺体重量评估 < 60 g。

（3）分化型甲状腺癌直径 ≤ 2 cm，且未侵犯邻近器官。

由于操作间隙狭小，较大肿瘤可能发生无法完整取出标本并引起肿瘤种植等情况，本共识建议对良性肿瘤最大直径 ≤ 4 cm 的患者，可以选择 SET。对于高水平中心，适应证可以适当放宽。

推荐 11：有颈部美容需求的患者，经评估后可以考虑推荐施行 SET（推荐等级：C）。

推荐 12：甲状腺良性肿瘤，最大直径 ≤ 4 cm，可以施行 SET（推荐等级：B）。

推荐 13：cN_0 分化型甲状腺微小癌有美容需求的患者，推荐 SET（推荐等级：B）。

推荐 14：cN_1 分化型甲状腺癌，或肿瘤直径在 2 ~ 4 cm 者，在某些高水平中心可以尝试进行 SET 淋巴结清扫（推荐等级：I）。

2. 手术禁忌证

有其他全身重大合并症的患者，不适合选择 SET。

曾有过颈部放射治疗史，或者有增生性瘢痕患者，术中粘连严重，SET 的难度增加，风险高，不推荐施行 SET。

推荐 15：无颈部美容需求的患者，不推荐施行 SET（推荐等级：F）。

推荐 16：肌肉发达的男性或过于肥胖、或合并胸部（包括锁骨）有畸形的患者，不推荐施行 SET（推荐等级：E）。

推荐 17：术前考虑甲状腺未分化癌或者髓样癌，不推荐施行 SET（推荐等级：E）。

推荐 18：存在以下淋巴结特征之一者不推荐施行 SET：

（1）颈部 I、V 区有淋巴结转移。

（2）胸锁关节水平以下有淋巴结转移。

（3）锁骨下发现淋巴结转移。

（4）上纵隔有淋巴结转移。

（5）转移淋巴结发生融合固定、淋巴结直径 > 2 cm。

（6）转移淋巴结存在囊性变、坏死（推荐等级：E）。

推荐 19：经术前评估考虑肿瘤浸润食管、气管、颈动静脉或喉返神经（recurrentlaryngeal nerve，RLN），或发生全身其他部位远处转移的患者，不推荐施行 SET（推荐等级：E）。

推荐 20：甲状腺癌合并桥本甲状腺炎或其他自身免疫性甲状腺炎的患者，由于手术难度增加，不推荐常规施行 SET（推荐等级：E）。

推荐 21：不推荐对曾有过颈部放射治疗史、消融治疗史或者颈部已有瘢痕的患者施行 SET（推荐等级：E）。

四、手术技术

1. 手术器械

SET 的器械包括常规内镜器械和特殊器械。其中，常规内镜器械包括 10 mm 的 30° 腔镜系统、CO_2 气腹机系统、内镜下能量器械（φ：5 mm）、10 mm 的 Trocar 1 套、5 mm 的 Trocar 2 套、电凝钩、吸引器、无创带锁扣抓钳、分离钳、持针器等。特殊器械包括注水器、皮下分离器或者可视的剥离器、专用拉钩 2 ~ 4 只、神经检测多功能分离钳等。

推荐 22：建议使用带 30° 角的高清镜头（推荐等级：C）。

推荐 23：乳房较大，体型较长患者，建议使用加长的 Trocar（推荐等级：C）。

推荐 24：建议使用腔镜甲状腺专用设备，包括可视的、小头的 Trocar 及分离棒，神经监测多功能分离钳，minilap，专用拉钩，可以有效缩短手术时间，减少手术并发症（推荐等级：C）。

2. 手术准备

患者体位取"人"字位，仰卧，肩部垫枕，枕部垫头圈，保持颈部轻度过伸位。双下肢外展成角（45° ~ 60°），绷带妥善固定。双臂内收于身体两侧，固定。主刀医师位于患者双下肢之间，或根据个人习惯站立于患者侧方。第一助手坐于患者右侧扶镜，第二助手根据病变位置选择于患者身体两侧持腔镜拉钩，器械台及洗手护士位于患者左侧。连接电子镜、电凝钩、吸引器、超声刀后，置于患者左侧无菌储物袋中。消毒范围上达下唇，外至上臂中部及腋中线，下至脐水平，双腿、腹部均须铺满无菌单（图 1-12）。

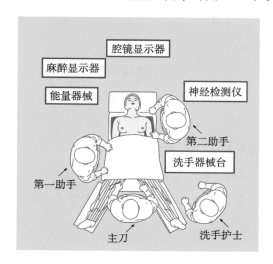

图 1-12　手术体位及手术室位置摆放

3. 空间建立

手术空间的建立是 SET 操作的第一步。胸前入路在乳晕和胸前部做切口，注入或不注入含有肾上腺素和罗哌卡因的膨胀液，通过皮下分离器钝性分离，置入 Trocar 并导入腔镜和能量器械，进而锐性分离皮下组织，建立手术空间。

注射膨胀液的主要目的是避免钝性分离皮下组织时层次混乱和皮下出血，注射范围仅限于胸前壁。膨胀液中的肾上腺素可以收缩血管并减少出血，罗哌卡因可有效地降低术后疼痛。为减少后续操作产生过多雾气，用皮下分离器分离后及时用纱布卷将膨胀液自切口挤出，再置入主 Trocar。

建立手术空间时，层次过深容易导致出血，过浅则会导致皮肤损伤。采用可视分离器有利于把握分离层次，在胸前壁，尽可能在深筋膜与胸大肌筋膜之间分离；在颈部，尽可能在颈浅筋膜与颈深筋膜浅层之间分离。

腔镜手术空间维持主要有免充气、充气和混合空间维持法 3 种方法。免充气法单纯悬吊牵拉颈前皮瓣维持手术空间，能避免 CO_2 引起的并发症，但视野暴露欠佳，操作不便，颈部创伤增大。充气法通过 CO_2 压力维持手术空间，但 > 10 mmHg（1 mmHg=0.133 kPa）时，容易出现高碳酸血症或皮下气肿等，压力低时不足以清晰暴露。混合空间法采用 CO_2 气腹和牵引，压力维持在 6 mmHg，按照手术需要调整牵引位置和方向与力度，建立满意的手术视野同时最大限度防止高 CO_2 产生的并发症。

推荐 25：分离空间前需要注射膨胀液体，膨胀液推荐使用含 1 ： 100 000 肾上腺素的生理盐水 70 ~ 80 mL 加 20 ~ 30 mL 罗哌卡因混合，利于手术空间的建立（推荐等级：C）。

推荐 26：空间初步建立，有条件建议使用可视皮下分离器，在皮下组织与肌筋膜之间建立导引隧道。隧道在胸骨柄处交点，分别朝向两侧胸锁关节。

推荐 27：空间建立方法为 CO_2 充气、甲状腺专用腔镜拉钩或者缝线牵拉理使用，或者几种方法混合，以充分显露手术野（推荐等级：B）。

4. 腺体切除

SET 切除腺体的原则和范围与开放手术基本一致，良性疾病可行腺叶近全切除或者次全切除，对于恶性肿瘤需行腺叶或甲状腺全切除时。SET 手术中要避免气管、食管的损伤；注意保护甲状旁腺以及喉上神经外侧支（external branch of laryngeal nerve，EBSLN）与 RLN。

气管是 SET 的航标，首先离断峡部，显露气管可以预防发生严重并发症（气管、食管和 RLN 损伤等）。

参见文献《甲状腺外科能量器械应用专家共识（2017 版）》的推荐，处理甲状腺周围的血管；对于比较粗的血管可以使用钛夹或者塑料夹。

EBSLN 保护可以通过神经监测定位暴露，或者区域保护法；使用神经监测可以有效提高 SET 手术中 RLN 定位及显露效率，判断神经功能，减少永久性神经损伤，并缩短 SET 学习时间。

动物实验证实，超声刀激发后直接接触 RLN 会造成热损伤，尽管文献报道能量器械的安全距离为 3 mm，但考虑到激发强度、持续时间等因素的不同影响有一定差异，在神经表面使用干纱条可以有效阻挡热量传导或误触损伤。

推荐 28：SET 腺叶切除步骤，建议采用中间入路（推荐等级：C）。

推荐 29：使用能量器械离断重要的血管时，包括甲状腺上极血管，下动脉及甲状腺中静脉，应使用移行凝闭或者分次凝闭切割法（推荐等级：C）。

推荐 30：SET 可使用术中神经监测，有利于保护 RLN 和 EBSLN（推荐等级：B）。

推荐 31：SET 中，显露 RLN 后，建议置入干纱条带，置于 RLN 表面保护神经，超声刀的功能刀头远离 RLN 以避免超声刀的热灼伤，保持超声刀与 RLN 的安全距离在 3 mm 以上（推荐等级：C）。

5. 中央区淋巴结清扫

根据《甲状腺结节和分化型甲状腺癌诊治指南》推荐，甲状腺乳头状癌需要常规行中央区淋巴结清扫，SET 的清扫范围应与开放手术一致。术前应详细评估，对于无法达到开放清扫范围的病例，不应推荐 SET。

使用淋巴结示踪剂，甲状旁腺负显影剂，更好地辨认淋巴结及甲状旁腺，有助于淋巴结清扫和甲状旁腺的保护。有时为了保护甲状旁腺，可以行甲状旁腺边上淋巴结摘除。

为了便于操作及保护 RLN，中央区清扫可以分块清扫。行右侧中央区清扫时，先清扫 RLN 前方的脂肪淋巴组织，再将 RLN 往外侧牵拉，清扫 RLN 与气管之间，食管前方脂肪淋巴组织。

推荐 32：术中可使用淋巴结示踪剂，通过甲状旁腺的负显影可以更好地予以保护（推荐等级：B）。

推荐 33：行中央区淋巴结清扫时，可以行分块清扫（推荐等级：C）。

推荐 34：术中应尽量原位保留下位甲状旁腺，确实无法原位保留者，可行自体移植（推荐等级：B）。

推荐 35：术中探查发现多发淋巴结肿大融合，腔镜下根治有困难者，或者术中发生难以控制的大出血等情况，建议及时中转开放手术（推荐等级：C）。

6. 择区性的淋巴结清扫

需要进行择区性淋巴结清扫的患者术前评估非常重要，SET 的清扫范围应与开放手术一致。根据术前的影像学及其肿瘤的位置，结合术中清扫淋巴结的冰冻病理学检查结果，选择性清扫Ⅲ区、Ⅳ区及部分ⅤB区或者加ⅡA/B区。

推荐 36：择区性的淋巴结清扫难度较大，对手术者技能要求很高，不作为常规推荐（推荐等级：C）。

推荐 37：转移淋巴结如位于锁骨上平面 1.5 cm 以下者，淋巴结固定或侵犯重要组织，或者囊性变，不建议行 SET 腔镜清扫（推荐等级：C）。

推荐 38：建议尽量保留胸导管及淋巴导管，如有破损，可使用缝合结扎、一次性可吸收夹或者钛夹夹闭（推荐等级：C）。

7. 标本的取出及创面的冲洗

用标本袋完整取出标本是防止甲状腺及其肿瘤异位种植的关键。无菌蒸馏水冲洗，是减少术后异位种植的必要步骤，无论是良性或者恶性患者，都应常规进行。蒸馏水浸泡只能破坏游离单个细胞，主要通过反复冲洗将组织块带出减少种植。

推荐 39：标本应置入坚实而不易破裂的标本袋中完整取出（推荐等级：A）。

推荐 40：手术创面（包括手术空间及隧道）应该用无菌的蒸馏水反复冲洗干净（推荐等级：B）。

五、腔镜特有常见并发症及防治措施（术中、术后）

术后出血仍然是 SET 术后常见的并发症，出血原因多见于甲状腺供应动静脉及分支、皮下的静脉、肌肉的营养血管等。出血多数发生于术后 12 小时以内，也有术后第 3 天拔管时发生。一般分为隧道出血、手术空间出血及甲状腺手术创面的出血。

推荐 41：术后出血，如果有必要再次手术，推荐首选再次行腔镜下止血（推荐等级：C）。

推荐 42：术后出血致呼吸困难或窒息危及生命时，建议立即采用传统开放手术（推荐等级：C）。

推荐 43：考虑隧道内出血时可行局部打包缝扎止血，关键要封闭隧道内口，防止鲜血流入手术野。

推荐 44：皮下气肿或纵隔气肿若不影响呼吸和循环功能，无须特殊处理（推荐等级：C）。

推荐 45：皮下积液、皮肤瘀斑可无须特殊处理；局部皮肤坏死可延期缝合或选择二期整形手术（推荐等级：C）。

推荐 46：应严格遵循无瘤原则，防止肿瘤的异位种植（推荐等级：C）。

六、SET 术后随访

推荐 47：原则上与开放手术一致，需要特别关注的是颈部感觉异常、瘢痕增生、胸前空间种植等（推荐等级：C）。

[**参考文献**]

中国医师协会外科医师分会甲状腺外科医师委员会，中国研究型医院学会甲状腺疾病专业委员会，海峡两岸医药卫生交流协会海西甲状腺微创美容外科专家委员会，等. 经胸前入路腔镜甲状腺手术专家共识（2017 版）［J］. 中国实用外科杂志，2017，37（12）：1369-1373.

>>> 邱振雄

【病历概述】

患者男，29 岁。

过敏史：无药物、食物过敏史。

主诉：穿刺确诊甲状腺癌 1 周。

现病史：患者于 1 周前（2023-05-11）在外院行甲状腺结节穿刺病检示：（左侧甲状腺）送检组织中可见少许甲状腺滤泡上皮细胞，可见核异型，结合 BRAF 基因 V600E 突变（阳性），符合甲状腺乳头状癌；患者无声音嘶哑，无手足麻木及饮水呛咳，无呼吸困难，无性格、情绪等改变，无多汗、多食消瘦等，患者为求进一步的诊治就诊于我院（三门峡市中心医院），门诊以"甲状腺癌"收入我科（甲乳外科），患病来，神志清，精神可，饮食及睡眠可，二便可，体重未见明显减轻。

既往史：平素体健，无高血压、冠心病、糖尿病病史，无肝炎、结核等传染病病史，无手术及外伤史，无输血、献血史，预防接种随社会进行。

查体：T 36.8℃，P 65 次/分，R 16 次/分，BP 130/80 mmHg。

辅助检查：

外院甲状腺结节穿刺病检示（2023-05-11）：（左侧甲状腺）送检组织中可见少许甲状腺滤泡上皮细胞，可见核异型，结合 BRAF 基因 V600E 突变（阳性），符合甲状腺乳头状癌。

我院彩超提示（2023-05-18）：甲状腺左叶低回声结节，TI-RADS 6 类，弹性评分 3 分，甲状腺右叶低回声结节 TI-RADS 3 类，弹性评分 3 分。

甲状腺增强 CT 提示（2023-05-20）：①甲状腺左叶中部外侧被膜下结节，符合甲状腺乳头状癌；②甲状腺右叶下极结节伴蛋壳样钙化，考虑结节性甲状腺肿可能。

〖 诊断思路 〗

初步诊断：①左侧甲状腺乳头状癌；②右侧结节性甲状腺肿？

鉴别诊断：

1. 单纯甲状腺肿

多有地区流行病史，且多为甲状腺均匀肿大，质地多柔软。本病例为多发局灶性肿大，且患者日常食用加碘盐，暂不考虑。

2. 甲状腺功能亢进

甲状腺可无肿大或均匀肿大，多有性格、情绪等改变，患者有多汗、多食消瘦，可伴突眼症。本例患者精神性格情绪，饮食等无明显改变，甲状腺功能检查可进一步排除。

〖 治疗经过 〗

患者入院后积极完善术前检查，排除手术禁忌后于 2023-05-21 在全麻下行腔镜辅助下左侧甲状腺癌根治术 + 右侧甲状腺切除术。

手术经过如下（图 1-13 ~ 图 1-15）：

患者取仰卧位于手术台，麻醉成功后，常规消毒、铺巾，准备腔镜器械，于胸骨上窝处取一长约 2.5cm 横弧形切口，依次切开皮肤、皮下，护皮，切开颈白线直达甲状腺固有被膜。应用拉钩牵开颈前肌群形成空间，超声刀离断甲状腺左叶上下动脉及静脉、峡部、甲状腺悬韧带，充分游离甲状腺叶，提起左侧甲状腺，向中线处剥离甲状腺，给予仔细分离，离断左侧甲状腺中静脉，充分显露喉返神经及甲状旁腺，避免对其造成损伤，切除左侧甲状腺及峡部，仔细肉眼检查未查见甲状旁腺组织，标本家属过目后送快速病检。病检示（左侧甲状腺及峡部）乳头状癌，遂继续给予患者行左侧颈部中央区淋巴结清扫术，上界达甲状软骨，下界达胸腺，内侧达气管内侧，外侧达颈动脉鞘内侧缘，将淋巴结及周围脂肪组织一并清除，探查左侧喉返神经未见损伤。

仔细检查标本肉眼未见甲状旁腺组织，标本家属过目后送常规病理检查，同法切除右侧甲状腺及包块。病检示（右侧甲状腺及包块）良性肿瘤，手术野仔细电凝止血，无明显出血点，生理盐水冲洗创面，于双侧甲状腺窝分别放置引流管 1 根，固定于皮肤，分别外接负压球 1 个，手术顺利，麻醉满意，术中出血量 10 mL，尿量 300 mL，输晶体液 1200 mL，未输胶体液。

术后生命体征：P 80 次 / 分，R 18 次 / 分，BP 125/80 mmHg。

术中诊断：①右侧甲状腺乳头状癌；②左侧甲状腺良性肿瘤。

术后病检示：（左侧甲状腺及峡部）甲状腺乳头状癌，肿瘤大小 1.0 cm × 1.0 cm × 0.7 cm，癌组织侵及甲状腺被膜，未见脉管内癌栓。（右侧颈部中央区）：淋巴结未见转移癌（0/11）；（右侧甲状腺及包块）结节性甲状腺肿。术后恢复可。

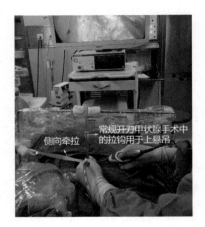

图 1-13　腔镜辅助甲状腺癌手术的术中情况

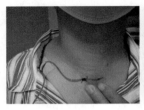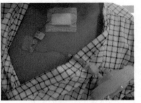

图 1-14　腔镜辅助甲状腺癌术后情况

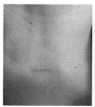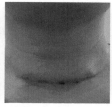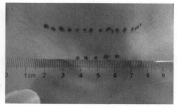

图 1-15　腔镜辅助甲状腺癌切口与传统开刀情况对比

【出院情况】

患者一般情况可，神志清，精神可，饮食及睡眠可，二便可，查体：颈部切口无红肿、硬结，切口愈合良好。

【讨论与总结】

分化型甲状腺癌（differentiated thyroid carcinoma，DTC）在甲状腺癌中较为常见，女性患者多见，且中老年患者发病率明显升高。目前多采取根治性切除术治疗，以达到良好的疗效。以往多采取开放性手术治疗，虽然手术疗效良好，但术后并发症多，且患者颈部会遗留瘢痕，严重影响患者颈部美观性，不利于患者心理健康。此外由于开放性手术创口大，术后感染率明显升高，甚至可能加速癌细胞转移。

高力等于 2004 年率先报道了大宗改进的 Miccoli 术式治疗甲状腺良性肿瘤病例，超声刀的引入和系列操作方法的改进，克服了空间狭小的限制。自制提吊拉钩的应用使手术空间得到释放，Miccoli 术式的适应证也由甲状腺良性肿瘤逐步拓宽到分化型甲状腺癌根治术、颈侧区淋巴结清扫术、上纵隔转移淋巴结清扫等，获得了良好的手术安全性和肿瘤根治性，本病例中应用常规开刀甲状腺手术中的拉钩进行悬吊和侧向牵拉（图 1-14），简单、实用，且仅需两个人就可以完成手术。

【参考文献】

［1］孙卫军，王博. 甲状腺全切除和次全切除术治疗甲状腺癌的临床效果

［J］．临床医学研究与实践，2019，4（15）：63-65．

［2］乐飞，游小龙，陈雯，等．小切口腔镜辅助甲状腺切除术治疗分化型甲状腺癌的疗效观察［J］．实用癌症杂志，2018，33（2）：227-229．

［3］MICCOLI P，BERTI P，CONTE M，et al. Minimally invasive surgery for thyroid small nodules：preliminary report［J］．J Endocrinol Invest，1999，22（11）：849-851．

［4］邬一军，朱峰．重视甲状腺手术颈前区功能的保护［J］．中华内分泌外科杂志，2020，14（4）：265-268．

［5］高力，胡莹，邵雁，等．改进的Miccoli术式治疗甲状腺良性疾病（附530例报告）［J］．外科理论与实践，2004，9（6）：470-475．

［6］章德广，高力，谢磊，等．改良Miccoli手术颈侧区淋巴结清扫术治疗甲状腺乳头状癌130例临床分析［J］．中华外科杂志，2016，54（11）：864-869．

［7］章德广，陈剑，何高飞，等．腔镜上纵隔淋巴结清扫术在甲状腺乳头状癌治疗中的运用［J］．中国普通外科杂志，2018，27（12）：1583-1588．

>>> 朱云朋

经颏下前庭腔镜下右侧甲状腺癌根治术

【病历概述】

患者女，37 岁。

过敏史：否认已知食物、已知药物过敏史。

主诉：发现双侧甲状腺结节 4 年。

现病史：患者 4 余年前体检发现双侧甲状腺结节，无发热及疼痛，当时未在意，当地医院检查，嘱患者每半年复查一次甲状腺彩超。2023-04-22 于外院复查甲状腺彩超提示：右侧甲状腺新增结节。现为进一步治疗特来我院（深圳市人民医院）就诊。2023-05-04 我院门诊行甲状腺穿刺，病理提示（右侧甲状腺结节）局灶滤泡细胞具有部分乳头状癌特征。峡部甲状腺结节非典型病变。门诊以"右侧甲状腺乳头状癌？左侧甲状腺结节"收入院。病来无呼吸及吞咽困难，无声音嘶哑，无饮水呛咳，无多食消瘦，无心慌气短，无烦躁易怒，无腹痛、腹泻，饮食正常，睡眠规整，二便正常，体重无减轻。

既往史：平素身体健康，否认高血压，否认糖尿病，否认冠心病，否认肝炎、结核等传染病史，否认手术、输血、外伤史，预防接种按时完成。

查体：T 36.0℃，P 81 次 / 分，R 20 次 / 分，BP 111/83 mmHg。

辅助检查：

2023-04-22 外院甲状腺彩超提示：①甲状腺右叶两个极低回声结节，考虑 TI-RADS 4 类。②甲状腺峡部极低回声结节伴微钙化，考虑 TI-RADS 4 类。③甲状腺左叶混合回声结节伴粗大钙化，考虑 TI-RADS 3 类。④甲状腺双侧囊性结节，考虑 TI-RADS 2 类。

2023-05-22 我院甲状腺穿刺病理提示：（右侧甲状腺结节）意义不明确的细胞非典型病变，局灶滤泡细胞具有部分乳头状癌核特征（Bethesda 3 类）。细胞量少，请结合临床。（峡部甲状腺结节）意义不明确的细胞非典型病变，局灶滤泡细胞具有细胞学和结构非典型性（Bethesda 3 类）。（右侧甲状腺肿物穿刺液）检测出 BRAF 基因 V600E 突变。穿刺过程见图 1-16。

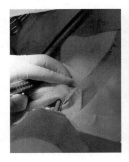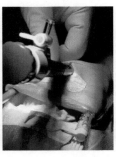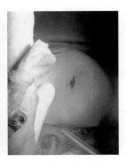

图 1-16　穿刺经过

〖 诊断思路 〗

初步诊断：右侧甲状腺乳头状癌？左侧甲状腺结节。

最终诊断：①右侧甲状腺乳头状癌（$pT_{1a}N_{1a}M_0$，Ⅰ期）；②右侧中央区淋巴结转移癌；③左侧甲状腺结节。

〖 治疗经过 〗

入院后完善术前相关检查：

术前超声所见：甲状腺切面形态正常，体积不大，甲状腺实质回声均匀。甲状腺峡部可见一个椭圆形结节，大小约 7.1 mm × 3.5 mm，平行位，纵径/横径（A/T）< 1，边界欠清晰，无包膜，其周围未见声晕，内部呈低回声，回声不均匀，内可见几个点状强回声散在分布，后方回声衰减。

彩色多普勒血流显像（color doppler flow imaging，CDFI）：结节周边及内部可见少量的血流信号。甲状腺右叶下极可见两个椭圆形结节，大小分别约 5.5 mm × 5.0 mm、2.5 mm × 1.8 mm，边界清晰，未见包膜，内部呈低回声，回声均匀，其周围未见声晕。

CDFI：结节周边及内部可见少量的血流信号。甲状腺右叶上极可见一个椭圆形结节，大小约 5.7 mm × 2.6 mm，边界清晰，未见包膜，内部呈无回声，可见点状强回声伴彗星尾征，回声均匀，其周围未见声晕。

CDFI：结节周边及内部未见明显的血流信号。甲状腺左叶上极可见一个椭圆形结节，大小约 7.6 mm×4.7 mm，边界清晰，可见包膜，内部呈混合回声，其内可见液性无回声，可见粗大的强回声团，回声均匀，其周围未见声晕。

CDFI：结节周边及内部可见少量的血流信号。两侧颈部大血管旁及锁骨上未见明显肿大的淋巴结。

超声诊断：甲状腺峡部伴钙化，性质待查，ACR TI-RADS 5 级，根据 ACR 分级指南建议进一步检查，请结合临床。右侧甲状腺下极结节，ACR TI-RADS 4 级，建议动态观察。右侧甲状腺上极结节，ACR TI-RADS 1 级，建议动态观察。左侧甲状腺结节，ACR TI-RADS 3 级，建议动态观察。两侧颈部大血管旁及锁骨上未见明显肿大的淋巴结。

14：35 至 16：05 行经颏下前庭腔镜下右侧甲状腺癌根治术（右叶＋峡部＋右侧中央区）。颈软，未见颈静脉怒张，双侧甲状腺大小正常，对称。双侧未触及明显甲状腺结节，气管居中，颈浅淋巴结无肿大，未闻及血管杂音。

手术经过如下（图 1-18 ~ 图 1-20）：

气管插管全麻，切皮前 30 分钟静滴头孢唑林预防感染。患者取仰卧位、颈肩部略垫高、头部后仰，术者站在患者头前，监视器放在患者的脚后，助手站在患者的左侧和右侧。

常规皮肤消毒、铺巾。于颏下作一长 10 mm 横行沿皮纹切口，深达颈阔肌深面，置入 10 mm Trocar 套管，置入 10 mm 30° 腹腔镜，注入 CO_2 气体，气体压力维持在 4 mmHg。在下唇左右第 4 尖牙处系带上方切开 5 mm，分别置入一 5 mm Trocar 套管为操作孔，两个 5 mm Trocar 套管分别置入无损伤抓持钳及超声刀。在监视器下用超声刀分离颈前皮下疏松结缔组织，颈部于颈阔肌的深面进行，分离范围直至胸骨上缘，外侧为胸锁乳突肌前缘。用超声刀切开颈中线，分离带状肌和甲状腺外被膜，用 3-0 可吸收缝线牵引带状肌，显露左侧甲状腺腺体及肿物。

手术所见（含术后标本剖开所见）：甲状腺右叶中下部可见一肿物，大小约 0.8 cm×0.6 cm 大小，肿物呈实性，边界清楚，质硬，包膜不明显，与周围组织无明显粘连，右侧中央区未见明显肿大的淋巴结，右侧为变异的喉不返神经。

用超声刀切开甲状腺峡部及韧带，显露气管：用无损伤抓持钳抓持椎体叶切断峡部偏左侧切断峡部，向右侧分离甲状腺右叶，贴近腺体分离甲状腺上级显露血管，用超声刀紧贴腺体凝固、切断甲状腺上级血管前后支，用弯分离钳分离显露喉返神经和上甲状旁腺。向下级分离并完整切除右侧甲状腺腺叶（包括左侧及峡部甲状腺肿物）及右侧中央区淋巴结，清扫范围自右侧颈总动脉内侧及胸骨上窝内脂肪、淋巴组织，将喉前、气管前及右侧喉返神经周围脂肪淋巴结彻底清除。显露保护右侧喉返神经，保留左侧上、下极旁腺。

切除的标本装入标本袋内自观察孔取出，标本冰冻病理检查报告为"右侧甲状腺乳头状癌"。淋巴结送术后石蜡病理检查。

仔细检查创面无出血后，4-0 倒刺缝合颈白线，止血纱填塞创面止血，甲状腺床留置引流管自颏下引出，可吸收缝线间断缝合口内切口及颏下切口，颏下切口予组织胶水黏合，无菌敷料覆盖。

手术顺利，出血约 30 mL，麻醉满意。患者清醒后发音清晰，安返病房。

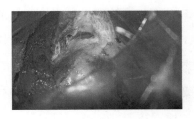

图 1-18 建腔

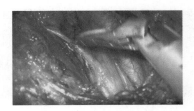

图 1-19 喉不返

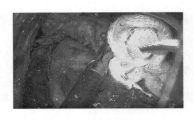

图 1-20 纱条止血

冰冻：（右侧甲状腺肿物）结节两枚，病变均为甲状腺乳头状癌。

石蜡病理大体所见：右侧甲状腺

肿物：灰红组织一块，大小 5 cm×4 cm×1 cm，距被膜 0.4 cm，可见一灰黄结节，大小 0.7 cm×0.5 cm×0.4 cm；另距被膜 0.1 cm，可见一灰白结节，大小 0.6 cm×0.5 cm×0.4 cm，切面灰白实性，质中。

病理诊断：冰冻后石蜡（右侧甲状腺肿物）结节两枚，均为甲状腺乳头状癌，经典型，肿瘤大小分别为 0.7 cm×0.5 cm×0.4 cm、0.6 cm×0.5 cm×0.4 cm，可见被膜累犯，未见脉管内癌栓及神经累犯。

大体所见：A 右侧中央区淋巴结：灰黄组织一块，2.5 cm×1.5 cm×0.5 cm。全取。B 喉前淋巴结：灰褐组织一块，最大径 1.2 cm。全取。病理诊断：①（右侧中央区淋巴结）可见癌转移（4/4）。②（喉前淋巴结）未见癌转移（0/3）；另见少量分化尚好的甲状腺组织。

〖 出院情况 〗

患者无声音嘶哑，吞咽无异常，查体：颏下切口无红肿、渗液，Ⅱ / 甲愈合好。

〖 讨论与总结 〗

随着腔镜甲状腺手术（endoscopic thyroid surgery，ETS）和经自然腔道内镜外科手术（natural orifice transluminal endoscopic surgery，NOTES）的逐渐开展，微创、无瘢痕的理念在甲状腺外科临床受到重视。Witzel 等于 2008年首次基于人类尸体及动物试验提出了经口入路 ETS（transoral endoscopic thyroidectomy，TOET），而 Wilhelm 等于 2009 年首次在临床上报道经口底入路 ETS，同年亦有经口腔前庭入路单孔免充气 ETS 的报道。2011 年，我国先后开展了经口底和经口腔前庭入路 ETS。由于 TOET 具有体表完全无瘢痕，分离路径相对短且可同时处理双叶病变，充分清扫低位中央区淋巴结等特点，迅速成为临床实践及研究的热点。随后因 TOET 术后部分患者出现颏神经损伤的报道，2018 年最早报道开展了经颏下前庭入路的 ETS，后迅速被国内多家单位采用。

与传统技术或手段相比的优劣性：

传统开放的甲状腺手术不可避免地要在人体颈部暴露部位留有一条所谓

"自杀性疤痕"，给患者后续生活带来巨大的心理影响，随着经济发展和生活提高，对手术的微创性和美容要求大大增加，腔镜技术的应用使得该领域得到快速发展。目前甲状腺微创腔镜手术方式很多，包括颈部入路、颈前小切口腔镜辅助入路、锁骨下入路、腋窝入路、腋窝乳晕入路、胸乳入路、完全乳晕入路、耳后入路、下颌下入路等，这些手术入路将原来颈部长的手术刀口缩短或转移到了身体相对隐蔽的部位，但是仍然在人体皮肤表面留有 1 ~ 4 个小的手术疤痕经颏下前庭腔镜下甲状腺手术作为一种 TOET 改良版入路的甲状腺手术，是甲状腺外科治疗理念的创新，在保证手术质量、治愈疾病的前提下，具有减少口腔前庭的创伤，建腔更为便捷，减少的术后颏神经的损伤、方便操作，利于大块标本的整块取出等优点，迅速被国内多家单位采用。更符合微创治疗理念。本术式具备由上而下的视角优势，主要特点为充分显露及清扫低位淋巴结，在治疗分化型甲状腺癌尤其部分 cN_{1a} 患者方面具有巨大优势，对改善腔镜甲状腺癌手术的根治效果及远期预后可能起到一定作用。尽管存在一些争议，例如颏下增加了一个微小疤痕，但是深受部分有美容意愿患者的青睐。

〔知识链接〕

近十年来随着健康体检的普及，国内外甲状腺癌发病率呈明显增高趋势，甲状腺癌是一种常见的内分泌系统恶性肿瘤，近年来随其发病率逐年增高日益引人关注。根据 2018 年数据显示，全球甲状腺癌发病率为 6.7/100 000，我国每年新增病例可达 19 万（194 232 例）。SEER 数据库显示美国甲状腺癌患者的 5 年生存率可达 98.1%，而我国仅为 84.3%，至深圳 2018 年开始甲状腺癌的发病率已超越乳腺癌位列女性恶肿瘤的第一位。

甲状腺癌的类型包括：

（1）分化型甲状腺癌。这一大类包括始于分泌和储存甲状腺激素的细胞的各类甲状腺癌。这些细胞称为滤泡细胞。在显微镜下观察时，分化型甲状腺癌细胞与健康细胞外观相似。

（2）乳头状甲状腺癌。这是最常见的一种甲状腺癌。这种疾病可能发生在任何年龄，但最常见于 30 ~ 50 岁的人群。大多数乳头状甲状腺癌比较小并且对治疗反应良好，即使癌细胞已经扩散到颈部的淋巴结。一小部分乳头状甲状腺癌具有侵袭性，可能生长并累及颈部的结构或者扩散到身体其他部位。

（3）滤泡状甲状腺癌。这种类型的甲状腺癌非常罕见，一般累及 50 岁以上的人群。滤泡状甲状腺癌细胞很少扩散到颈部的淋巴结。但有些大范围且具有侵袭性的癌症可能扩散到身体其他部位。滤泡状甲状腺癌最常扩散至肺部和骨骼。

（4）甲状腺嗜酸细胞癌。这种类型的甲状腺癌非常罕见，一度被视为一种滤泡状甲状腺癌。现在，这类癌症被归为单独一类，因为其癌细胞有不同的行为，而且需要不同的治疗才有效果。甲状腺嗜酸细胞癌具有侵袭性，可能生长并累及颈部的结构且扩散至身体其他部位。

（5）低分化型甲状腺癌。这种类型的甲状腺癌非常罕见，比其他分化型甲状腺癌更具侵袭性，且常规治疗通常无效。

（6）甲状腺未分化癌。这种类型的甲状腺癌非常罕见，会迅速生长且很难治疗。但治疗可能有助于减缓疾病进展。甲状腺未分化癌通常发生在 60 岁以上的人群中。它可能引发严重的体征和症状，例如会迅速恶化的颈部肿胀，还可能导致呼吸和吞咽困难。

（7）甲状腺髓样癌。这种类型的甲状腺癌非常罕见，始于 C 细胞（一种产生降钙素的甲状腺细胞）。血液中降钙素水平升高可能提示患有极早期甲状腺髓样癌。有些甲状腺髓样癌是由于父母传给孩子的一种被称为 RET 的基因所致。RET 基因变化可能导致家族性甲状腺髓样癌和多发性内分泌腺瘤病 2 型。家族性甲状腺髓样癌会增加患甲状腺癌的风险。多发性内分泌腺瘤病 2 型会增加患甲状腺癌、肾上腺癌和其他类型癌症的风险。

（8）其他罕见类型。其他非常罕见的癌症类型可能始于甲状腺。这些罕见癌症类型包括甲状腺淋巴瘤和甲状腺肉瘤，前者源自甲状腺的免疫系统细胞，后者源自甲状腺的结缔组织细胞。

根据流行病学数据显示，甲状腺男女比例约 1 ∶ 3，且年轻人多发，在治愈疾病的同时，患者有更强烈的美容意愿，经口腔前庭甲状腺手术因其经口腔前庭自然腔道，在治愈甲状腺肿瘤的同时可以达到体表完全无痕的美容效果，深受患者青睐，但手术创伤稍大，术后部分患者出现颏神经损伤后下巴麻木不适报道，本改良术式减少口腔前庭创伤，减少颏神经损伤并发症的发生。

手术适应证：有较强美容需求的患者且符合以下条件。

（1）如为良性结节，最大径 ≤ 4 cm。对于囊性为主的良性结节，在有条件的中心可以适当放宽指征。

（2）分化型甲状腺癌，肿瘤直径 ≤ 2 cm，且无颈侧区淋巴结转移或者全身远处器官转移，无影像学中央区淋巴结转移提示或转移淋巴结直径 ≤ 2 cm 且未融合固定。

（3）肿大的原发性甲状腺功能亢进。

（4）最大径 ≤ 4 cm 的胸骨后甲状腺肿。

〔参考文献〕

〔1〕BENHIDJEB T，WILHELM T，HARLAAR J，et al. Natural orifice surgeryon thyroid gland：totally transoral video-assisted thyroidectomy（TOVAT）：report of first experimental resuits of a new surgical method〔J〕. Surg Endosc，2009，23（5）：1119-1120.

〔2〕WILHELM T，METZIG A. Endoscopic minimal-invasive thyroidectomy：first clinical experience〔J〕. Surg Endosc，2010，24（7）：1757-1758.

〔3〕NAKAJO A，ARIMA H，HIRATA M，et al. Transoral Video-Assisted Neck Surgery（TOVANS）. A new transoral technique of endoscopic thyroidectomy with gasless premandibleapproach〔J〕. Surg Endosc，2013，27（4）：1105-1110.

〔4〕傅锦波，陈清贵，罗晔哲，等. 经口入路腔镜下甲状腺切除手术五例经验〔J〕. 中华普通外科杂志，2012，27（4）：279-281.

〔5〕WANG C，ZHAI H，LIU W，et al. Thyroidectomy：a novel endoscopic oral vestibular approach〔J〕. Surgery，2014，155（1）：33-38.

〔6〕WILHELM T，WU G，TEYMOORTASH A，et al. Transoral endoscopic

thyroidectomy: current state of the arta systematic literature review and results of a bicenter study [J]. Transl Cancer Res, 2016, 5（supp17）: 1521-1530.

[7] RUSSELL JO, CLARK J, NOURELDINE SI, et al. Transoral thyroidectomy and parathyroidectomy-A North American series of robotic and endoscopic transoral approaches to the central neck [J]. Oral Oncol, 2017, 71: 75-80.

[8] 田文，费阳，郗洪庆. 甲状腺手术中新技术的合理应用及展望 [J]. 中国实用外科杂志，2018，38（6）：600-604.

[9] 王平，王勇. 腔镜技术在甲状腺癌治疗中合理应用 [J]. 中国实用外科杂志，2015，35（6）：639-642.

[10] 中华医学会内分泌学会，中华医学会外科学分会内分泌学组，中国抗癌协会头颈肿瘤专业委员会，等. 甲状腺结节和分化型甲状腺癌诊治指南 [J]. 中华内分泌代谢杂志，2012，28（10）：779-797.

[11] 王平，吴国洋，田文，等. 经口腔前庭入路腔镜甲状腺手术专家共识（2018版）[J]. 中国实用外科杂志，2018，38（10）：21-24.

>>> **钟才能**

经腋窝腔镜下左侧甲状腺癌根治术

【病历概述】

患者女，46 岁。

过敏史：无。

主诉：体检发现双侧甲状腺肿物 3 月余。

现病史：患者 3 月余前体检彩超发现双侧甲状腺肿物，具体不详，未诊治。半月前于我院（深圳市人民医院）查彩超提示：左侧甲状腺实质性占位性病变伴钙化（大小约 5.2 mm×5.5 mm），TI-RADS 5 级。双侧甲状腺结节（右叶最大结节为 5.2 mm×3.0 mm，位于中部，左叶最大结节为 7.9 mm×3.9 mm，位于中部），ACR TI-RADS 3 级。两侧颈部大血管旁及锁骨上未见肿大淋巴结。2 周前于我院行细针穿刺活检（fine needle aspiration，FNA）提示：（左侧甲状腺结节 FNA）恶性肿瘤，细胞形态符合乳头状癌（Bethesda 6 类）。BRAF 基因突变检测：（左侧甲状腺肿物穿刺液）检测出 BRAF 基因 V600E 突变。患者为进一步诊治遂至我院门诊就诊，门诊以"左侧甲状腺肿物"收入我科（乳腺甲状腺外科）。发病来无明显发热、骨痛或出血倾向，无午后潮热、乏力、咳嗽、咳血丝痰；无呼吸及吞咽困难，无声音嘶哑，无饮水呛咳，无多食消瘦，无心慌气短，无烦躁易怒，无腹痛、腹泻，饮食正常，睡眠规整，二便正常，体重无明显减轻。

查体：T 36℃，P 83 次 / 分，R 18 次 / 分，BP 131/86 mmHg。

辅助检查：我院查彩超超声见，甲状腺切面形态正常，体积不大，甲状腺实质回声均匀，甲状腺右叶及左叶可见多个椭圆形结节，边界尚清晰，内部回声不均，部分结节呈混合回声，其内可见液性无回声，其中右叶最大结节为 5.2 mm×3.0 mm，位于中部，左叶最大结节为 7.9 mm×3.9 mm，位于中部。彩色多普勒血流显像（CDFI）：结节周边可见环行的血流信号，内部可见少量血流信号。另甲状腺左叶中部可见一个椭圆形肿块，大小约 5.2 mm×5.5 mm，平行位，纵径/横径（A/T）< 1，边界欠清晰，无包膜，其周围未见声晕，内部呈低回声，回声不均匀，内可见多个点状强回声呈簇状分布，内可见不规则无回声区，后方回声衰减。彩色多普勒血流显像（CDFI）：内部可见少量的血流信号。两侧颈部大血管旁及锁骨上未见肿大淋巴结。

超声诊断（图 1-21）：左侧甲状腺实质性占位性病变伴钙化，TI-RADS 5级。双侧甲状腺结节，ACR TI-RADS 3级。两侧颈部大血管旁及锁骨上未见肿大淋巴结。

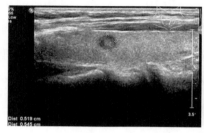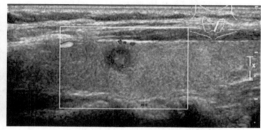

图 1-21　超声

我院行 FNA 提示：（左侧甲状腺结节 FNA）恶性肿瘤，细胞形态符合乳头状癌（Bethesda Ⅵ类）。BRAF 基因突变检测：（左侧甲状腺肿物穿刺液）检测出 BRAF 基因 V600E 突变。

【 诊断思路 】

初步诊断：左侧甲状腺肿物性质待查，乳头状癌？结节性甲状腺肿？

鉴别诊断：

1. 甲状腺癌

支持点：彩超、FNA 结果等；不支持点：查体未触及肿物。结论：此诊断可能性大，待病理证实。

2. 结节性甲状腺肿

支持点：体检发现甲状腺肿物；不支持点：彩超、FNA 结果。结论：此诊断可能性小，待病理证实。

〖治疗经过〗

气管插管全麻。患者取仰卧位、颈肩部略垫高、头部后仰，左上肢外展90°，术者及助手站在患者左侧，监视器放在患者的头部。

常规皮肤消毒、铺巾。沿左侧腋窝胸大肌外侧缘作一长 4.0 cm 弧形切口，用电刀经此切口在浅筋膜深层向甲状腺方向潜行游离至胸锁乳突肌，放置无充气拉钩装置悬吊皮瓣（图 1-22）。10 mm 30° 腹腔镜及超声刀均从 A 孔置入。于 A 孔下方 3 cm 处腋前线处各置一 5 mm Trocar 套管为操作孔，置入无损伤抓持钳。在监视器下用超声刀分离胸骨前皮下疏松结缔组织，颈部于颈阔肌的深面进行，分离范围上至甲状软骨下缘，外侧为胸锁乳突肌外缘，内侧至左侧胸骨甲状肌。超声刀切开左侧胸锁乳突肌锁骨头及胸骨头肌间，打开胸骨甲状肌外侧显露左侧甲状腺外侧，显露甲状腺腺体及肿物。

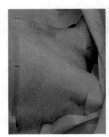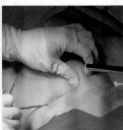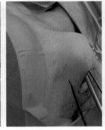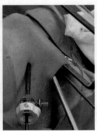

图 1-22 手术经过

手术所见（含术后标本剖开所见）：甲状腺左叶上中部可见 1 个肿物，大小约 0.5 cm×0.5 cm，实性，边界不清，无明显包膜，与周围组织无明显粘连。甲状腺左叶可见多发结节，最大结节为 0.8 cm×0.4 cm，边界清，有包膜，与周围组织无明显粘连。左侧中央区未见明显肿大淋巴结。

手术行经腋窝腔镜下左侧甲状腺癌根治（左侧甲状腺全切除＋峡部甲状腺切除术＋左侧中央区淋巴结清扫术＋左侧喉返神经探查术）：显露左侧甲状腺上极血管，紧贴甲状腺上极离断上极血管，行左侧甲状腺脱帽，切断甲状腺峡部，显露气管，向左侧分离至气管前外侧，沿甲状腺真、假包膜分离，依次处理甲状腺下动静脉、中静脉、上动静脉及甲状腺悬韧带，显露左侧喉返神经及左下甲状旁腺予以保护，将左叶完全游离并切除（含肿物）；清除左侧中央区脂肪淋巴组织，上至喉返神经入喉处，下至胸骨切迹处，外至颈动脉鞘，内至气管前；术中原位保留左侧甲状旁腺。

以生理盐水冲洗创面，仔细检查无出血。于腋窝切口处放置一条引流管。

手术顺利，出血约 10 mL，麻醉满意。患者清醒后发音清晰，安返病房。标本冰冻病理检查报告为"（左侧甲状腺肿物）甲状腺乳头状癌"。

冰冻病理大体所见：左侧甲状腺肿物：灰红组织一块，大小 5 cm × 2.5 cm × 1.5 cm，切面见一结节，最大径 0.5 cm，灰白质硬，紧邻被膜。冰冻：（左侧甲状腺肿物）甲状腺乳头状癌。

〔 讨论与总结 〕

腋窝入路的手术切口选择在隐蔽的腋窝，经口入路选取在口腔前庭，两种入路均不会在颈部形成手术切口。相比传统的胸乳入路腔镜甲状腺手术，进一步缩短了手术通道的长度，具有创伤小、更安全、适应证广等特点。对于特定人群，既满足肿瘤治疗的需要，又兼顾患者颈部外形，为这部分患者提供一种新选择。

腋窝内镜甲状腺手术经腋窝皮肤自然皱褶美容切口，利用颈部肌肉生理自然间隙建腔，颈前区无须分离皮瓣，利用专用建腔设备维持手术空间，无须充气建腔能保持术野清晰，且无 CO_2 相关并发症，侧后方入路有利于保护喉上、RLN 及清扫中央区淋巴结。对于符合手术适应证的患者，该术式具有肿瘤切除安全、颈前区功能良好、切口隐蔽美观、术野清晰、操作流畅等优势。该术式对部分原发甲状旁腺腺瘤、颈部良性肿块（如囊肿、神经鞘瘤、颌下腺肿瘤）等也是一种可供选择的手术方式。

〔 参考文献 〕

［1］ALKADAH B, PICCOLI M, MULLINERIS B, et al. Modifications of transaxillary approach in endoscopic da Vinci-assisted thyroid and parathyroid gland surgery［J］．J Robot Surg，2015，9（1）：37-44.

［2］YANG J，WANG C，LI J，et al. Complete endoscopic thyroidectomy via oral vestibular approach versus areola approach for treatment of thyroid diseases ［J］．J Laparoendosc Adv Surg Tech A，2015，25（6）：470-476.

［3］傅锦波，罗晔哲，洪晓泉，等. 经腋窝入路与经胸乳入路腔镜甲状腺切除术的对比研究［J］．中国微创外科杂志，2017（8）：688-690.

［4］于宏，吴硕东，范莹，等. 经腋窝入路单孔内镜甲状腺切除术［J］．中国内镜杂志，2014，20（11）：1184-1187.

［5］中国抗癌协会甲状腺癌专业委员会，中华医学会肿瘤学分会甲状腺肿瘤专业委员会，中国研究型医院学会甲状腺疾病专业委员会，等. 无充气腋窝入路腔镜甲状腺手术专家共识（2022版）［J］．中华内分泌外科杂志，2021，15（6）：557-563.

>>> 钟才能

【 病历概述 】

患者女，46 岁。

过敏史：否认药物、食物过敏史。

主诉：体检发现左侧甲状腺肿物 13 天。

现病史：患者 10 天前于外院体检彩超提示：甲状腺左侧叶实质性占位性病变（大小约为 1.7 cm×1.7 cm），考虑甲状腺癌可能，TI-RADS 5 类，建议 FNA。甲状腺右侧叶小结节（大小约为 0.44 cm×0.33 cm），TI-RADS 3 类。双侧淋巴结可见，较大者约 13 mm×6 mm。2023-05-29 于外院行 FNA 提示：（甲状腺左侧叶结节）提示甲状腺乳头状癌。

患者为进一步诊治遂至我院（深圳市人民医院）门诊就诊，门诊以"左侧甲状腺肿物"收入我科（乳腺甲状腺外科）。发病来无明显发热、骨痛或出血倾向，无午后潮热、乏力、咳嗽、咳血丝痰；无呼吸及吞咽困难，无声音嘶哑，无饮水呛咳，无多食消瘦，无心慌气短，无烦躁易怒，无腹痛、腹泻，饮食正常，睡眠规整，二便正常，体重无明显减轻。

既往史："胃溃疡"病史 8 月余。22 年前、8 年前行剖宫产手术。否认高血压、糖尿病、冠心病病史，否认乙肝、结核、菌痢、伤寒等传染病史，否认其他手术、输血、外伤史，预防接种按时完成。

查体：T 36.9℃，P 92 次 / 分，R 20 次 / 分，BP 163/106 mmHg。

辅助检查：

2023-05-23 外院体检彩超提示：甲状腺左侧叶实质性占位性病变（大小约为 1.7 cm×1.7 cm），考虑甲状腺癌可能，TI-RADS5 类，建议 FNA。甲状腺右侧叶小结节（大小约为 0.44 cm×0.33 cm），TI-RADS 3 类。双侧淋巴结可见，较大者约 13 mm×6 mm。

2023-05-29 外院 FNA 提示：（甲状腺左侧叶结节）甲状腺乳头状癌。

入院后完善检查：

彩超所见：甲状腺右叶切面形态正常，体积不大，甲状腺实质回声均匀，甲状腺内可见几个椭圆形结节，大小不等，最大为 5 mm × 3 mm，边界清晰，未见包膜，内部呈等回声，回声不均匀，其周围未见声晕。

CDFI：结节周边可见少量的血流信号，内部可见少量的血流信号。甲状腺左叶形态正常，体积不大，甲状腺实质回声均匀，于甲状腺中部突向腹侧包膜可见一个椭圆形肿块，大小约 16 mm × 16 mm × 14 mm，垂直位，纵径 / 横径（A/T）> 1，边界欠清晰，无包膜，其周围未见声晕，内部呈低回声，回声不均匀，后方回声无明显变化。

CDFI：肿块周边及其内可见丰富血流信号。左侧颈部Ⅵ区可见几个肿大的淋巴结，较大为 5 mm × 4 mm，长径 / 短径 < 2，皮质增厚，呈椭圆形，边界清楚，内部呈低回声，可见淋巴门。CDFI：其内可见门型血流信号。右侧颈部大血管旁未见肿大淋巴结。

超声诊断：左侧甲状腺实质性占位性病变（纵横比 > 1），考虑甲状腺癌可能，TI-RADS 5 级，根据 ACR 分级指南建议进一步检查，请结合临床考虑。右侧甲状腺结节，ACR TI-RADS 3 级，建议动态观察。左侧颈部Ⅵ区可见肿大淋巴结，性质请结合临床。右侧颈部大血管旁未见肿大淋巴结。

血流显像见图 1-23。

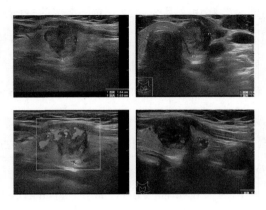

图 1-23 血流显像

CT 影像描述：甲状腺左叶延及部分峡部内见不规则低密度肿块，边缘模糊，形态欠规整，范围约 16 mm × 16 mm（前后 × 左右）；内密度不均匀，增强后强化弱于正常甲状腺。双侧颈部多发小淋巴结，较大者约 9 mm × 7 mm。余未见特殊。双肺见多发小片絮状磨玻璃影及亚实性小结节影，下叶为著。气管、支气管管腔完整，管壁光滑无增厚，管腔未见狭窄或阻塞。肺门、纵隔未见淋巴结肿大，心脏、大血管未见异常。两侧胸腔未见积液。增强未见异常强化灶。

颈部增强 CT 提示（图 1-24）：①甲状腺左叶结节，双侧颈部多发小淋巴结。请结合临床。②双肺多发小片絮状磨玻璃影及小结节影，感染？建议密切随访。附见：脂肪肝。

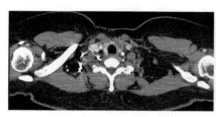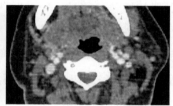

图 1-24　CT 增强

【诊断思路】

初步诊断：左侧甲状腺肿物。

鉴别诊断：

1. 甲状腺癌

支持点：彩超、FNA 结果等；不支持点：查体未触及肿物。结论：此诊断可能性大，待病理证实。

2. 结节性甲状腺肿

支持点：体检发现甲状腺肿物；不支持点：彩超、FNA 结果。结论：此诊断可能性小，待病理证实。

最终诊断：左侧甲状腺乳头状癌（$pT_{1b}N_xM_0$，I 期）；双肺多发结节；脂肪肝；右侧乳腺结节。

〖治疗经过〗

入院后完善术前常规检查，于 2023-06-08 局麻下行超声引导下左侧颈部淋巴结穿刺抽液。（左颈部淋巴结 FNA）见淋巴细胞，形态成熟混杂，未见肿瘤细胞。排除手术禁忌证后于 2023-06-09 在插管全麻下行经胸乳腔镜下左侧甲状腺癌根治术（左侧甲状腺切除术 + 峡部甲状腺切除术 + 左侧中央区淋巴结清扫术）+ 右侧甲状腺次全切术 + 双侧喉返神经探查术 + 左下甲状旁腺自体移植术 + 左侧颈部淋巴结切除活检术。

手术经过：

全麻成功后气管插管，患者取仰卧人字位，头颈向后过伸；术者站在患者两腿之间，监视器放在患者的头部，助手站在患者的左侧和右侧。

常规皮肤消毒、铺巾，在右侧胸壁近胸骨处取一长约 12 mm 弧形切口，切开皮肤及皮下层，经此切口在浅筋膜深层向双侧锁骨头放心潜行游离皮下组织，注入气体 100 mL，撑开皮下腔隙，置入 10 mm Trocar 套管，置入 10 mm 30° 腹腔镜，注入 CO_2 气体，气体压力维持在 6 mmHg。分别于左侧乳晕及右侧乳晕取弧形切口，约 5 mm，分别置 5 mm Trocar 套管为操作及辅助操作孔，两个 5 mm Trocar 套管分别置入超声刀及无损伤抓持钳。在直视下用电钩及超声刀分离胸骨前皮下疏松结缔组织，颈部于颈阔肌的深面进行，分离范围上至甲状软骨上角及颌下腺水平，下至锁骨上缘，外侧为胸锁乳突肌锁骨支内侧缘。用超声刀切开颈中线，分离舌骨下肌群和甲状腺外被膜，于空间侧方颈部皮肤置入腔镜甲状腺拉钩，牵引颈前肌群，显露甲状腺腺体及肿物。术前一天已注射 1 mL 纳米炭。

手术所见：左侧甲状腺中部突向腹侧包膜可见 1 个肿物，大小约 1.5 cm × 1.5 cm，质硬，无明显包膜，边界不清，与周围组织无明显粘连，右叶可见多发结节，最大约 0.5 cm × 0.3 cm，质中，无明显包膜，边界清，与周围组织无明显粘连。左侧中央区和左侧颈部Ⅲ区和Ⅳ区可见多枚大小约 1.0 cm × 0.5 cm 的蓝染的肿大淋巴结，质中，活动尚好。

手术行经胸乳腔镜下左侧甲状腺癌根治术 + 右侧甲状腺次全切除 + 双侧喉返神经探查术 + 左侧颈部淋巴结切除活检术：切断甲状腺峡部，显露气管，将左侧分离至气管前外侧，沿甲状腺真、假包膜分离，依次处理甲状腺下动静脉、中静脉、上动静脉及甲状腺悬韧带，完整切除甲状腺左叶及肿物，同法次全切除甲状腺右叶，术中原位保留双侧甲状旁腺。分离显露双侧喉返神经颈段，探查神经均完好。

术中冰冻结果示：（左侧甲状腺肿物）甲状腺乳头状癌，可见被膜累犯。清除其周围脂肪淋巴组织（左侧中央区），上至喉返神经入喉处，下至胸骨切迹处，外至颈动脉鞘，内至气管前。游离并提起左侧胸锁乳突肌，显露并切开颈动脉鞘，探查见Ⅲ、Ⅳ区多枚墨染肿大淋巴结，切除Ⅲ、Ⅳ区肿大淋巴送冰冻病理提示：（左颈部Ⅲ区淋巴结）未见明确癌（0/6），淋巴结制片困难，待石蜡切片进一步评价。（左颈部Ⅳ区淋巴结）未见明确癌（0/3），淋巴结制片困难，待石蜡切片进一步评价。

所有取出标本送石蜡病理检查。

以生理盐水冲洗创面，探查见左下甲状旁腺血运欠佳，予切除后种植于左侧胸锁乳突肌，仔细检查无出血后，创面放置止血材料，4-0 可吸

收倒刺线缝合颈白线，并于甲状腺床放置一硅胶引流管自右侧乳晕切口引出。可吸收线缝合双侧胸壁处切口皮下层，组织胶水黏合皮肤层。

手术顺利，患者生命体征平稳，术毕发音清，安返病房，标本送病理检查。

术后石蜡病理：（左侧甲状腺肿物）甲状腺乳头状癌，经典型，肿瘤大小 2 cm×1.8 cm×1.6 cm，可见被膜累犯，未见脉管及神经累犯。现患者恢复好，经请示上级医师，予今日出院，嘱定期复查，不适随诊。

手术经过见图 1-25 ~ 图 1-33。

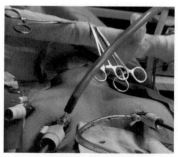

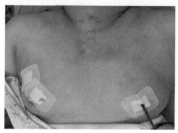

图 1-25　切口入路

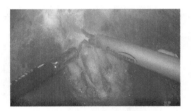

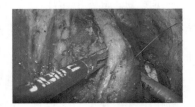

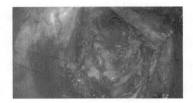

图1-26 分离颈白线

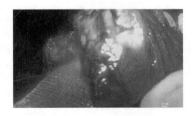

图1-27 甲状腺左叶及淋巴结

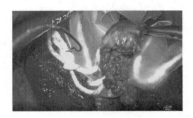

图1-28 对侧甲状腺装标本袋

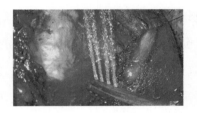

图1-29 冲洗创面

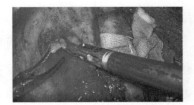

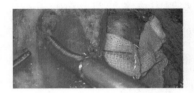

图1-30 种植左下甲状旁腺

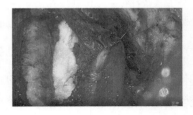

图1-31 放置止血材料

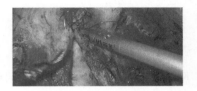

图1-32 重建颈白线

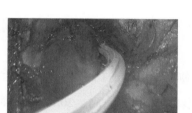

图 1-33　放置引流管

病理大体所见：左颈部Ⅲ区触及结节 6 枚，最大径 0.2 ~ 0.5 cm，全取。左颈部Ⅳ区触及结节 3 枚，最大径 0.4 ~ 0.5 cm，全取。诊断：冰冻后石蜡（左颈部Ⅲ区淋巴结）未见癌（0/6）。（左颈部Ⅳ区淋巴结）未见癌（0/3）。

病理大体所见：左侧甲状腺肿物：灰红组织一块，3.3 cm×1 cm×1.5 cm，切面见一灰白结节，2 cm×1.8 cm×1.6 cm，紧邻被膜，实性，质中。诊断：冰冻后石蜡（左侧甲状腺肿物）甲状腺乳头状癌，经典型，肿瘤大小 2 cm×1.8 cm×1.6 cm，可见被膜累犯，未见脉管及神经累犯。

病理大体所见：A.（右侧甲状腺肿物）灰褐组织一块，5 cm×2 cm×1 cm，书页状切开，距被膜 0.1 cm，可见一灰白结节最大径 0.1 cm。B.（左侧中央区淋巴结）灰褐组织两块，4.5 cm×3 cm×1 cm。C.（喉前淋巴结）灰褐组织一堆，2.5 cm×2 cm×0.7 cm。诊断：（右侧甲状腺肿物）结节性甲状腺肿；（左侧中央区淋巴结）可见癌（7/14）；（喉前淋巴结）未见癌（0/3）。

〖 出院情况 〗

患者无诉不适，声音无明显嘶哑，吞咽无异常，无发热，精神食欲可。查体：颈部切口无红肿、渗液，Ⅰ/甲，愈合好。

〖 讨论与总结 〗

甲状腺乳头状癌（PTC）是甲状腺恶性肿瘤中最常见的类型，近年来发病率逐渐增高。PTC 常伴有淋巴结转移，据报道 PTC 患者伴有颈侧区淋巴结转移者高达 40.0%，而颈侧区淋巴结转移与肿瘤复发及预后相关。因此，彻底、合理的淋巴清扫是 PTC 患者外科手术治疗的关键环节。随着手术器械的完善，腔镜技术的提高，不同入路的腔镜手术应用到甲状腺癌颈侧区淋巴结清扫手术中。

传统的甲状腺癌颈侧区淋巴结清扫手术会在颈部留有较长的切口和疤痕，"L"型或"低领"弧形切口），长 15～20 cm，严重影响美观，尤其对于年轻女性患者，已无法满足患者的美容及隐私保护需求。经胸乳入路的腔镜甲状腺手术是目前唯一一种不需联合其他入路即可完整颈侧区淋巴结清扫的手术方式，可以达到开放手术相同的根治效果，且将切口隐蔽于乳晕和胸壁，同时达到了良好的美容效果。

胸乳入路腔镜甲状腺癌颈侧区淋巴结清扫手术主要用于 cN_{1b} 期甲状腺癌患者，该技术具有良好的有效性和安全性，治疗效果及美容效果俱佳，患者更易接受，值得临床工作中推广应用。该技术也存在一定局限性，例如手术的空间建立需要 CO_2 充气，增加 CO_2 气栓的可能性，另外手术难度大，需要一定时间的学习曲线。

［ 知识链接 ］

腔镜下淋巴结清扫作为甲状腺癌根治术的重要组成，要求术者有丰富的开放手术经验及娴熟的腔镜技巧。熟练掌握超声刀的应用技巧，熟悉清扫范围的解剖关系，对于避免神经、甲状旁腺等结构损伤具有重要作用。

甲状腺癌伴上纵隔淋巴结转移并不少见，乳头状癌上纵隔淋巴结转移率在 6%～12%。规范的上纵隔淋巴结清扫可使患者获得较好预后，传统上纵隔淋巴结清扫常用方法为经颈部直视及正中开胸入路，经颈部直视可完成上纵隔较高区域的清扫（主动脉弓上缘水平以上），但由于受到胸骨、锁骨及大血管的阻挡，经颈部入路视野受限，大多情况下都是转移淋巴结摘除术，很难达到规范的上纵隔区域性淋巴结清扫标准，同时会增加大血管及神经的损伤风险。当颈部直视不能安全完成时，可采用正中开胸手术，正中开胸切口包括"L"形、反"L"形、倒"T"形及胸骨全劈开几种方式，根据转移灶的位置、大小及与大血管关系选择合适的切口类型。开胸手术可以较好地显露上纵隔淋巴结和大血管，但开胸手术创伤较大，术后恢复慢，部分患者会出现胸骨愈合不良，显著延长患者术后愈合时间。

1999 年，意大利学者 Paulo Miccoli 等率先报道了腔镜辅助甲状腺手术，随后该术式在全球范围内被广泛认可。国内高力等将微创腔镜辅助甲状腺手术引入中国后，进行了一系列的改进和创新，在中国被称为"改良 Miccoli 手术"。近年来，章德广在改良 Miccoli 手术的基础上，将腔镜辅助甲状腺手术适应证拓展至颈侧区淋巴结清扫和咽旁区淋巴结清扫，并进一步将腔镜技术（腔镜辅助技术及胸腔镜技术）拓展运用于甲状腺癌上纵隔淋巴结清扫。腔镜上纵隔淋巴结清扫包含经颈部切口腔镜辅助上纵隔淋巴结清扫、胸腔镜上纵隔淋巴结清扫及腔镜辅助联合胸腔镜上纵隔淋巴结清扫三项技术，其治疗甲状腺癌的巨大的微创优势已被业界认可和接受，相比经颈部入路直视及传统开胸手术，其优势包括：

（1）借助腔镜的放大、照明和视野拓展功能，能显著延伸术者的视野，并能达到精细解剖，达到规范化的上纵隔淋巴结清扫，而非淋巴结摘除术，提高清扫的彻底性，减少淋巴结残留或复发的概率。

（2）腔镜下可以安全地解剖保护无名动脉、主动脉弓、双侧无名静脉、上腔静脉、奇静脉、双侧迷走神经及喉返神经等重要血管神经组织，腔镜的放大可以更好地辨认淋巴管，减少术后淋巴漏的发生。

（3）避免开胸手术造成的急性疼痛，可减轻手术对患者术后呼吸功能的影响。

（4）避免了开胸和关胸手术程序，显著缩短手术时间。

（5）避免因胸骨切开造成的出血，减少术中出血量。

（6）由于上腔静脉和主动脉弓的阻挡，开胸手术显露上腔静脉和主动脉弓后方淋巴结较为困难，而腔镜辅助可避开上腔静脉和主动脉弓的阻挡，更容易显露大血管后方淋巴结。

（7）免除或缩小胸部切口产生的瘢痕，获得更好的美容效果。

〖 参考文献 〗

［1］ITO Y，MIYAUCHI A. Lateral lymph node dissection guided by preoperative and intraoperative findings in differentiated thyroid carcinoma ［J］. World J Surg, 2008, 32（5）: 729-739.

［2］KING JM, CORBITT C, MILLER FR. Management of lateral cervical metastases in papillary thyroid cancer: patterns of lymph node distribution ［J］. Ear Nose Throat J, 2011, 90（8）: 386-389.

［3］丁长远, 成连江, 曾庆东, 等. 腔镜技术在甲状腺癌颈侧区淋巴结清扫中的应用进展 ［J］. 腹腔镜外科杂志, 2020, 25（11）: 4.

［4］吴国洋, 傅锦波, 罗晔哲, 等. 经胸经口联合入路腔镜甲状腺癌颈侧区淋巴清扫手术 10 例临床分析 ［J］. 中华耳鼻咽喉头颈外科杂志, 2021, 56（7）: 4.

［5］ZHANG Z, SUN B, OUYANG H, et al. Endoscopic lateral neck dissection: a new frontier in endoscopic thyroid surgery ［J］. Front Endocrinol（Lausanne）, 2021, 12: 796984.

［6］章德广, 高力, 谢磊, 等. 改良 Miccoli 手术颈侧区淋巴结清扫术治疗甲状腺乳头状癌 130 例临床分析 ［J］. 中华外科杂志, 2016, 54（11）: 864-869.

［7］何高飞, 章德广, 高力, 等. 内镜辅助咽旁区淋巴结清扫术治疗甲状腺乳头状癌二例 ［J］. 中华外科杂志, 2019, 57（12）: 944-946.

>>> 钟才能

【病历概述】

患者女，31岁。

过敏史：否认药物、食物过敏史。

主诉：因确诊左乳癌25个月，综合治疗后，拟Ⅱ期乳房重建。

现病史：患者2020-12-23我院（广州医科大学附属第三医院）行"左乳腺肿物+左腋窝淋巴结穿刺"，病理提示"左侧乳腺浸润性癌，非特殊类型，可见高级别导管原位癌成分伴坏死，Cerb-B2（3+），ER阴性（0%），PR中等阳性（30%）；左腋下淋巴结转移"，结合胸部、腹部CT及头颅MR等其他各项检查结果，诊断为"左乳腺恶性肿瘤［浸润性癌非特殊型，$cT_2N_1M_0$ Ⅱ B期，ER（−），PR（+），HER-2（3+）］"。分别于2020-12-28、2021-01-19、2021-02-07、2021-03-02、2021-03-26、2021-04-16在我科（乳腺外科）给予"曲妥珠单抗6 mg（首剂8 mg）/kg，d1+帕妥珠单抗420 mg（首剂840 mg），d1+多西他赛75 mg/m²，d2+卡铂AUC6，d2 q21d"方案行新辅助化疗6周期，过程顺利，每2周期行乳腺MR检查评估疗效，靶病灶持续缩小。于2021-05-14全麻下行腔镜下保留乳头乳晕左乳单纯切除+左胸大肌后组织扩张器植入术。术中发现：左乳外上象限腺体层肿物，大小约1 cm×1 cm×0.5 cm，边界不清、形态不规则，未见侵犯胸大肌筋膜；剖视见肿物实性、灰白色鱼肉状、质硬。左腋窝Ⅰ～Ⅱ水平及胸肌间未见明显肿大淋巴结。术中冰冻：（左乳头乳晕后方组织）未见癌。术后诊断为"左乳房浸润性癌非特殊类型，$ypT_{is}N_{min}M_0$ ⅠA期，ER（−），PR（+），HER-2（3+），MP为5级）"，术后3周起于门诊每周注水50～100 mL/次，直至250 mL。于2021-07-25完成辅助放疗，同时维持抗HER-2双靶治疗至1年，戈舍瑞林+他莫昔芬内分泌治疗。2023-02-03全麻下行左侧乳房组织扩张器去除+左侧乳房重建术（Ⅱ

期假体植入）。

既往史：2020-12-25 我科行"右上臂输液港置入术"；否认"高血压、心脏病、冠心病、糖尿病、肾病"等病史，无"肝炎、结核"等传染病史，无重大外伤、输血史。已育，26 岁足月顺产。月经初潮 13 岁，戈舍瑞林注射后闭经。

辅助检查：

2020-12-24 穿刺病理：（左乳肿物）穿刺组织示乳腺浸润性癌，非特殊类型，可见高级别导管原位癌成分伴坏死。CK5/6（示局灶肌上皮缺失），Ki-67（index 30%），P120（细胞膜+），P53（斑驳+，野生型），CD31（血管+），EGFR（个别细胞弱+）。Cerb-B2（3+），完整膜染色100%，ER 阴性（0%），PR 中等阳性（30%），AR 强阳性（90%）。

（左侧腋窝淋巴结 1）液基：符合（左）乳腺浸润性癌转移。

（左侧腋窝淋巴结 2）液基：符合（左）乳腺浸润性癌转移。

（左侧腋窝淋巴结 3）液基：可见核异质细胞。

2021-05-19 切除术后病理：

（左乳腺）瘤床组织全埋制片共 17 张：镜下瘤床组织纤维组织增生、灶性淋巴细胞及泡沫样组织细胞浸润，未见浸润性癌，符合化疗后完全反应（MP5 级）；未见脉管癌栓及神经侵犯；周围乳腺组织中可见多灶高级别导管原位癌成分伴坏死及钙化；其余乳腺组织见胶原纤维增生，腺泡萎缩，部分导管扩张，可见柱状细胞变，局部见纤维腺瘤形成。

（左腋窝组织）查见淋巴结 15 枚，可见转移癌（1/15，微转移，淋巴结可见化疗后反应）；另送检淋巴结组织内 4 枚可见纤维化，符合化疗后改变。

（左乳头乳晕下组织）送检少许乳腺组织，个别导管呈普通型导管上皮增生改变，导管上皮烧灼变形明显，CK5/6（+）。

2023-02-08 重建术后病理：（左乳皮肤扩张器植入术后包膜）送检纤维脂肪及横纹肌组织，其中胶原纤维组织增生、硬化伴灶性慢性炎细胞浸润，未见癌。

2020-12-22 乳腺彩超（图 1-34）：左乳见一不规则形低回声区，约 30 mm × 20 mm，位于 2 点，距乳头 36 mm，距体表 12 mm，BI-RADS 4c 类。左侧腋窝区见多个异常淋巴结回声，最大 18 mm × 12 mm（似多个融合）。右侧乳腺小囊性改变，BI-RADS 2 类，右侧腋窝区未见明显异常肿大淋巴结回声。

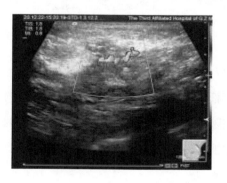

图 1-34　乳腺彩超

2020-12-24 乳腺钼靶（图 1-35）：左乳外上象限非对称致密影伴多发不定形钙化，拟 BI-RADS 4c 类。双乳增生，拟 BI-RADS 2 类；片内双侧腋下见淋巴结影。

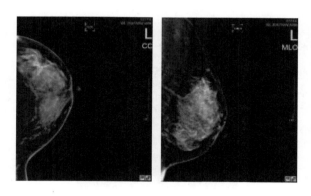

图 1-35　乳腺钼靶

乳腺 MRI（图 1-36）：

2020-12-24：左乳外上象限不规则肿块影，约 47 mm × 22 mm × 23 mm。

2021-03-23：左乳外上象限不规则肿块影，约 18 mm × 6 mm × 11 mm。

2021-05-13：左乳外上象限不规则肿块影，约 12 mm × 6 mm × 10 mm。

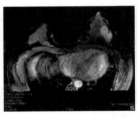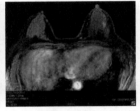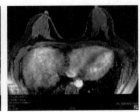

图1-36 乳腺MRI

胸部CT（图1-37）：

2020-12-23：左腋窝区多发肿大淋巴结影，较大者约1.2 cm×0.9 cm。

2021-03-22：左腋窝区多发肿大淋巴结影，较大者约0.6 cm×0.5 cm。

2021-05-12：左腋窝区多发稍大淋巴结，较前相仿。

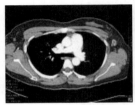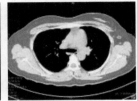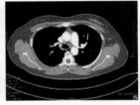

图1-37 胸部CT

2023-01-31重建术前（图1-38）：

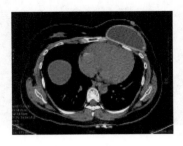

图1-38 重建术前

[**诊断思路**]

诊断：左乳房浸润性癌非特殊类型综合治疗后［$cT_2N_1M_0$，ⅡB期

$\rightarrow ycT_1N_1M_0$，　 I A 期　$\rightarrow ypT_{is}N_{min}M_0$，　 I A 期，ER（－），PR（＋），HER-2（3+）〕。

〖治疗经过〗

治疗流程见图 1-39。

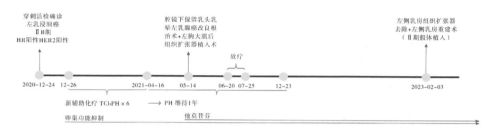

图 1-39　治疗流程

手术经过：

单孔腔镜保留乳头乳晕乳房单纯切除联合胸肌后组织扩张器置入术。术中经左腋窝顺皮纹取一长约 5 cm 切口，切开皮肤、皮下组织，内侧分离至胸大肌外缘，外侧至背阔肌前缘，沿胸大、小肌外缘及前锯肌浅面解剖、显露、清扫胸长神经中下段周围脂肪淋巴组织。打开腋筋膜，上方显露腋静脉，沿右腋静脉清扫左腋窝 I ~ II 水平淋巴结和脂肪结缔组织，保护胸外侧血管主干、胸长神经、胸背神经及胸背血管。打开胸大小肌间外侧筋膜，清扫胸大小肌间脂肪淋巴组织。经切口置入 5 cm 切口保护套，外接无菌手套后置入 Trocar（10 mm、5 mm、5 mm），充入 CO_2 气体维持压力 10 ~ 12 mmHg。腔镜下用超声刀依次分离胸大小肌间隙、乳房后间隙至体表对应术前标记乳腺范围，最后游离皮下浅表筋膜浅层至腺体边缘四周，完整切除腺体及胸肌筋膜经切口取出，取左乳头后方组织送术中冰冻；左乳切除组织称重约 155 g。创面彻底止血后用 0.1% 碘伏、蒸馏水依次冲洗术区，取 250 mL 圆形扩张器，排尽气体，注水 100 mL，检查无渗漏后置入胸大肌后间隙，延展铺平。扩张器注射垫由前锯肌外侧引出固定至皮下。确切止血，清点纱布器械无误后，放置引流管一根于皮下经下皱襞皮肤引出固定接负压球。腋窝及胸壁放置止血纱后美容缝合切口。术前 1 小时预防性使用头孢呋辛 1.5 g，静脉滴注，1 日 2 次至术后 48 小时。

〖 讨论与总结 〗

2022 年国家卫健委更新了第 2 版国家临床版四级、微创手术目录，对乳腺外科应用腔镜手术技术提出了新的要求。腔镜乳腺癌手术的首要原则是肿瘤安全性。依据《中国乳腺外科临床实践指南（2021 版）》基于高级别研究的证据，认为乳腺癌腔镜手术适应证包括：肿瘤 < 5 cm，肿瘤边缘至乳晕边缘的距离 ≥ 2 cm；影像学检查证实肿瘤未侵及乳头、乳晕或皮下组织；临床及影像学检查腋窝淋巴结终于 cN_1 期。

经腋窝路径单孔腔镜保留乳头乳晕乳房单纯切除联合 I 期假体 / 扩张器置入术，较开放手术有更多优势。经腋下切口入路，是乳腺癌前哨淋巴结活检最优选择，也可完成腋窝淋巴结清扫，而且腋下皮肤松弛张力小，位置隐蔽，能最大程度地减少并隐藏手术瘢痕，美容效果佳；此外，避开乳晕旁切口可减少乳头乳晕复合体缺血风险，同时由于腔镜手术放大效果，视野更清晰，精细解剖有助于保护真皮血管网，降低术后皮肤缺血坏死风险；同时，腋下切口远离乳房表面皮肤张力区域，降低了植入假体后切口裂开和假体外露的风险。目前应用腔镜开展保乳手术、前哨淋巴结活检、不联合假体重建的保留乳头乳晕乳房单纯切除术的临床应用日益增多，但腔镜手术是否具有能替代开放手术的优势，仍有待高级别研究证据证明。

假体乳房重建按永久性假体置入时机不同，分为一步法和两步法。两步法的优势在于扩张器置换假体时可以松解包膜挛缩，特别是放疗后发生的严重包膜挛缩，同时可对乳房下皱襞及乳头位置进行调整，必要时还可以通过健侧乳房整形手术提高术后双侧乳房的对称性，改善美学效果。2020 年美国整形外科医师学会的手术统计数据指出近 80.6% 的假体乳房重建分两期进行。

一般选择与健侧乳房基底直径相同或略大的圆形扩张器，体积与健侧相似（300 ~ 600 mL）；扩张器通常置于胸大肌后方，此时分离部分前锯肌，与胸大肌下缘缝合后形成完整的肌肉囊袋，因此不需额外使用补片，扩张器的下极线一般低于健侧下皱襞 2 ~ 3 cm，这样可以在包膜形成推动扩张器轻微上移后达到双侧下皱襞水平基本一致的效果。将扩张器置于胸大肌前时，需要补片包裹并支撑扩张器，补片无须取出。而"胸大肌延伸技术"是指离断胸大肌，用补片修补离胸大肌被断后的缺损区域，消除肌张力对扩张器的压迫，使扩张器得到充分扩张，同时为扩张器或假体提供足够的保护强度。此外"胸肌前技术"完全将扩张器或假体置入胸大肌表面，同时用脱细胞真皮补片完全包被假体。这 2 种方法无须向下剥离超过下皱襞水平，既可使扩张器得到即刻充分扩张，且定位范围准确、不易移位，但"胸肌前技术"通常要求保留皮瓣厚度大于 1 cm，因而该技术的开展有赖于保留的组织条件。

胸肌后置入组织扩张器 1 ~ 3 周后，待切口愈合，在门诊开始扩张，填充首选盐水。而胸大肌前置入组织扩张器时也会注入空气，因为空气很轻且能均匀分布在扩张器中，可减少盐水对皮肤不均匀压迫，空气通常在注入 2 周后排出，再以盐水替代。一般每 1 ~ 2 周注水 1 次，在 6 ~ 8 周内完成扩张，预期扩张容量一般超出假体预估体积 20% ~ 30%，无须放疗时，扩张完成至少维持扩张状态 1 个月再置换假体。如需术后放疗，扩张应于放疗前完成。

永久假体置换扩张器的两步法重建中，可对扩张器进行放疗后再置换永久假体，也可先完成置换，再对永久假体进行放疗。由于放疗可导致植入物包膜挛缩及丢失的风险增高。以上两种方法哪种更优，一直存在一定争议。2017 年哈佛医学院 Ricci 等进行的一项 Meta 分析，纳入 20 篇文献包括 2348 例患者，结果显示，与全乳切除术后对假体进行放疗相比，对扩张器进行放疗导致包膜挛缩率较低（24.5% vs 49.4%，P=0.083，RR=0.53，95% CI：0.26 ~ 1.09），但重建失败率较高（20% vs 13.4%，P=0.0083，RR=2.33，95% CI：1.24 ~ 4.35）。Peled 等研究发现，在放疗结束后 6 个月内进行了扩张器 - 假体置换（1.2 ~ 5.8 个月，平均 3.4 个月）的 49 例（55.7%）患者，其失败率明显高于（22.4% vs 7.7%，P=0.036）其余 39 例至少间隔 6 个月（6.1 ~ 17.1 个月，平均 8.6 个月）的患者。2018 年版《乳腺肿瘤整形与乳房重建专家共识》建议：对于放疗后的置换手术时机，应该选择在胸壁皮肤及软组织从急性放射性损伤中恢复之后，建议在放疗结束 6 个月后再完。该共识 2022 版并未对此提进行明确推荐。可能基于回顾性研究发现，在接受术后放疗的患者中，一步法植入物重建的 5 年累积并发症发生率明显低于二步法重建（18.2% vs 36.8%），而与自体重建差异无统计学意义，提示一步法植入物重建对于有放疗计划的患者而言是值得考虑的选择。

在二期更换永久性假体术中需注意，切开皮肤后，适当的皮下潜行游离，与皮肤切口不同层面切开扩张器包膜，取出扩张器并确认其中的生理盐水体积。术中可见纤维囊由乳房最高点到扩张器基底边缘逐渐增厚，扩张器基底纤维囊转薄。切除较厚的瘢痕组织，然后间断放射状切开下皱襞附近的包膜，以减少假体置入后的覆盖张力，使重建乳房下皱襞对称，下极部分饱满度更佳。

如扩张器已出现移位并超过 3 个月，需在置换永久假体手术中反向剥离腔隙到位，切除移位部分多余包膜造成新鲜创面；如果扩张器向下移位，需向上剥离腔隙，切除新乳房下皱襞下方无效腔隙包膜，缝合包膜形成新的乳房下皱襞，放置引流，植入适宜假体。解剖型假体标记点调整至 4 ~ 5 点或 7 ~ 8 点位。最后，逐层缝合伤口并完成重建乳房的外固定。尤其注意移位部分加压固定，固定带包扎固定 3 周。

预防乳房假体置入术后亚临床感染，对减少临床感染致假体丢失，以及预防包膜挛缩均有重要意义，除了严格无菌操作外，术前预防性静脉使用抗生素、术中抗菌液冲洗等方式均为预防亚临床感染的有效方式。

聚维酮碘抗菌谱广、耐药性低、致敏性低且成本低。多项研究表明，5% 聚维酮碘溶液对葡萄球菌、假单胞菌等常见的乳房致病菌具有良好的杀菌效果，在预防包膜挛缩方面有效。虽然美国食品药品管理局因担心聚维酮碘对硅胶假体的降解作用及对人体细胞的潜在毒性作用，曾于 2000 年明确禁止使用聚维酮碘冲洗假体置入腔隙，以避免损伤假体，但研究发现将硅胶假体在 10% 的聚维酮碘中浸泡 4 周后，假体表面没有明显变化。鉴于对聚维酮碘冲洗液安全性的验证，2017 年 8 月 FDA 取消了聚维酮碘禁止接触假体的说明。我科近 3 年通常使用 0.5% ~ 1% 聚维酮碘、无菌蒸馏水及生理盐水依次冲洗乳腺癌（含假体植入）术后腔隙，明显降低了术后感染的发生，同时并未观察到对伤口愈合的负面影响。

Clayton 等分析了 250 例接受乳房再造术的患者情况，发现术后未接受抗生素治疗的患者发生手术部位感染需要再次手术的可能性是接受抗生素治疗患者的 4.7 倍。Avashia 等研究发现在假体乳房再造术中，抗生素使用 24 小时的患者感染发生率高于使用 48h 的患者（31.6% vs.7.9%）。第 1 代头孢菌素用于预防性治疗的耐药率高达 20% 至 54%，对于青霉素过敏的患者，可使用克林霉素。我科通常预防性使用二代头孢菌素抗生素至术后 48 小时。在预防性应用抗生素后发生感染的情况下，需要使用替代性抗生素，如氟喹诺酮类、万古霉素等。

此外，术前应告知患者植入乳房假体后有发生罕见假体相关恶性肿瘤的可能，如乳房假体相关的间变性大细胞淋巴瘤（BIA-ALCL）。该肿瘤的发生与光面假体无明确关系，仅与部分毛面假体有一定相关性。而且 BIA-ALCL 是一种低发生率疾病，置入毛面乳房假体患者的年人群患病率为 0.2/10 万，终身患病率为 3.3/10 万，特别是在亚裔人种十分罕见，中国至今没有病例报告。因此对国人来说，欧美国家的数据反映的仅是一种未知的可能性。

几乎所有 BIA-ALCL 患者均为早期病变。根据 2023 NCCN 指南，对于仅累及乳房的早期病例，若能手术取出假体、彻底切除胞膜和任何病变组织，则不采用辅助化疗、放疗。BIA-ALCL 的治疗效果与转归较好，3 年中位总生存率为 94%，5 年为 91%。当乳房假体植入术后超过 1 年，出现无法用感染和外伤解释 的乳房肿大或局部肿块伴积液，考虑 BIA-ALCL，通过积液或胞膜组织的病理学检查可以确诊。

【 **参考文献** 】

［1］丁卯，向泓雨，辛灵，等. 中国腔镜乳腺癌手术 20 年回顾与展望［J］. 中国实用外科杂志，2023，43（2）：155-158.

［2］中华医学会外科学分会. 中华医学会乳腺外科临床实践指南（2021版）［M］. 北京：人民卫生出版社，2021.

［3］张晔，钟玲，刘静，等. 腔镜与开放的保留乳头乳晕乳腺癌根治切除加一期假体植入乳房重建的对比研究［J］. 中华外科杂志，2019，57（10）：770-775.

［4］DU J, LIANG Q, QI X, et al. Endoscopic nipple sparing mastectomy with immediate implant-based reconstruction versus breast conserving surgery: a long-term study［J］. Sci Rep, 2017（7）：45636.

［5］LAIH W, MOK CW, CHANG YT, et al. Endoscopic assisted breast conserving surgery for breast cancer: clinical outcome, learning curve, and patient reported aesthetic results from preliminary 100 procedures［J］. Eur J Surg Oncol, 2020, 46（8）：1446-1455.

［6］骆成玉. 乳腺癌腔镜腋窝淋巴结清扫策略及价值［J］. 中国实用外科杂志，2020，40（10）：1141-1143.

［7］张冰，关山，王宇，等. 乳腺癌术后植入物乳房重建两步法的应用探讨［J］. 国际外科学杂志，2021，48（9）：618-621.

［8］李比，夏有辰，张洁，等. 组织扩张后行假体乳房再造的对称性处理［J］. 组织工程与重建外科杂志，2015（2）：67-68，94.

［9］穆兰花，辛敏强，栾杰. 乳腺癌术后乳房重建的研究现状及其评价［J］. 中华乳腺病杂志（电子版），2011，5（2）：215-220.

［10］栾杰. 评论："组织扩张术在乳腺癌术后乳房再造中的应用"［J］. 中华整形外科杂志，2020，36（11）：1201-1202.

［11］TERLOUW RP, NAHABEDIAN MY. Prepectoral breast reconstruction［J］. Plast Reconstr Surg, 2017, 140（5S Advances in Breast Reconstruction）：51S-59S.

［12］RICCI JA, EPSTEIN S, MOMOH AO, et al. A meta-analysis of implant-based breast reconstruction and timing of adjuvant radiation therapy［J］. J Surg Res, 2017（218）：108-116.

［13］PELED AW, FOSTER RD, ESSERMAN LJ, et al. Increasing the

time to expander–implant exchange after postmastectomy radiation therapy reduces expander–implant failure［J］. Plast Reconstr Surg, 2012, 130（3）: 503–509.

［14］中国抗癌协会乳腺癌专业委员会（CBCS），中国医师协会外科医师分会乳腺外科医师专委会（CSBS）. 乳腺肿瘤整形与乳房重建专家共识［J］. 中国癌症杂志，2018, 28（6）: 439–480.

［15］HENSELER H, SMITH J, BOWMAN A, et al. Subjective versus objective assessment of breast reconstruction［J］. J Plast Reconstr Aesthet Surg, 2013, 66（5）: 634–639.

［16］张子璇，张紫盈，辛敏强. 抗菌冲洗液在乳房假体置入术中的应用现状［J］. 中华整形外科杂志，2023, 39（2）: 220–224.

［17］曲亚平，栾杰. 假体乳房再造术的感染与抗生素应用策略［J］. 中华整形外科杂志，2020, 36（10）: 1156–1159.

［18］CULBERTSON EJ, FELDER–SCOTT C, DEVA AK, et al. Optimizing breast pocket irrigation: the breast implant–associated anaplastic large cell lymphoma（BIA–ALCL）era［J］. Aesthet Surg J, 2020, 40（6）: 619–625.

［19］巴剑波，刘玉明，殷明，等. 聚维酮碘特性及其制剂研究进展［J］. 中国消毒学杂志，2010, 27（1）: 67–69.

［20］YALANIS GC, LIU EW, CHENG HT. Efficacy and safety of povidone–iodine irrigation in reducing the risk of capsular contracture in aesthetic breast augmentation: a systematic review and meta–analysis［J］. Plast Reconstr Surg, 2015, 136（4）: 687–698.

［21］ZAMBACOS GJ, NGUYEN D, MORRIS RJ. Effect of povidone–iodine on silicone gel breast implants in vitro: implications for clinical practice［J］. Plast Reconstr Surg, 2004, 114（3）: 706–710.

［22］CLAYTON JL, BAZAKAS A, LEE CN, et al. Once is not enough:

withholding postoperative prophylactic antibiotics in prosthetic breast reconstruction is associated with an increased risk of infection [J]. Plast Reconstr Surg, 2012, 130 (3): 495-502.

[23] AVASHIA YJ, MOHAN R, BERHANE C, et al. Postoperative antibiotic prophylaxis for implant-based breast reconstruction with acellular dermal matrix [J]. Plast Reconstr Surg, 2013, 131 (3): 453-461.

[24] 中华医学会整形外科学分会乳房整形美容学组. 对 BIA-ALCL 与毛面乳房假体安全性相关问题的认识与建议 [J]. 中华整形外科杂志, 2019, 35 (8): 833-834.

[25] DOREN EL, MIRANDA RN, SELBER JC, et al. U.S. Epidemiology of breast implant-associated anaplastic large cell lymphoma [J]. Plast Reconstr Surg, 2017, 139 (5): 1042-1050.

[26] CLEMENS MW, MEDEIROS LJ, BUTLER CE, et al. Complete surgical excision is essential for the management of patients with breast implant-associated anaplastie large-cell lymphoma [J]. J Clin Oncol, 2016, 34 (2): 160-168.

>>> 李宁宁

病例 12
Case twelve 单孔腔镜前哨淋巴结活检＋保留乳头乳晕乳房单纯切除术

【病历概述】

患者女，39 岁。

过敏史：否认药物、食物过敏史。

主诉：发现左乳腺肿物 3 月余。

现病史：患者 3 月余前因体检发现左乳一肿物，约 2 cm×1 cm 大小，可活动，无触痛，否认双侧乳头溢液，双乳经前无明显胀痛，2022-05-02 当地医院就诊，行乳腺钼靶检查提示"双乳实质构成为不均匀致密型，左乳肿块及钙化，符合 BI-RADS 3 类改变"，遵医嘱定期复查，2 天前门诊复查乳腺彩超示"左侧乳腺病变考虑导管内病变可能，BI-RADS 4a 类"，为明确诊治入院（广州医科大学附属第三医院）。

既往史：否认"高血压、心脏病、冠心病、糖尿病、肾病"等病史，无"肝炎、结核"等传染病史，无重大外伤、输血史。月经初潮 13 岁，月经规律。24 岁足月顺产 1 子，哺乳 8 月。

专科情况：双乳腺轮廓对称，皮肤未见发红、橘皮症、酒窝征，双侧乳头未见偏斜、凹陷、糜烂，左乳内下象限可触及一椭圆形肿物，约 2 cm×1 cm 大小，质稍硬，可活动，边界尚清楚，无触痛，右乳未触及肿块，挤压双侧乳头无溢液，双侧腋窝及锁骨上区淋巴结未触及肿大。

辅助检查：

2022-08-08 三维乳腺彩超（图 1-40）：左侧乳腺可见一个欠规则形低回声团，大小 22 mm×10 mm，位于 8 点 30 分处，距离乳头约 22.5 mm，距离体表约 12.5 mm，边缘回声欠完整，界限欠清楚，内部回声不均匀，后方回声无改变，长轴方向与皮肤平行，周围组织回声无异常改变，彩色血流 Adler 分级 0 级，BI-RADS 4a 类。

双侧乳腺多发小囊性改变，最大 4 mm×2 mm，BI-RADS 2 类。

双侧腋窝区未见明显异常肿大淋巴结回声。

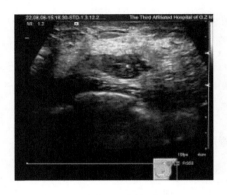

图 1-40 三维乳腺彩超

2022-08-08 双侧乳腺 DR 摄影（头尾位 + 内外斜位）（图 1-41）：左乳内下象限结节影，轻度分叶，边界欠清晰，伴点状、分支样钙化，BI-RADS 4a ～ b 类；双侧乳腺增生，拟 BI-RADS 2 类；双侧腋下未见肿大淋巴结影。

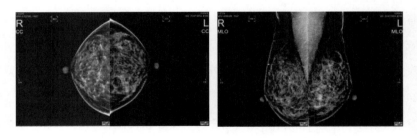

图 1-41 双侧乳腺 DR 摄影

2022-08-10 乳腺 MRI 平扫 + 增强（图 1-42）：左乳头水平后方深部偏内侧见一结节影，边界欠清，形态不规则，边缘呈分叶状改变，大小约 17 mm×10 mm×8 mm，等 T_1 长 T_2 信号影，T_2/FLAIR 呈高信号，DWI 呈高信号，相应 ADC 值减低，增强扫描初始呈快速强化，时间信号曲线以平台型为主；病灶旁左乳内下象限亦见数个结节影，边界欠清，形态尚规整，较大者大小约 9 mm×10 mm×11 mm，增强扫描初始快速强化，时间信号曲线以平台型和流出型为主；BI-RADS 4b 类。

左乳导管扩张伴强化，拟 BI-RADS 3 ～ 4a 类。

双乳腺病伴腺病小结节，拟 BI-RADS 3 类。

左侧腋窝部分淋巴结皮质稍增厚。

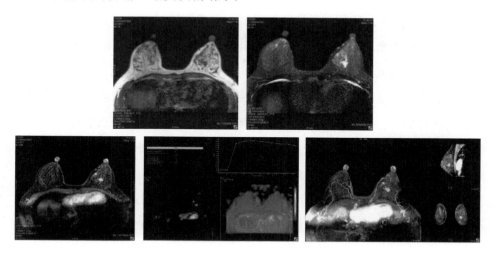

图 1-42　乳腺 MRI 平扫＋增强

【诊断思路】

诊断：左乳房浸润性癌非特殊类型（$pT_{1c}N_{1a}M_0$ ⅡB 期，G2LVI+ 管腔 B 型，HER-2 无扩增）。

【治疗经过】

患者术前诊断左乳浸润性癌 $cT_1N_0M_0$，于 2022 年 8 月全麻下行单孔腔镜前哨淋巴结结活检＋保留乳头乳晕左侧乳房单纯切除。

手术经过：

患者取仰卧位，肩背部垫高，消毒铺巾后上肢臂屈曲上举固定于头架；取 0.5 mg/mL 吲哚菁绿（ICG）及亚加蓝各 0.5 mL 分别于乳晕外缘、上缘、内缘、下缘皮内注射；灭菌蒸馏水 125 mL ＋ 0.9% 氯化钠溶 125 mL ＋ 2% 利多卡因 20 mL ＋ 0.1% 肾上腺素 0.5 mL 配置成溶脂液；溶脂针注射溶脂液 100 ～ 150 mL 于患侧筛状筋膜与喙锁胸筋膜之间，10 ～ 15 min 后，单向侧孔吸脂器于腋窝脂肪层中吸脂，避免侧孔朝向腋静脉、胸侧壁以及背阔肌前缘。

于腋中线平乳头位置做切口，适当游离四周皮瓣，置入切口保护套，外接无菌手套后置入螺纹 Trocar（10 mm，5 mm，5 mm），充入 CO_2，维持压力 8 mmHg，置入腔镜器械及荧光腹腔镜，分离纤维结缔组织，沿染色淋巴管切除激发绿色荧光及蓝染的淋巴结，取出 SLN 标本，并送快速冰冻病理检查。

腔镜下游离乳房后间隙中纤维组织，完整切除胸大肌筋膜，上至锁骨下，内至胸骨旁，下至乳房下皱襞，外至乳房腺体外侧缘，超声刀夹闭离断胸廓内动脉的肋间穿支，沿浅筋膜浅层游离皮瓣，乳头深面紧贴乳晕真皮游离中央区腺体，电切离断乳头后方腺体，继续游离皮瓣，上方离断锁骨下韧带，内侧离断胸骨旁韧带，向下离断三角集束韧带和水平韧带，切除全部腺体后经由切口保护套完整取出，剪除乳头后方残存腺体组织送冰冻病理；待前哨淋巴结术中冰冻结果回报，取出切口保护器，直视下行腋窝 1 ~ 2 水平脂肪淋巴结组织清扫。

术中使用亚甲蓝联合 ICG 皮内注射双染色失踪前哨淋巴结，冰冻病理提示左腋窝前哨淋巴结见癌转移（1/5），继续行腋窝 1 ~ 2 水平淋巴结清扫术，静脉注射吲哚菁绿协助乳头乳晕复合体区皮瓣血供判断。病理组织见图 1-43。

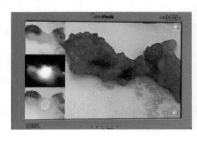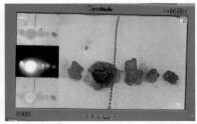

图 1-43 病理组织

2022-08-16 切除术后病理：

（左侧）乳腺浸润性癌非特殊类型，Ⅱ级（腺管形成 3 分，核级 2 分，核分裂 2 分，总分 7 分）。癌组织最大径约 20 mm，可见脉管内癌栓，未见神经侵犯；周围可见多灶高级别导管原位癌（可见坏死，未见钙化）成分。自检乳腺四周缝线切缘、基底切缘及皮肤均未见癌。Calponin+P63（浸润性癌肌上皮

缺失)、E-cadherin (+)，P120 (细胞膜 +)、CK5/6 (-)、HER-2 (2+)、环周膜染色的百分比 (10%)、完整膜染色 (1%)、ER 强阳性 (90%)、PR 强阳性 (90%)、Ki-67 (40%)。

(左侧腋窝前哨淋巴结) 扪及淋巴结 5 枚，其中 1 枚见癌转移 (1/5，宏转移)。

(左腋窝 1 ~ 2 水平淋巴结) 查见淋巴结 14 枚，均未见转移癌 (0/14)。病理分期：$pT_{1c}N_{1a}$。

(左乳头乳晕下组织) 良性扩张乳腺导管，导管旁见淋巴细胞浸润，未见癌。

HER-2 基因荧光原位杂交 (FISH) 检测报告：计数细胞 20 个。

HER-2 染色体拷贝总数 48；HER-2 染色体拷贝数平均值 2.4；CSP17 染色体拷贝总数 43；CSP17 染色体拷贝数平均值 2.2；HER-2/CSP17 1.1；CSP17 染色体是否多体：否。

FISH 结论：HER-2 基因无扩增。TOP2A 基因无扩增。

〖 讨论与总结 〗

根据国内外指南建议，临床淋巴结阴性 (cN_0) 的早期乳腺癌 ($T_{1~2}$ 期) 患者，推荐采用前哨淋巴结活检 (SLNB) 来评估腋窝淋巴结。SLNB 已替代腋窝淋巴结清扫 (ALND) 成为早期乳腺癌患者中腋窝淋巴结的初始评估方法。SLN 活检示踪方法主要包括染料法、放射性核素法以及联合法。染料法操作较为简单，临床应用广泛，但检出率较低。目前，循证医学证据最充分的方法是核素标记的大分子和蓝色染料双示踪，该方法的检出率超过 95% 和假阴性低于 10%，是前哨淋巴结活检的金标准。然而放射性核素示踪剂的生产、存储及应用过程复杂，需要核医学科配合，存在放射性污染风险，实际应用受到多方面限制，特别是基层医院。如何在无法使用核素示踪的情况下提高乳腺癌 SLN 的检出成功率、降低假阴性率是临床关注的问题。

ICG 是目前唯一被批准用于人体的荧光成像物质，直径为 1nm，能快速进入淋巴结管，其激发和发射波长分别在 785 nm、810 nm 左右，比花菁类染料 (630 ~ 670 nm、650 ~ 700 nm) 更长，可穿透更深的活体组织。病灶周围注射 ICG 已成熟应用于胃癌、内膜癌、宫颈癌 SLN 标记，而 ICG 荧光显像技术在乳腺癌 SLN 示踪中的应用近年才逐渐发展起来国内外临床研究证实，ICG 作为荧光示踪剂的检出率优于蓝色染料，与核素无差异，ICG 联合亚甲蓝的双示踪法在 SLNB 中的表现优异。目前用于乳腺癌 SLNB 的 ICG 药物浓度尚无明确的范围和最佳有效浓度。Hirche 等的研究中发现浓度至少为 0.01 mmol/L 才能成功进行 SLN 荧光显像。Mieog 等的研究认为浓度 0.4 ~ 0.8 mmol/L 时，荧光显像最强。近年国内多项研究使用的 ICG 浓度也不尽相同，位于 0.5 ~ 2.5 mg/mL。叶欣等研究认为 ICG 最佳浓度［0.723 mg/mL（95% CI 为 0.595 ~ 0.915 mg/mL）］既可提高 SLNB 的成功率，也可减少不良反应。我科中取 ICG 粉剂（25 mg/ 瓶）用 10 mL 灭菌注射用水溶解，取该稀释液 0.2 mL 继续加灭菌注射用水至 1 mL（终浓度 0.5 mg/mL），将此稀释后的 ICG 溶液 0.5 ~ 1 mL 分别于乳晕外缘、上缘皮内注射，于乳晕内缘及下缘分别皮内注射亚加蓝 0.5 ~ 1 mL，临床 SLN 荧光显影效果良好。

乳房切除后皮瓣坏死是一种时常可见的并发症，接受即刻乳房重建的患者中发病率更高，为 18% ~ 30%。乳头乳晕复合体（nipple-areola complex，NAC）灌注不足导致局部皮瓣缺血坏死的比例各研究差异较大，为 0 ~ 48%。导致皮瓣坏死发生率较高的因素包括肥胖、吸烟和乳房放疗史。采用保留乳头的乳房切除术及一步法假体重建术时，皮瓣坏死发生率增加。为了全乳切除后尽可能减少皮瓣坏死，需要仔细保留真皮下血管网、轻柔牵拉皮瓣，并且最大程度减少热损伤。除此之外，有研究发现使用激光辅助近红外 ICG 荧光血管造影后，可使乳房切除后皮瓣坏死率从 15.1% 降至 4%，可应用于假体重建手术中评估 NAC 的供血模式，从而指导即刻乳房重建术中植入物的选择，降低严重缺血坏死风险。

［参考文献］

［1］中华医学会肿瘤学分会乳腺癌学组. 乳腺癌荧光示踪前哨淋巴结活组织检查操作指南［J］. 中华乳腺病杂志（电子版），2017，11（4）：193-197.

［2］TAKAHASHI N，NIMURAH，FUJITA T，et al. Laparoscopic sentinel node navigation surgery for early gastric cancer: a prospective multicenter trial [J]. Langenbecks Arch Surg, 2017, 402（1）: 27-32.

［3］BUDA A, BUSSI B, DIMARTINO G, et al. Sentinel lymph node mapping with near-infrared fluorescent imaging using indocyanine green: a new tool for laparoscopic platform in patients with endometrial and cervical cancer [J]. J Minim Invasive Gynecol, 2016（23）: 265.

［4］BARGON CA, HUIBERS A, YOUNG-AFAT DA, et al. Sentinel lymph node mapping in breast cancer patients through fluorescent imaging using indocyanine green: the influence trial [J]. Ann Surg, 2022, 276（5）: 913-920.

［5］YANG QH, ZHANG XJ. Indocyanine green combined with methylene blue versus methylene blue alone for sentinel lymph node biopsy in breast cancer: a retrospective study [J]. BMC Surg, 2023, 23（1）: 133.

［6］HIRCHE C, MURAWA D, MOHR Z, et al. ICG fluorescence-guided sentinel node biopsy for axillary nodal staging in breast cancer [J]. Breast Cancer Res Treat, 2010, 121（2）: 373-378.

［7］MIEOG JS, TROYAN SL, HUTTEMAN M, et al. Toward optimization of imaging system and lymphatic tracer for near-infrared fluorescent sentinel lymph node mapping in breast cancer [J]. Ann Surg Oncol, 2011, 18（9）: 2483-2491.

［8］张泽淳, 谢派泽, 陈捷鑫, 等. 吲哚菁绿联合美蓝在乳腺癌腋窝前哨淋巴结活检的临床应用价值［J］. 中国肿瘤临床, 2016, 43（17）: 757-760.

［9］苑龙, 周艳, 胡滢, 等. 吲哚菁绿联合亚甲蓝在乳腺癌前哨淋巴结活组织检查中的应用价值［J］. 中华乳腺病杂志（电子版）, 2016, 10（2）: 87-91.

［10］叶欣, 崔嵘嵘, 周晓云, 等. 吲哚菁绿在乳腺癌前哨淋巴结活检中的应用及其量效分析［J］. 上海交通大学学报（医学版）, 2017, 37（12）: 1634-1639.

［11］ANTONY AK, MEHRARA BM, MCCARTHY CM, et al. Salvage of

tissue expander in the setting of mastectomy flap necrosis: a 13-year experience using timed excision with continued expansion [J]. Plast Reconstr Surg, 2009 (124): 356.

[12] RUSBY JE, SMITH BL, GUI GP. Nipple-sparing mastectomy [J]. Br J Surg, 2010 (97): 305.

[13] PATEL KM, HILL LM, GATTI ME, et al. Management of massive mastectomy skin flap necrosis following autologous breast reconstruction [J]. Ann Plast Surg, 2012 (69): 139.

[14] KOMOROWSKA-TIMEK E, GURTNER GC. Intraoperative perfusion mapping with laser-assisted indocyanine green imaging can predict and prevent complications in immediate breast reconstruction [J]. Plast Reconstr Surg, 2010 (125): 1065.

[15] 屈翔, 王子函, 谢芳, 等. 吲哚菁绿荧光显影在乳房重建术中植入物选择的应用 [J]. 中国普外基础与临床杂志, 2022, 29 (11): 1421-1426.

>>> 李宁宁

经腋窝腔镜下左侧乳腺癌保乳切除术

【病历概述】

患者女，30 岁。

过敏史：无。

主诉：发现左乳肿物半年余。

现病史：患者半年余前无意发现左乳房外侧肿物，体表可扪及，无疼痛，无发热及肿痛，未予特殊诊治，自觉肿物逐渐增大，1 月前当地医院就诊，行彩超检查提示：左侧乳腺囊实性结节，约 3 点钟方向距乳头 3 cm 处大小约 1.7 cm×2 cm，性质待定，BI-RADS 4a 类。遂局麻下行左侧乳腺肿物微创旋切术，术后病理：考虑导管原位癌。我院（深圳市人民医院）会诊外院病理玻片病理意见为：中级别导管原位癌，免疫组化 ER（－）、PR（－）、HER-2（1+）、Ki-67（约 10%+）。现患者为进一步治疗，就诊我院门诊，门诊以"左乳导管原位癌"收入院。患者自发病以来，无发热、咳嗽、腹痛及骨关节疼痛，精神食欲可，睡眠佳，大、小便正常，近期体重无明显减轻。

查体：T 37.0℃，P 80 次／分，R 20 次／分，BP 122/80 mmHg。

专科情况：两侧乳房对称，左乳外侧乳晕旁可见陈旧性微创手术瘢痕，左侧乳头先天性凹陷，左侧乳房外上象限可见局部凹陷，双侧乳头对称，无偏移、糜烂，无乳头凹陷、溢液，双侧乳房未触及明显肿物，双侧腋下淋巴结无肿大，双侧锁骨上下区淋巴结无肿大。

辅助检查：

（1）我院会诊外院病理玻片意见为：（乳腺肿物）中级别导管原位癌（粉刺型＋筛状型），局灶形态符合囊内乳头状癌，组织较破碎，请结合临床及影像学综合诊疗。原单位免疫组化："1 号蜡块"ER（－），PR（－），HER-2（1-2+），AR（弥漫强＋），Ki-67（约 10%+），P63（肌上皮＋），calponin

（肌上皮＋），CK5/6（－），EMA（＋），E-cadherin（＋），P120（膜＋），EGFR（＋）。"2号蜡块"ER（－），PR（－），Ki-67（约10%＋），P63（肌上皮＋），calponin（肌上皮＋），CK5/6（－），EMA（＋）。

本院免疫组化："2号蜡块"ER（－），PR（－），HER-2（1+），P63（肌上皮＋），AR（约60%，1-2+），Ki-67（约10%＋）。

（2）双侧乳腺摄影（图1-44）：双侧乳腺实质构成属不均匀致密型（ACR c型）；双侧纤维腺体组织基本对称，量较多，纤维腺体组织密度不均，双侧乳腺未见恶性钙化、结构扭曲及明确肿块；乳头未见凹陷、变形；乳晕、皮肤未见异常增厚；皮下脂肪清晰，悬韧带增粗，呈牛角样突起；腺体后脂肪层未见异常密度灶；双侧血管分布均匀；片中所示双侧腋下未见异常肿大淋巴结。

意见：①双侧乳腺实质构成：不均匀致密型（ACR c型）。②左乳未见明显异常征象，已知穿刺病理结果为恶性，BI-RADS 6类。③右侧乳腺未见明确肿块、结构扭曲及恶性钙化，BI-RADS 1类。

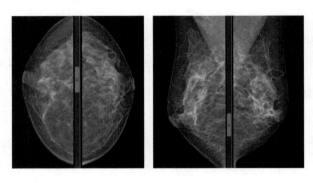

图1-44 双侧乳腺摄影

（3）超声所见（图1-45）：左侧乳房3点处可见一个大小约8.0 mm×6.7 mm结节，形态欠规则，边界尚清，包膜不明显，内部回声不均匀，呈低回声，内可见数个强回声点，后方回声无变化，两侧未见侧边声影。结节外侧另可见一大小约15.2 mm×5.6 mm的低回声区，形态不规则，边界尚清。左乳3至4点处可见两个无回声区，较大约6 mm×6 mm，圆形，边界清晰，壁稍厚。CDFI：结节内及周边未见明显血流信号。右侧乳腺层次清楚，未见明显异常回声。双侧腋下、锁骨上未见明显异常肿大的淋巴结。

超声诊断：左乳 3 点处结节，建议进一步检查，BI-RADS 4b 类。其外侧低回声区，考虑手术瘢痕可能，其它疾患待排。左侧乳腺内囊性病变，BI-RADS 3 类。右侧乳腺未见明显占位性病变。双侧腋下、锁骨上未见明显肿大的淋巴结。

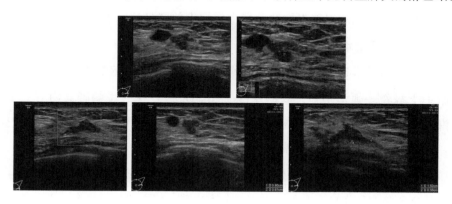

图 1-45　超声所见

（4）胸部 CT：右肺上叶磨玻璃结节，请结合临床，随诊复查。附见脂肪肝。

【 诊断思路 】

诊断：左乳导管原位癌。

诊断依据：

（1）发现左乳肿物半年余。

（2）左乳外侧乳晕旁可见陈旧性微创手术瘢痕，左侧乳头先天性凹陷，左侧乳房外上象限可见局部凹陷，双侧乳头对称，无偏移、糜烂，无乳头凹陷、溢液，双侧乳房未触及明显肿物。

（3）本院会诊病理结果。

【 治疗经过 】

术前检查未见明显禁忌，于 2021-11-24 送手术室在全麻下行经腋窝腔镜下左侧乳腺癌根治性保乳切除术 + 腋窝前哨淋巴结活检术 + 筋膜组织瓣形成术，13：10 至 17：00 术前彩超室行左乳肿物体表定位。

患者手术室超声引导下行病灶切除范围亚甲蓝注射定位。

手术经过（图 1-46 ~ 图 1-51）：

体位与切口：取平卧位，全麻插管，患侧肩背部稍垫高，患侧上肢外展 90°，并予固定；常规消毒皮肤、铺巾。按术前意见拟行左侧乳癌保乳切除 + 腋下前哨淋巴活检术。

左腋下前哨淋巴结活检术：在乳晕外上方注射亚甲蓝溶液 2 mL。以腋窝沿腋毛下缘作一弧形切口，长约 4 cm。分离皮瓣。探查患侧腋窝内有数个蓝染淋巴结，未融合。分离蓝染淋巴结、无蓝染肿大淋巴结，标记为前哨淋巴结 1 ~ 3，检查淋巴结均质中，界清，包膜完整。

经腋窝腔镜下左侧乳腺癌保乳切除术：肿瘤位于左侧乳腺外下象限 3 ~ 4 点处，从患侧腋窝原切口向左乳 3 点方向分离皮瓣。置入切口保护套，无菌手套结扎建立密闭腔，腔镜、分离钳、电钩，充入二氧化碳建立操作腔，将术前标记范围内乳腺组织一并切除，深达胸大肌表面，切除范围约 5 cm×4 cm×3 cm（标记为"左乳癌根治性保乳切除标本"）。取切缘上、下、内、外、上顶部、基底部送冰冻检查报：左乳切缘（上、下、内、外、上顶部、基底部）未见癌。

筋膜组织瓣成形术：因保乳切缘均未见癌组织，保乳切除手术成功，于患侧乳腺残腔上、下、内、外各放置 1 枚钛夹，基底处放置 2 枚钛夹。适当游离患侧乳腺腺体组织，构建筋膜组织瓣，4-0 可吸收线逐层缝合修复患侧乳腺保乳术后残腔。

检查创面无活动性出血后，用灭菌蒸馏水冲洗，吸净；于患侧手术残腔留置引流管 1 条，4-0 丝线固定于切口下缘，外接引流袋；可吸收线缝合皮内，组织胶水黏合皮肤。

手术顺利，术中失血约 30 mL，患者复苏后安返病房。切除"左乳癌乳根治性保乳"标本送石蜡病理。

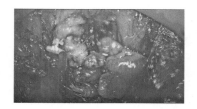

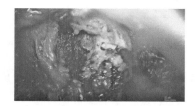

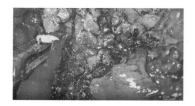

图1-46 分离肿瘤

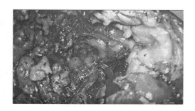

图1-47 显露术前标记肿瘤部位

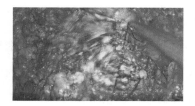

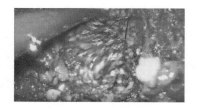

图1-48 体内缝线标记肿瘤方位，双
线为内侧，单线为上侧

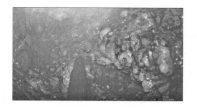

图1-49 游离标本

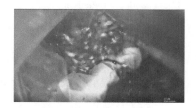

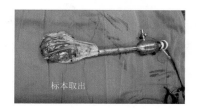

图1-50 肿瘤装入标本袋

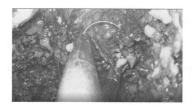

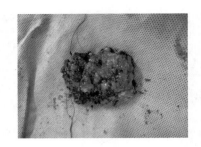

图 1-51　筋膜组织瓣形成术

术后病理：（左腋窝前哨淋巴结 1、2、3）送检淋巴结中未见肿瘤（0/1，0/2，0/1）。左乳切缘（上、下、内、外、上顶部、基底部）未见癌。

左乳癌根治性保乳标本石蜡病理：

大体所见：灰白灰黄组织一块，6 cm×4.5 cm×1.5 cm，切面可见一 1.5 cm×1 cm×1 cm 灰白质硬结节。

病理诊断：（左乳癌根治性保乳标本）中级别导管原位癌（粉刺型＋筛状型），伴大汗腺特征，局灶可见间质浸润，镜下最大径约 0.22 cm；残留肿瘤总大小 1.5 cm×1 cm×1 cm。未见明确脉管及神经侵犯。

免疫组化：浸润癌及原位癌 ER（－）、PR（－）、HER-2（1+）、Ki-67（约15%+）、P63 及 calponin（浸润癌 –；原位癌肌上皮 +）、AR（约 30%，1+）。

放疗科会诊意见：患者乳腺癌保乳术后，有放疗指征，建议我科行术后辅助放疗；建议出院后我科门诊预约放疗。予出院。

〖 出院情况 〗

一般情况好，无不适。查体：伤口无红肿、渗液，愈合好。

术后 1 年复查钼靶影像描述（图 1-52）：左乳实质构成属不均匀致密型（ACR c 型），整体形态失常，多份呈术后改变，可见金属夹，显示区域内腺体结构紊乱，未见明显肿块及可疑钙化灶；乳头偏移，皮肤增厚皱褶，皮下脂肪稍混浊；片中所示左侧腋下未见异常肿大淋巴结。右乳实质构成属不均匀致密型（ACR c 型）；纤维腺体组织量较多，呈片絮状，密度不均，未见簇状钙化、结构扭曲及明确肿块；乳头未见凹陷、变形；乳晕、皮肤未见异常增厚；

皮下脂肪清晰；纤维腺体组织后脂肪层未见异常密度灶。片中所示右侧腋下未见异常肿大淋巴结。

　　意见：①双乳实质构成属不均匀致密型（ACR c 型）。②左乳保乳术后改变。BI-RADS 2 类。③右侧乳腺未见明确肿块、结构扭曲及恶性钙化，BI-RADS 1 类。

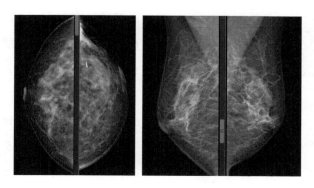

图1-52 　术后1年复查钼靶影像

　　术后 1 年复查超声所见（图 1-53 ）：左侧乳腺保乳术后：双侧乳房切面形态轮廓正常，层次清楚，体积不大。左侧乳腺外象限切口处可见一大小约 3 mm×2 mm 的无回声区，囊壁回声较强。

　　CDFI：双侧乳腺内未见异常血流信号。双侧腋下及锁骨上未见明显肿大淋巴结回声。

　　超声诊断：左乳保乳术后，左侧乳腺切口处异常所见，考虑术后改变。请结合临床。余双侧乳腺未见明显占位性病变。双侧腋下及锁骨上未见异常肿大的淋巴结。

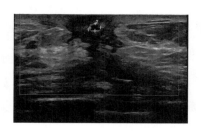

图1-53 　术后1年复查超声

手术前后外观见图1-54、图1-55。

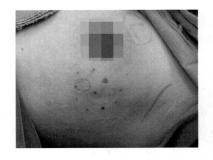

图1-54 术前外观

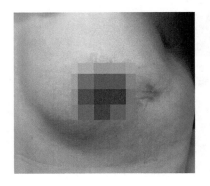

图1-55 术后1年外观

〔讨论与总结〕

乳腺癌诊断明确，外院已行左乳肿物微创旋切术，旋切特点为刀槽切取肿物后从刀腔负压吸出，无须旋切刀退出体外取标本，患者有美容需求，适合行腔镜下乳腺癌保乳术，患者目前诊断为乳腺导管原位癌，但旋切术前肿物有2 cm，有病理低估可能，后续我院术中行前哨淋巴结活检，创伤不大，可以避免二次手术。2021-12-02（周四）术后病理：（左乳癌根治性保乳标本）中级别导管原位癌（粉刺型＋筛状型），伴大汗腺特征，局灶可见间质浸润，镜下最大径约0.22 cm；残留肿瘤总大小1.5 cm×1 cm×1 cm。未见明确脉管及神经侵犯。免疫组化：浸润癌及原位癌ER（－）、PR（－）、HER2（1+）、Ki-67（约15%+）、P63及calponin（浸润癌－；原位癌肌上皮+）、AR（约30%，1+）。

患者左乳肿物小，位于外上象限，有保乳及美容需求，传统保乳需在3点肿瘤表面行切口，美容效果欠佳，腔镜保乳手术可减少一道手术瘢痕，切缘阴性，且切口位于腋下，隐蔽，手术效果满意，患者满意。

单孔乳腺腔镜手术是国际最前沿微创技术，经单孔将手术器械置入手术区域，利用腔镜镜头将手术区域放大显示在高清屏幕上，术者通过观察屏幕进行手术操作。单孔乳腺腔镜手术利用腋窝皱褶及腋毛遮挡单个小切口，美容效果显著，它将传统腔镜手术四孔、三孔改为一孔，操作角度几乎变为零。

[知识链接]

乳腺癌作为一种常见的女性恶性肿瘤疾病，已成为目前导致女性因肿瘤死亡的关键病因。近年来，随着医疗技术日渐完善与改进，辅助治疗手段也在不断升级与进步。保乳术的局部扩大切除肿物由于在总生存率、局部复发率等均优于传统开放性全切术，因而成为目前临床治疗早期乳腺癌患者的最佳首选方式。由于对于女性而言，乳房具有重要性与一定特殊意义，在临床多项实践中证实了保乳术在治疗肿瘤方面具有可靠性后，有越来越多的人开始加强关注保乳术后的美容效果及乳房外观问题。

传统治疗中乳腺癌患者多采取全切手术，虽然能很好地清除病灶。但是手术给患者带来了严重的心理影响，患者同时承受身心的伤害。多数患者希望在治疗疾病的同时，尽可能地维持乳腺的外形，保护乳头乳晕复合体，减少手术瘢痕，术后能保持正常的身体性征，减轻对心理的创伤。近些年，对于早期乳腺癌患者多考虑使用保乳手术进行治疗，早期乳腺癌患者治愈性较高，总生存率较高，仅需切除少量的癌变组织，也尽量避免患者失去整个乳腺对患者造成严重的打击。而且乳腺对于女性具有重要意义，保乳手术能够很好地弥补传统手术方法对于女性患者带来的身心伤害。传统保乳手术能够保留乳腺，但术后所留瘢痕较大，而且进行第二阶段手术时又需要切开新的切口，严重影响了女性对美观的要求。

2017 年以来，由中华医学会外科学分会乳腺外科学组以及不同地区不同学术组织搭建的腔镜乳腺外科技术培训项目推动了中国腔镜乳腺癌外科有序发展的进程。更多乳腺外科中青年医生正在成为中国腔镜乳腺癌外科发展的中坚力量，各种手术方式的经验分享也开拓了临床思路。但是，腔镜乳腺癌外科未来发展方向也应该借鉴其他专业经验，其中，同质化手术技术标准是腔镜乳腺癌手术规范化的保证。回顾历史可知，具有最新科技含量的设备技术推动了腔镜手术的发展历程。因此，21 世纪肿瘤外科手术领域不应该回归"冷兵刃"时代，而应优先推荐在直视下选择超声刀、单极电刀以及低温等离子刀等能量外科平台进行锐性分离，这将是未来发展的宏观方向。针对硬韧的乳腺腺体和狭小操作空间，研发乳腺外科专科化手术器械是精准手术必要的设备保证。

因此，研究一种术后瘢痕较小，恢复更快而且具有较好的美容效果的手术方法成为治疗关键。目前，临床上对于早期乳腺病患者多进行保乳手术，总体效果明显优于传统的全切手术，复发率以及美容效果更好，患者满意程度更高。开放式保乳手术虽然具有较好的手术效果，但手术后患者乳腺常会留下较长的瘢痕，影响美观。临床研究表明单孔法腔镜保乳手术治早期乳腺病的临床效果较好，患者满意程度较高。单孔法腔镜保乳手术治疗早期乳腺癌术中切口小，患者易恢复。手术平均时间较短，出血量较少，术后瘢痕较小，临床价值较高。

[参考文献]

［1］王子函，滕长胜，葛智成，等. 单孔法全腔镜局部扩大切除术进行保乳手术的临床应用［J］. 首都医科大学学报，2016（3）：336-340.

［2］王子函，王岳月，滕长胜，等. 单孔悬吊法腔镜保乳手术与开放保乳手术在早期乳腺癌治疗中的对照研究［J］. 临床和实验医学杂志，2016（13）：1306-1310.

［3］中华医学会外科学分会. 中华医学会乳腺外科临床实践指南（2021版）［M］. 北京：人民卫生出版社，2021.

［4］中华医学会外科学分会内分泌外科学组. 乳腺疾病腔镜手术技术操作指南（2016版）［J］. 中华乳腺病杂志（电子版），2016，10（4）：193-199.

［5］中华医学会外科学分会乳腺外科学组. 乳腺癌腔镜治疗专家共识与操作指导意见（2019版）［J］. 中华外科杂志，2020，58（4）：257-260.

>>> 钟才能

病例 14 经腋窝腔镜下右侧乳腺癌保乳切除术
Case fourteen

【病历概述】

患者女，43 岁。

过敏史：无。

主诉：发现右乳结节 9 月余。

现病史：患者 9 月余前体检检查发现右乳肿物，体表不可扪及，无伴经前期隐痛，予以定期复查。2 周前于我院（深圳市人民医院）钼靶：①双侧乳腺实质构成：不均匀致密型（ACR c 型）。②右侧乳腺外下象限后带小肿块，MLO 位于右侧乳腺上份后带胸大肌重叠处局部不对称，BI-RADS 0 类，请结合超声检查考虑。③左侧乳腺少许良性钙化，BI-RADS 2 类。④双侧乳腺增生，请结合临床及随访复查。10 天前我院乳腺彩超：右侧乳腺内结节，大小约 6.5 mm×8.0 mm，性质待查，建议进一步检查，BI-RADS 4a 类。双侧乳腺呈增生改变。双侧腋下及锁骨上未见异常肿大的淋巴结。9 天前行超声引导下右侧乳腺肿物穿刺活检术，穿刺病理提示：（右乳结节）穿刺标本，乳腺浸润性癌，请来病理科加做免疫组化进一步评价。现为进一步诊治门诊以 "右乳癌" 收入院。患者自发病以来，无发热、咳嗽、腹痛及骨关节疼痛，精神、食欲、睡眠可，大、小便正常，近期体重无明显减轻。

查体：T 36.5℃，P 78 次 / 分，R 20 次 / 分，BP 125/73 mmHg。

专科情况：两侧乳房对称，乳房发育一般，双侧乳头对称，无偏移、糜烂、缺如，无乳头凹陷、未见乳头分泌物，未见橘皮样变及酒窝征。双乳未触及明显肿物，双侧腋下、双侧锁骨上下区未触及肿大淋巴结。

辅助检查：

（1）钼靶影像（图 1-56）：双侧乳腺实质构成属不均匀致密型（ACR c 型）；双侧纤维腺体组织基本对称，量较多，纤维腺体组织密度不均，右侧乳腺外下象限后带可见不规则形高密度的软组织肿块影，范围约为 13.6 mm×11.8 mm，边缘模糊，MLO 位于右侧乳腺上份后带胸大肌重叠处局部不对称；双侧乳腺少许点状钙化；左侧乳腺未见恶性钙化、结构扭曲及明确肿块；乳头未见凹陷、变形；乳晕、皮肤未见异常增厚；皮下脂肪清晰，悬韧带增粗，呈牛角样突起；腺体后脂肪层未见异常密度灶；双侧血管分布均匀；片中所示双侧腋下未见异常肿大淋巴结。

　　意见：①双侧乳腺实质构成：不均匀致密型（ACR c 型）。②右侧乳腺外下象限后带小肿块，MLO 位于右侧乳腺上份后带胸大肌重叠处局部不对称，BI-RADS 0 类，请结合超声检查考虑。③左侧乳腺少许良性钙化，BI-RADS 2 类。④双侧乳腺增生，请结合临床及随访复查。

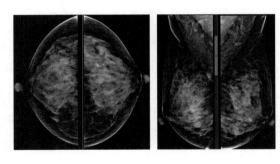

图 1-56　钼靶影像

　　（2）乳腺彩超（图 1-57）：右侧乳房外下象限 8 ~ 9 点处可见一个大小约 6.5 mm×8.0 mm 结节，纵横比 > 1，形状呈椭圆形，边界欠清晰，包膜不明显，内部回声不均匀，呈低回声，后方回声稍增强，两侧可见侧边声影。CDFI：结节内及周边可见点状血流信号。双侧乳房切面各层次清楚，腺体不厚，体积不大，边界光滑完整，内部回声增强，结构紊乱，分布不均，呈粗大的斑点回声，并可见弥漫分布大小不等的低回声区，呈豹纹征。双侧腋下、锁骨上未见明显异常肿大的淋巴结。

　　超声诊断：右侧乳腺内结节，性质待查，建议进一步检查，BI-RADS 4a 类。双侧乳腺呈增生改变。双侧腋下及锁骨上未见异常肿大的淋巴结。

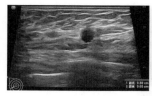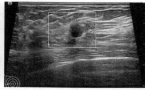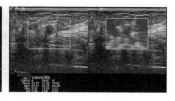

图 1-57　乳腺彩超

右乳肿物穿刺活检病理：（右乳结节）穿刺标本，乳腺浸润性癌，请来病理科加做免疫组化进一步评价。

（3）肺 CT：双肺下叶各见一枚磨玻璃及实性小结节影，径 3 ~ 4 mm。右肺中叶内侧段及左肺上叶下舌段见少许斑片样模糊影，余双肺未见明确异常密度影。气管及主要支气管通畅。双侧肺门及纵隔未见增大淋巴结。心脏和大血管结构未见异常。双侧胸腔未见积液。

意见：①双肺 2 枚小结节，建议随访复查。②右肺中叶及左肺上叶少许慢性炎症可能。

（4）MRI（图 1-58）：双侧乳腺腺体对称，纤维腺体含量较多，双侧乳腺属中度背景强化型（ACRc 型），右侧乳腺中央区后带偏内份非肿块样强化伴结构扭曲，矢状位范围约 16 mm × 17 mm；右侧乳腺外上象限见一个小肿块样强化，大小约 8 mm × 8 mm，内见分隔，弥散轻度受限。右侧乳腺外份约 9 点位置见少许点片状异常强化。双侧乳腺腺体内另见数个见小结节状等 T_1、稍长 T_2 信号影，增强后可见强化，弥散受限不明显。腺体周围结构清晰。双侧皮肤未见增厚。乳头未见回缩。双侧腋窝未见明确肿大淋巴结。

意见：①右侧乳腺中央区后带偏内份非肿块样强化伴结构扭曲，BI-RADS 4 类；右侧乳腺外份约 9 点位置少许点片状异常强化，不确定是否为超声穿刺部位。右侧乳腺外上象限小肿块样强化，BI-RADS 3 类。②双侧乳腺少许点灶样强化，多考虑背景实质强化（BPE），BI-RADS 2 类。

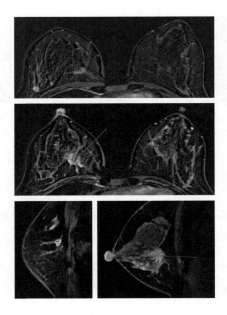

图 1-58 MRI 影像

（5）第二眼超声（图 1-59）：超声 /MRI 影像融合后，右侧乳腺乳晕内上与 MRI 异常异常信号区（BI-RADS 4 类）对应部位可见 21 mm×9 mm 异常回声区，边界不清，形态不规则，局部导管走行扭曲。CDFI：未见明显血流信号。

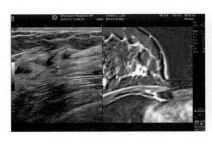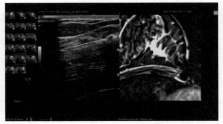

图 1-59 超声 /MRI 影像融合

（6）超声 /MRI 影像融合引导乳腺穿刺活检：患者取仰卧位，常规消毒局部皮肤，无菌操作下，皮下局部麻醉后，超声择点后，取 14 G 自动活检枪，在超声引导下，刺入异常回声边缘，按动发动钮，依次取出组织 3 条，送病理。操作顺利，常规探查，局部未发现明显异常回声，局部覆盖无菌纱布及绷带，术毕。

超声诊断：超声 /MRI 影像融合引导乳腺穿刺活检术，建议动态观察。

右乳晕内侧肿物穿刺病理大体所见：（右乳晕内侧肿物）穿刺组织四条，长 1 ~ 1.5 cm，直径均 0.2 cm，全取。诊断：（右乳晕内侧肿物）穿刺组织，送检乳腺组织呈腺病改变，未见癌，请结合临床或待肿物完整切除再评价。

（7）术前彩超定位超声所见：右侧乳房外下象限 8 ~ 9 点处可见一个大小约 6 mm×7 mm 结节，（距乳头 60 mm），纵横比 > 1，形状呈椭圆形，边界欠清晰，包膜不明显，内部回声不均匀，呈低回声，后方回声稍增强，两侧可见侧边声影。CDFI：结节内及周边可见点状血流信号。左侧乳房切面各层次清楚，腺体不厚，体积不大，边界光滑完整，内部回声增强，结构紊乱，分布不均，呈粗大的斑点回声，并可见弥漫分布大小不等的低回声区，呈豹纹征。双侧腋下、锁骨上未见明显异常肿大的淋巴结。

超声诊断：右侧乳腺内结节，BI-RADS 6 类。（已定位）左侧乳腺未见明显异常声像。双侧腋下及锁骨上未见异常肿大的淋巴结。

〖 诊断思路 〗

诊断：右乳癌；慢性乙型肝炎。

鉴别诊断：

1. 乳腺癌

该病好发于年长女性，乳腺单发实质性肿物，短期肿块增大，查体肿物质硬不规则不光滑，可伴乳房局部橘皮样变或酒窝征，腋下淋巴结肿大；穿刺病理提示：乳腺浸润性癌。与该患者的病史、查体基本相符，故此诊断明确。

2. 乳腺纤维腺瘤

该病为常见病，多好发于年轻女性，查体为质中界清光滑肿物，本患者病史、查体与此病基本不相符，故此诊断可排除。

3. 纤维囊肿乳腺病

支持点：查体可触及右乳肿物，自诉经前期有乳房胀感；不支持点：超声未见囊性增生性改变。结论：此诊断可排除。

〖 治疗经过 〗

手术经过：

08：55 至 12：35 患者术前至超声科行右乳肿物范围体表定位（图 1-60），手术室超声引导下行 10 点病灶切除范围亚甲蓝注射定位。

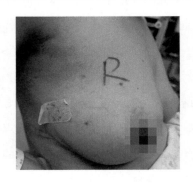

图 1-60 术前外观

体位与切口：取平卧位，全麻插管，右侧肩背部稍垫高，右侧上肢外展 90 度，并予固定；常规消毒皮肤、铺巾。按术前意见拟行右乳腺癌根治性保乳切除术＋蓝色染料示踪腋窝前哨淋巴结活检术＋筋膜组织瓣成形术。

右腋下前哨淋巴结活检术：在右乳肿物外上方注射亚甲蓝溶液 2 mL。以右腋窝沿腋毛下缘作一弧形切口，长约 5 cm。分离皮瓣。探查右侧腋窝内有数个蓝染淋巴结，未融合。分离蓝染淋巴结标记为前哨淋巴结 1 ~ 4，检查淋巴结均质中，界清，包膜完整。

送冰冻病理示：（右腋下前哨淋巴结 1、2、3、4）未见癌（0/1、0/1、0/1、0/1）。

经腋窝腔镜下右侧乳腺癌保乳切除术：右乳肿瘤位于右乳外象限 9 点处，从右腋窝同一切口向右乳 9 点方向分离皮瓣。置入腔镜、分离钳、电钩，将距原残腔病灶约 1 cm 乳腺组织一并切除，深达胸大肌表面，切除范围约 5 cm × 4 cm × 3 cm（标记为"右乳癌保乳标本"）。

取切缘送冰冻检查报：［右乳癌（内、外、上、下、基底、浅表）切缘］

未见癌。

筋膜组织瓣成形术：因保乳切缘均未见癌组织，保乳切除手术成功，于右乳残腔 3 点、6 点、12 点、基底处各放置 1 枚钛夹。适当游离右乳腺体组织，构建筋膜组织瓣，4-0 可吸收线逐层缝合修复右乳保乳术后残腔。

检查创面无活动性出血后，用灭菌蒸馏水冲洗，吸净；4-0 丝线固定于切口下缘，外接引流袋；可吸收线缝合皮内，组织胶水黏合皮肤。

手术顺利，术中失血约 30 mL，患者复苏后安返病房。切除"右癌乳保乳"标本送石蜡病理。

前哨淋巴结大体所见：

A. 右腋窝前哨淋巴结 1：触及淋巴结 1 枚，最大径 1 cm。全取。B. 右腋窝前哨淋巴结 2：触及淋巴结 1 枚，最大径 0.8 cm。全取。C. 右腋窝前哨淋巴结 3：触及淋巴结 1 枚，最大径 1.5 cm。全取。D. 右腋窝前哨淋巴结 4：触及淋巴结 1 枚，最大径 0.8 cm。全取。

病理诊断（冰冻）：（右腋窝前哨淋巴结 1、2、3、4）淋巴结未见癌（0/1、0/1、0/1、0/1）。（右乳癌保乳切缘上、下、内、外、基底、上顶部）未见癌。

〖 讨论与总结 〗

乳腺癌患者几乎均需要进行腋窝淋巴结的分期（前哨淋巴结切除活检）或治疗手术（淋巴结清扫手术），此时，腋窝切口无疑是适用病情最全、最明确能保证质量、最便捷和手术者最熟悉的手术入路，仅几厘米的小切口就可以轻松地完成淋巴结手术；其二，腋窝切口可以被下垂的上肢和腋毛良好地遮挡而隐蔽，而且患者自己几乎难以看到；第三，乳腺切除后，尤其是比较丰满的大乳房，切除的腺体能够相对容易地从腋窝几厘米的切口取出，不需要将乳腺腺体裁剪为条状从多孔腔镜手术的小切口取出，并且对于乳腺癌患者来说，整块地取出乳腺组织更能保证肿瘤学安全；第四，腋窝切口适当向乳房游离后，即可解决乳腔镜建腔的问题，一举两得。

〖 **知识链接** 〗

乳房作为女性的魅力标志尤其受到关注，现代外科提倡在治疗疾病的同时尽可能考虑到患者的心理健康和康复，因而手术的微创效果一直都是外科医生不断追求的目标。常规的乳腺外科手术明显会对患者乳房的美观性造成较大的影响，腔镜手术则可以在远离乳腺病灶的部位进行操作，这无疑代表了乳腺腔镜手术必将成为主流。

相较于其他外科，乳腺外科微创腔镜技术起步相对较晚，但随着各学科的相互渗透，特别是乳腺外科与整形外科结合的越来越紧密，更多的新技术得到了应用和开展。腔镜乳腺手术是利用腔镜的优势从远离病灶部位的切口和入路进行手术，改变了传统乳腺外科的手术方式和程序，具有微创和美容效果。

乳腺腔镜手术是在微创外科的影响下于 21 世纪初发展起来的乳腺外科新技术，至今已经历了 4 个阶段：

（1）在探索阶段解决了无腔隙器官腔镜手术关键技术和安全性研究，为全面临床应用奠定了实验和技术基础。

（2）在发展阶段建立了乳腺腔镜手术适应证，展现了腔镜技术在乳腺外科独特的微创优势。

（3）在提高阶段，探索腔镜下完成乳腺癌根治术与整形重建，为乳腺癌术后一期重建提供了新的技术支持，弥补了传统开放手术的不足。

（4）在升级阶段，将单孔腔镜技术和机器人手术系统成功用于乳腺外科实践，探索乳腺外科更精细、精准的手术技术。

乳腺腔镜手术已经成为乳腺外科一类新的手术方式，一系列理论和技术创新明显改变了传统乳腺手术的面貌。但在我国乳腺腔镜手术的普及度不高，多数大型医院尚未开展。其原因包括乳腺腔镜手术技术要求高，需要专项学习进修；学习曲线较长；手术准备和操作耗时长；乳腺腔镜手术应用存在局限性，有严格的适应证；经济效益比不合理和推广应用力度不够等问题。

目前，腔镜技术在乳腺外科的应用已经比较广泛，几乎可以涵盖所有的手术方式，包括：

（1）良性肿瘤切除术。将腔镜手术应用到乳腺癌治疗中，其切口要比传统乳腺癌手术小得多，这就为对患者进行后期乳房重建打下了坚实基础。

（2）经腋窝腔镜乳腺皮下腺体切除术。不会对患者胸部的美观带来较大的影响，患者不会因为失去乳房造成身体和心理上的压力。

（3）腔镜腋窝淋巴结清扫术。视野比常规手术更加清晰，更有助于避免对血管神经损伤，不会给患者造成较大的意外损伤，清扫范围要更广、更彻底。

（4）腔镜乳腺癌保乳手术。可以远离病灶部位，经较隐蔽的小切口完成乳腺癌切除，加上自体组织的局部整复美容效果更加突出。

（5）乳腔镜皮下乳腺腺体切除一期假体植入术。该方法治疗乳腺癌在手术的彻底性和保留乳房美观的效果上，已显示明显优势，尤其对肿瘤相对较大或乳房较小而保留乳房手术后美容效果不佳的患者是较合理的手术方式选择。

乳腺腔镜手术可能存在的并发症：

（1）皮下气肿。乳腺是实质性器官，腔镜乳腺手术首先要建立操作空间。目前建立操作空间有开放式和 CO_2 充气两种方式。当采用 CO_2 充气方式建立操作空间时，气腔压力过大可能造成手术区以外的皮下气肿。因此手术时应随时注意充气压力以避免压力过高造成手术区以外的皮下气肿。

（2）高碳酸血症。CO_2 充气可能使经创面吸收 CO_2 增多，长时间的手术可能造成高碳酸血症。故腔镜乳腺手术须选择无严重心肺疾病、心肺功能正常的患者。

（3）乳腺癌吸脂法腔镜腋窝淋巴结清扫术后局部复发问题。与其他恶性肿瘤的腔镜手术一样，乳腺癌腔镜手术后最重要的担忧是肿瘤局部复发，一直是困扰外科医生的主要问题。

经过大量实验证明，腔镜乳腺手术的治疗效果并不比常规手术要差，腔镜手术无论是在手术耗时还是术后引流量上都没有较大的变化，而且在切口大小和疼痛感上显著好于常规手术。选择正规的医院和经验丰富的医生能减少并发症的发生。总之，腔镜手术在乳房整形和肿瘤治疗上具有较为光明的发展前景。

保乳手术适应证：①肿瘤生物学行为低度恶性；②肿瘤最大直径 ≤ 3 cm；③钼靶 X 线提示乳房无广泛沙粒样钙化；④单发肿瘤，无皮肤和胸壁受累征象；⑤肿瘤距乳晕 ≥ 2 cm；肿块离乳头乳晕远更有利于术后乳房外形的完美；⑥肿瘤 / 乳房比例适当，估计保留乳房术后能保持较好外形；⑦局部晚期癌治疗后降至Ⅰ、Ⅱ期者；⑧患者有保乳要求。

最佳的乳腺肿瘤整形技术是通过隐蔽切口彻底切除病灶，并完成乳房重建。在实践操作中需要掌握肿瘤外科治疗原则、整形外科基础，并引进新的微创技术。腔镜技术在乳腺整形外科的应用和发展是乳腺外科的重要进步，通过最佳的手术方法和技术获得最佳的手术效果，达到术后乳房形态、动态、感觉和功能最佳的目标。国内外开展乳腺腔镜手术的医疗机构数据反映了腔镜手术发展对乳腺外科的贡献，包括解决了关键技术难题，提升外科效能；改变了传统手术程序，提高治疗效果；可超大范围手术操作体现腔镜优势；可进入胸腔、腹腔等各个领域解决临床难题；借助相关学科的技术促进微创整形外科的发展；体现了微创手术特点，提高美容效果。

〖 参考文献 〗

［1］姜军，梁燕，艾翔，等. 我国乳腺腔镜手术现状与困境［J］. 中国实用外科杂志，2020，40（10）：1130-1134.

［2］吕青. 置身事内：华西乳腺（癌）腔镜手术的开创与发展创新［J］. 中国普外基础与临床杂志，2022，29（11）：1405-1414.

［3］骆成玉. 乳腺癌腔镜腋窝淋巴结清扫策略及价值［J］. 中国实用外科杂志，2020，40（10）：1141-1143.

>>> 钟才能

经腋窝腔镜下保留乳头乳晕右侧乳腺皮下腺体切除术

【病历概述】

患者男，40岁。

过敏史：无。

主诉：右侧乳腺发育7年余。

现病史：患者7年余前自触发现右乳腺增大，伴乳头后压痛，左侧乳腺无明显变化，未予重视。后自觉右侧乳腺逐渐增大，我院（深圳市人民医院）乳腺彩超（2023-05-11）：右侧乳腺乳头后方可见范围约55 mm×16 mm的乳腺腺体样回声，考虑乳腺发育。左侧乳腺区未见明显异常声像。双侧腋下、锁骨上未见肿大的淋巴结。影响社会交往及心理认同，强烈要求手术。现为进一步诊治门诊以"右侧男性乳腺发育"收入院。患者自发病以来，无发热、咳嗽、腹痛及骨关节疼痛，精神、食欲、睡眠可，大、小便正常，近期体重无明显减轻。

既往史：曾行右侧尺骨骨折内固定术（置入钢板未取出）。否认高血压，否认糖尿病，否认冠心病，否认肝炎、结核、菌痢、伤寒等传染病史，否认输血、其余手术、外伤史，否认药物过敏史，预防接种按时完成。

家族史：生于原籍，否认长期外地居住史，否认特殊化学品及放射性接触史。否认吸烟。否认饮酒。

查体：T 36.7℃，P 110次/分，R 20次/分，BP 131/87 mmHg。

专科情况：两侧乳房不对称，右乳明显隆起，双侧乳头对称，无偏移、糜烂、缺如，无乳头凹陷、未见乳头分泌物，未见橘皮样变及酒窝征。双乳未触及明显肿物，双侧腋下、双侧锁骨上下区未触及肿大淋巴结。

辅助检查：

我院乳腺彩超（2023-05-11）（图1-61）：右侧乳腺乳头后方可见范围

约 55 mm×16 mm 的乳腺腺体样回声，考虑乳腺发育。左侧乳腺区未见明显异常声像。双侧腋下、锁骨上未见肿大的淋巴结。

超声诊断：右侧乳腺异常声像，考虑乳腺发育。左侧乳腺区未见明显异常声像。双侧腋下、锁骨上未见肿大的淋巴结。

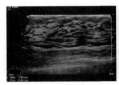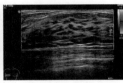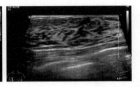

图 1-61　术前右乳彩超

〖诊断思路〗

诊断：右侧男性乳腺发育。

鉴别诊断：

1. 乳腺癌

支持点：右乳隆起；不支持点：乳腺未及明显结节。双侧腋下及锁骨上下区未触及肿大淋巴结。影像学检查未见疑似癌灶。近期体重无明显变化。结论：故此诊断可能性不大。

2. 乳腺纤维腺瘤

支持点：查体可触及右乳隆起；不支持点：患者为男性，乳腺未触及肿物，无病理结果明确诊断。结论：此诊断可能性小。

3. 纤维囊性乳腺病

支持点：右乳隆起；不支持点：超声未见囊性增生性改变。结论：此诊可能性小，但不能排除。

〖治疗经过〗

入院后完善术前常规检查，未见手术禁忌，于 2023-05-26 手术室在插管全麻下行经腋窝腔镜下保留乳头乳晕右侧乳腺皮下腺体切除术。

手术经过（图 1-62 ~ 图 1-65）：

体位与切口：取平卧位，全麻插管，常规消毒皮肤、铺巾，右侧上肢外展90°并固定。

经腋窝腔镜下右侧保留乳头乳晕乳腺切除术：以右腋窝平皮纹作一直切口，长约5 cm，分离皮瓣。置入切口保护套、腔镜、分离钳、电钩，先沿胸大肌表面分离乳后间隙至术前标记范围，再从浅筋膜浅层将乳腺组织一并切除，上至锁骨下、下至肋弓、内至胸骨旁、外至腋中线；检查创面无活动性出血后，用灭菌蒸馏水冲洗，吸净；于左乳房留置引流管1条戳创引出，4-0丝线固定，外接引流袋；可吸收线缝合皮内。

手术顺利，患者复苏后安返病房。切除"右侧乳腺组织"标本送石蜡病理。

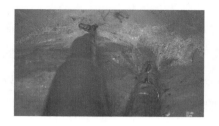

图1-62　电钩分离乳后间隙

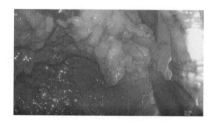

图1-63　分离外下象限腺体边缘

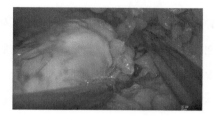

图1-64　分离内下象限腺体边缘

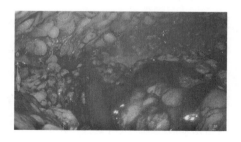

图1-65　分离内上象限腺体边缘

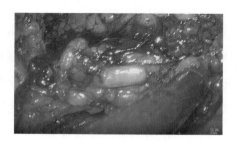

图1-66　分离外上象限腺体边缘

〖 出院情况 〗

患者一般情况可，未诉特殊不适。伤口未见渗血渗液、红肿等。

〖 讨论与总结 〗

腔镜乳房皮下腺体切除术相较开放手术，具有切口短、切口隐蔽、乳房外观美容效果良，术后对患肢功能影响小，切口裂开和假体外露等并发症低等优势，同时是腔镜乳房重建手术的基础。腔镜空间建立是腔镜手术成败的关键，在此过程中，应掌握正确的溶脂、吸脂技术，"冷兵器"游离技术，避免乳房皮瓣和乳头乳晕坏死的发生。三孔法腔镜皮下腺体切术中，A孔（观察孔）的体缘游离是手术难点，A孔位置应远离腺体边缘。术中冷冻病理和获得阴性切缘必不可少。

男性乳房发育症（gynecomastia，GYN）是约40%的男性发生的一侧或两侧乳房良性异常增大。可见于任何年龄，以青春发育期最为多见。按照增殖腺体成分的多少，GYN分为腺体增殖型（真性）、脂肪腺体混合型和单纯脂肪型（假性）三类。根据致病原因，GYN又分为生理性、病理性、药物性及特发性四种。其治疗依赖于病因。大多数青春期GYN会逐渐消退。对增殖型GYN，内科疗法有效。但许多病例纤维化组织发育，内科疗法很少有效。当病情持续超过2年时，手术可能是唯一有效的治疗。GYN传统的手术方法主要有开放式切除术、单纯脂肪抽吸术以及两者相结合的方法。开放式切除术需经乳房表面切口，术后胸部遗留较大瘢痕，且由于暴露不充分，易致皮瓣不平整、乳房凹陷，影响美观，给患者造成较大的精神和心理压力；单纯脂肪抽吸术仅适合以脂肪组织增生为主者；脂肪抽吸联合开放式切除术有胸部塑形不满意等缺点。Wolter等认为，基于美容方面的考虑，GYN的外科疗法应确保最小的瘢痕化。显然，传统的手术方法很难满足上述要求。20世纪80年代以后，随着微创外科的不断发展，以及腹腔镜技术的日益完善，腔镜手术已不再局限于在腹腔等空腔中进行，开始转向在无腔或潜在腔隙区域进行，腔镜技术开始应用于乳腺外科。由于乳腔镜手术具有操作空间大，暴露好，手术效果彻底，残留创面平整，切口瘢痕小且隐蔽等优势，因此具有独特的微创和美容效果。本组 58 例，患者满意率达 100%，与文献报道一致。

郑新宇等认为，GYN 的手术指征如下：①假性 GYN，严重影响美观或造成心理影响；②非继发性 GYN，17 ~ 20 岁，持续 2 年以上，或 20 岁以上或老年患者，持续 1 年以上；③继发性或药物性 GYN，原发病治愈或停药后 1 ~ 2 年，乳房发育未消退；④怀疑恶变。原则上，具有上述手术指征的 GYN 均可采用乳腔镜手术治疗。我们体会，其更适合以下 GYN：①年轻患者。因为研究显示，GYN 对青年患者的心理健康有一个显著的消极影响，尤其在社交、精神和自尊方面。因此，青年患者对手术更渴望，对美容要求更高。② Simon 分级 II b 或以上的腺体增殖型患者。因为乳房增大越明显，腺体增殖越重，越能发挥乳腔镜手术优势。尽管乳腔镜手术治疗 GYN 具有微创和美容等诸多优势，但毕竟手术难度大，技术要求高，若处理不当会引起出血、积液、乳头乳晕坏死等并发症，影响疗效。

手术应注意以下几个要点：①开始手术前要在胸壁确定好游离切除的范围。②溶脂吸脂要贴近腺体进行，避免吸引头侧孔损伤皮下血管网及胸大肌筋膜，应适当保留部分脂肪，达到游离腺体的目的即可，不可过度吸脂；在乳房边缘吸脂，保留皮瓣坡度应平缓，防止术后皮瓣明显塌陷。③手术中电凝切断乳头乳晕后方腺体及大乳管，注意保留 2 ~ 3 mm 的乳腺组织，一是保证血供，防止乳头坏死，二是防止乳头下陷，保证外观自然。为防止乳头损伤，亦可在乳晕位置悬吊一针，离断韧带到乳头下方时，由助手按压乳头，给术者以操作提示。④手术游离腺体边缘筋膜，注意保证皮瓣平缓的坡度，一是保证腺体完整切除，并避免切除过多脂肪组织，二是注意止血，尤其是胸内侧，容易有胸廓内动脉穿支损伤出血，是引起术后出血重要原因。⑤术后放置引流管负压引流并加压包扎，防止术后血肿和血清肿。我们体会该术式术后乳房中下皮瓣容易贴附愈合，而上皮瓣及外上皮瓣容易皮下积液，可能与上皮瓣坡度较大，以及重力作用导致不易包扎牢固有关。⑥获得的乳腺组织标本常规送病理学检查。尽管在切除的 GYN 标本中恶性肿瘤的发生率低，但其随着患者的年龄而增高，且单侧病变有更高的恶性肿瘤发病趋势。总之，乳腔镜手术应用于 GYN 的治疗，具有切口隐蔽、瘢痕小、疼痛轻、恢复快、并发症少、疗效好等优点，在 GYN 患者术后的精神和心理康复方面具有常规手术难以达到的突出效果，符合黄志强教授提出的"能得到比现行的标准的外科手术更小的创痛、更佳的内环境稳定状态、更准确的手术结果、更短的住院时日、更好的心理效应"的微创外科的概念，使乳腺外科向微创、美容方向更进一步。乳腔镜手术在实现生理微创化的前提下，更加突出了心理微创化，使患者摒弃自卑、重塑信心。相信今后该术式会成为中重度 GYN 的首选术式之一。

〖 知识链接 〗

GYN 是指男性乳腺组织的良性增生，其特征是一侧或双侧乳房增大，乳晕下可触及实性触痛性包块。大多数 GYN 患者无明显身体不适症状，但通常会对患者的心理造成较大影响。GYN 患者乳腺在组织学上与女性无异，男性乳房发育症大多是生理性或体内激素不平衡所导致，患者多表现有一侧或两侧乳房的肿块，乳晕下可触及盘状块物，边界欠清，可伴有疼痛或触痛，患者常因形体改变及担心癌变以及治疗后效果不理想而出现自卑、抑郁和焦虑等心理异常表现。其发病原因以生理性多见，与血清激素水平异常、遗传、环境因素、药物诱导有关。

男子乳腺发育是最多见的男性乳房疾病，占男性乳房疾病的 60% ~ 80%。病因主要与体内雌激素水平绝对或相对增高有关。近年来，随着高脂饮食的过多摄入、食物中雌激素的影响、保健品的不当应用、环境污染等，其患病率有明显升高的趋势。对临床治疗指导意义较大的应属 Simon 标准（三级四度）。患者往往有严重的心理负担，半数以上有被嘲笑和孤立的经历，会出现自卑情绪，严重影响日常生活和社交。如不采取及时有效的治疗，有可能引发抑郁、焦虑等。为此，患者及家人要求整复的心理非常迫切，而且在意手术整复后的胸壁外形及切口瘢痕，不愿被人知道其手术经历。所以，手术目标有下列 5 点（5S 目标）：①腺组织尽可能全部去除（sweep）；②隐蔽的切口瘢痕（scar）；③两侧对称（symmetry）；④正常男性胸廓形态（shape）；⑤术后皮肤外观平整（smoothing）。乳腔镜男子乳腺发育手术不失为一种行之有效的手段。我国百余家医院开展了此项手术，但切口入路和手术程序等迥然不同，因而手术彻底性、手术时机以及手术效果大相径庭，待规范。

〔参考文献〕

〔1〕MOOT A，PINCHINAT T，MAYS S，et al．Oncologic outcomes after nipple-sparing mastectomy〔J〕．Ann Surg Oncol，2016，23（10）：3221-3225.

〔2〕王子函，张玉龙，王捷，等．保留乳头乳晕的单孔法腔镜皮下乳腺切除术治疗早期乳腺癌的临床疗效〔J〕．腹腔镜外科杂志，2018（3）：188-193.

〔3〕王子函，陈志诚，葛智成，等．单孔法腔镜皮下乳腺切除术治疗男性乳腺发育症临床价值分析〔J〕．中国实用外科杂志，2018，38（11）：1289-1291.

〔4〕TUKENMEZ M，OZDEN BC，AGCAOGLU O，et al．Videoendoscopic single-port nipple-sparing mastectomy and immediate reconstruction〔J〕．J Laparoendosc Adv Surg Tech A，2014，24（2）：77-82.

〔5〕RUSBY JE，BRACHTEL EF，TAGHIAN A，et al．Microscopic anatomy within the nipple：implications for nipple-sparing mastectomy〔J〕．Am J Surg，2007，194（4）：433-437.

〔6〕王洁，丁泊文，尹健．保留乳头乳晕的全乳切除术的研究进展〔J〕．中国肿瘤临床，2022，49（13）：699-702.

〔7〕王子函，谢芳，冈天然，等．单孔充气法腔镜乳房皮下腺体切除术在早期乳腺癌治疗中应用〔J〕．中国实用外科杂志，2020，40（10）：1152-1154.

〔8〕徐威，王子函，高国璇，等．单孔充气法腔镜乳腺癌保乳手术66例疗效分析〔J〕．中国实用外科杂志，2020，40（10）：1155-1158.

〔9〕张忠涛，郭伟．单孔腔镜技术发展带给我们的思考〔J〕．中国实用

外科杂志，2011，31（01）：29-31.

　　［10］吴硕东，苏洋，田雨，等. 经脐单孔腹腔镜下经肛辅助直肠癌切除术 1 例报告［J］. 中国实用外科杂志，2010，30（10）：905-906.

　　［11］丁锐，姚琪远，陈浩，等. 单孔腹腔镜下造口旁疝修补术 1 例报告［J］. 中国实用外科杂志，2010，30（10）：907-908.

　　［12］丁锐，姚琪远，陈浩，等. 单孔腹腔镜下全腹膜外腹股沟疝修补术 20 例报告［J］. 中国实用外科杂志，2010，30（09）：790-792.

　　［13］中华医学会外科学分会腹腔镜与内镜外科学组. 单孔腔镜手术技术专家共识［J］. 中国实用外科杂志，2010，30（08）：665-666.

　　［14］TÜRK KE，YILMAZ M. The effect on quality of life and body image of mastectomy among breast cancer survivors［J］. Eur J Breast Health，2018，14（4）：205-210.

　　［15］GROBMYER SR，PEDERSON HJ，VALENTE SA，et al. Evolving indications and long-term oncological outcomes of risk-reducing bilateral nipple-sparing mastectomy［J］. BJS Open，2019，3（2）：169-173.

　　［16］SALZBERG CA. Nipple sparing mastectomy：indications and reconstruction［J］. Gland Surg，2018，7（3）：246.

　　［17］SHAFFER K，DANKO M，DELAERE A，et al. Patient satisfaction following nipple-sparing mastectomy and assessment of nipple-areolar sensation［J］. Breast J，2019，25（3）：542-544.

　　［18］田鹏，王旺河，张超，等. 腔镜乳腺切除术治疗男性乳腺发育症 15 例［J］. 郑州大学学报（医学版），2010，45.

>>> 钟才能

经腋窝腔镜下保留乳头乳晕双侧乳腺皮下腺体切除术

【病历概述】

患者男，26 岁。

过敏史：无。

主诉：发现双乳包块 3 年余。

现病史：患者 3 年余前发现双侧乳腺包块，无乳腺刺痛、红肿等不适，于 1 年前来外院行双侧乳腺包块切除术。术后患者定期复查，现患者自觉双侧乳腺可触及包块，性质同前。为求进一步诊治来我院（深圳市人民医院）就诊。2023-02-22 乳腺 B 超报告：右侧乳头后方可见范围约 42 mm×11 mm 的乳腺腺体样回声，未见明显肿块回声。左侧乳头后方似可见范围约 18 mm×5 mm 的乳腺腺体样回声，CDFI：其内未见异常血流信号。双侧腋下、锁骨上未见肿大的淋巴结。患者强烈要求手术，门诊以"双侧男性乳腺发育"收入院。患者自发病以来，无发热、咳嗽、腹痛及骨关节疼痛，睡眠精神食欲可，大、小便正常，体重无明显变化。

查体：T 36.3℃，P 78 次 / 分，R 20 次 / 分，BP 127/75 mmHg。

专科情况：双侧乳腺区明显隆起，双侧乳晕下方各见一条约 2 cm 手术瘢痕，双侧乳房对称，双侧乳头对称，无偏移、糜烂，无乳头凹陷、溢液，双乳暂未触及明显肿物，双侧腋下淋巴结无肿大，双侧锁骨上下区淋巴结无肿大。

辅助检查：

2021 年 2 月本院彩超（图 1-67、图 1-68）：右侧乳腺区未见明显异常回声。左侧乳头后方似可见范围约 26 mm×11 mm 的乳腺腺体样回声，未见明显肿块回声。

CDFI：其内未见异常血流信号。双侧腋下、锁骨上未见肿大的淋巴结。

超声诊断：左侧乳腺异常声像，考虑乳腺发育。右侧乳腺未见明显异常声像，双侧腋下、锁骨上未见肿大的淋巴结。

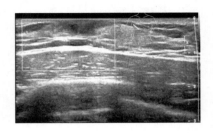

图1-67 2021超声右乳

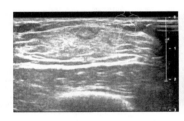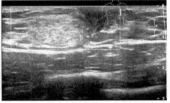

图1-68 2021超声左乳

2023-02-22本院乳腺彩超报告（图1-60、图1-70）：右侧乳头后方可见范围约42 mm×11 mm的乳腺腺体样回声，未见明显肿块回声。左侧乳头后方似可见范围约18 mm×5 mm的乳腺腺体样回声。

CDFI：其内未见异常血流信号。双侧腋下、锁骨上未见肿大的淋巴结。

超声诊断：双侧乳腺异常声像，考虑乳腺发育。双侧腋下、锁骨上未见肿大的淋巴结。

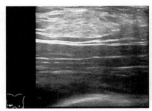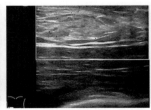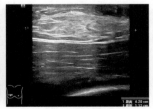

图1-69 2023年右乳超声

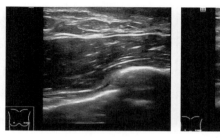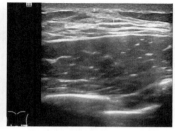

图 1-70 2023 年左乳超声

【 诊断思路 】

诊断：双侧男性乳腺发育。

鉴别诊断：

1. 假性男性乳房发育

支持点：乳房肿胀。不支持点：暂无，需要通过病理检查进一步判断，结论：此诊断可能性小，但不能完全排除。

2. 乳腺癌

支持点：暂缺。不支持点：未及明显乳房肿块，无恶病质，查体未见乳腺皮肤异常，查体乳腺肿物质中、界清、光滑、活动良好。结论：此诊断可能性小。

【 治疗经过 】

双侧乳腺异常声像，考虑乳腺发育。入院后完善术前常规检查，于 2023-03-03 手术室在全麻下行经腋窝腔镜下保留乳头乳晕双侧乳腺皮下腺体切除术，术程顺利，术后患者安返病房。术后病理结果未出。现患者恢复好，经请示上级医师，予今日带管出院，嘱定期复查，不适随诊。

手术经过（图 1-71 ~ 图 1-81）：

体位与切口：取平卧位，全麻插管，常规消毒皮肤、铺巾，双侧上肢外展 90° 并固定。

经腋窝腔镜下左侧保留乳头乳晕乳腺切除术：以左腋窝平皮纹作一直切

口，长约 5 cm，分离皮瓣。置入切口保护套、腔镜、分离钳、电钩，先沿胸大肌表面分离乳后间隙至术前标记范围，再从浅筋膜浅层将乳腺组织一并切除，上至锁骨下、下至肋弓、内至胸骨旁、外至腋中线；检查创面无活动性出血后，用灭菌蒸馏水冲洗，吸净；于左乳房留置引流管 1 条戳创引出，4-0 丝线固定，外接引流袋；可吸收线缝合皮内。

经腋窝腔镜下右侧保留乳头乳晕乳腺切除术：更换器械。以右腋窝平皮纹作一直切口，长约 5 cm，分离皮瓣。置入切口保护套、腔镜、分离钳、电钩，先沿胸大肌表面分离乳后间隙至术前标记范围，再从浅筋膜浅层将乳腺组织一并切除，上至锁骨下、下至肋弓、内至胸骨旁、外至腋中线；检查创面无活动性出血后，用灭菌蒸馏水冲洗，吸净；于右乳房创面留置引流管 1 条戳创引出，4-0 丝线固定，外接引流袋；可吸收线缝合皮内。

手术顺利，患者复苏后安返病房。切除"左侧乳腺组织""右侧乳腺组织"标本送石蜡病理。

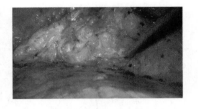

图 1-71 分离左乳乳后间隙

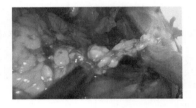

图 1-72 分离左乳外下象限

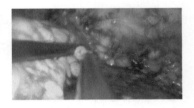

图 1-73 分离左乳内下象限

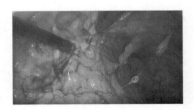

图 1-74 分离左乳外上象限

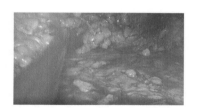

图 1-75　分离左乳内上象限

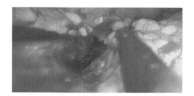

图 1-76　分离右乳外上象限

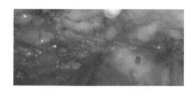

图 1-77　分离右乳内上象限

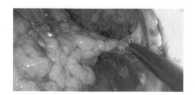

图 1-78　分离右乳外下象限

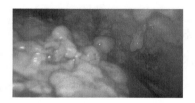

图 1-79　分离右乳内下象限

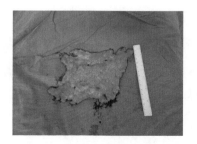

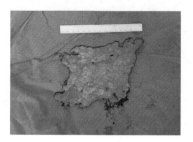

图 1-80　左乳标本

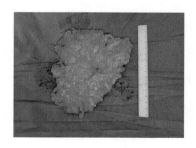

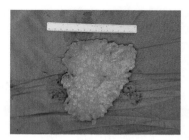

图 1-81　右乳标本

病理（图 1-83）：A. 左侧乳腺组织：灰黄组织一块，14 cm×10 cm

×2 cm，切面灰黄实性，质软。B. 右侧乳腺组织：灰黄组织两块，共大16 cm×9 cm×2 cm，切面灰黄实性，质软，可见包膜，全取。

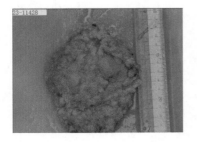

图1-82 病理组织

病理诊断：（左侧乳腺组织）送检组织经广泛取材，镜下可见乳腺导管腺体，周围纤维及脂肪组织增生，结合临床符合男性乳腺发育。（右侧乳腺组织）送检组织经广泛取材，为纤维及脂肪组织，其内见淋巴结一枚，呈反应性增生，请结合临床。

【 **出院情况** 】

患者未诉不适，无发热，查体：右侧伤口无红肿、渗液，愈合可，左侧引流管通畅引流，伤口敷料整洁无渗出。手术前后外观变化见图1-83 ~ 图1-85。

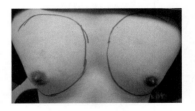

图1-83 术前外观

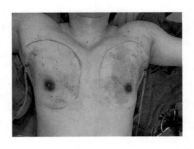

图1-84 术后即时外观

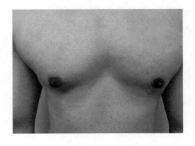

图1-85 术后3个月外观

【 **讨论与总结** 】

该例患者于外院已行经乳晕入路双乳肿块切除术，但效果欠佳，要求再次手术。

腔镜技术应用于男性乳腺发育的手术治疗必然经历曲折的改进历程。不仅应利用腔镜的优势来切除皮下的腺体，也须根据解剖的层次尽量保留功能，须注重每一个细节以减少并发症的发生，并保证术后美学效果。

　　传统手术方式采取乳晕上方弧形切口，缺点术后癥痕影响外观。腔镜下乳腺切除术采取腋窝切口，安全且有美容效果。腔镜技术 1992 年首次应用于乳腺外科。对于在实质性器官或组织部位进行腔镜操作时建立操作空间的方法包括牵拉法和充气法，其中牵拉法多用于腔镜辅助性乳房手术，行腺体切除时仍需在乳房表面切口。近年来，乳腺外科的腔镜手术由腔镜辅助手术逐渐向全腔镜手术过渡。

〖知识链接〗

　　腔镜男子乳腺发育微创手术绝对禁忌证：①合并严重的心脑血管、肝脏、肾脏等原发性疾病，凝血功能障碍等不适宜麻醉、手术；②合并其他疾病，如睾丸肿瘤、先天性睾丸发育不全综合征、甲状腺功能亢进、肝硬化、原发性性腺功能低下等可导致男子乳腺发育；③对手术效果不信任且手术愿望不强烈者。

　　腔镜男子乳腺发育微创手术相对禁忌证：①有乳腺肿瘤病史或乳腺手术史；②＜ 14 周岁。

　　解剖学基础：腔镜男性乳腺发育手术的解剖基础是乳房的浅筋膜系统。乳房真皮层和浅筋膜浅层之间是 2 mm 的皮下脂肪层，浅筋膜浅层和腺体实质之间是腺体前脂肪层，皮下脂肪层和腺体前脂肪层是被浅筋膜浅层分隔开的两层脂肪。腺体和浅筋膜深层之间是腺体后脂肪层，腺体前、后脂肪层在腺体实质周围是连续的。浅筋膜深层和胸肌筋膜之间是乳房后间隙。在腺体周围浅筋膜浅层和浅筋膜深层融合形成环乳房韧带。

　　手术层次：手术是在腺体前、后脂肪层内进行，浅面不突破及破坏浅筋膜浅层，深面不突破及破坏浅筋膜深层，外周尽量不突破及破坏环乳房韧带。切除范围包括腺体实质及部分腺体前、后脂肪层内的脂肪，尽量保持浅筋膜系统的完整。

【 **参考文献** 】

［1］骆成玉. 乳腔镜男子乳腺发育微创手术的关键问题［J］. 中国微创外科杂志，2019，19（1）：4-5.

［2］刘宝胤，骆成玉. 乳腔镜男子乳腺发育微创手术专家共识及操作指南（2019版）［J］. 中国微创外科杂志，2019，19（11）：961-963.

［3］REHNKE RD，GROENING RM，VAN BUSKIRK ER，et al. Anatomy of the superficial fascia system of the breast：a comprehensive theory of breast fascial anatomy［J］. Plast Reconstr Surg，2018，142（5）：1135-1144.

［4］刘擘，田延锋，李芳，等. 乳腔镜手术治疗男性乳房发育症58例报告［J］. 中国微创外科杂志，2015，15（2）：140-142.

>>> 钟才能

病 例 17 经腋窝腔镜辅助下保留乳头乳晕左侧乳腺癌根治性皮下腺体切除术＋联合补片左侧假体置入Ⅰ期乳房重建术

Case seventeen

【病历概述】

患者女，43岁。

过敏史：无。

主诉：发现左乳肿物10余年。

现病史：10余年前自触发现左乳肿物，伴经前期隐痛，予以定期复查。后于我院（深圳市人民医院）乳腺彩超（2023-05-22）：左侧乳腺内多发性实质性病变，左侧乳房内上象限9～12点处可见几个大小不等的异常回声，较大的大小分别为20 mm×10 mm，21 mm×11 mm，性质待查，建议进一步检查，BI-RADS 4b类。双侧乳腺囊性增生病超声改变，BI-RADS 3类。双侧腋下、锁骨上未见明显肿大的淋巴结。现为进一步诊治门诊以"左乳肿物"收入院。患者自发病以来，无发热、咳嗽、腹痛及骨关节疼痛，精神、食欲、睡眠可，大、小便正常，近期体重无明显减轻。

既往史：剖宫产术后；双侧副乳切除术后，否认高血压，否认糖尿病，否认冠心病，否认肝炎、结核、菌痢、伤寒等传染病史，否认输血、手术、外伤史，预防接种按时完成。

查体：T 36.2℃，P 88次/分，R 20次/分，BP 93/70 mmHg。

专科情况：两侧乳房对称，乳房发育一般，双侧乳头对称，无偏移、糜烂、缺如，无乳头凹陷、未见乳头分泌物，未见橘皮样变及酒窝征。左乳内上象限约11点可触及已肿物，约2 cm，质硬，表面欠光滑，边界欠清，无压痛，活动度中等，与胸壁无粘连，与皮肤无粘连，右乳未触及明显肿物，双侧腋下、双侧锁骨上下区未触及肿大淋巴结。

辅助检查：

（1）乳腺彩超（2023-05-22）（图1-86）：双侧乳房腺体内见多个大小

不等的无回声区，部分透声差，边界清晰，后壁回声增强，其中右侧最大为 5 mm × 3 mm，位于外上象限，左侧最大为 6 mm × 3 mm，位于外上象限。左侧乳房内上象限 9 ~ 12 点处可见几个大小不等的异常回声，较大的大小分别为 20 mm × 10 mm，21 mm × 11 mm，形状呈不规则形，边界欠清晰，包膜不明显，内部回声不均匀，呈低回声，后方回声稍衰减。CDFI：异常回声内及周边可见少量血流信号。双侧腋下、锁骨上未见肿大的淋巴结。

超声诊断：左侧乳腺内多发性实质性病变，性质待查，建议进一步检查，BI-RADS 4b 类。双侧乳腺囊性增生病超声改变，BI-RADS 3 类。双侧腋下、锁骨上未见明显肿大的淋巴结。

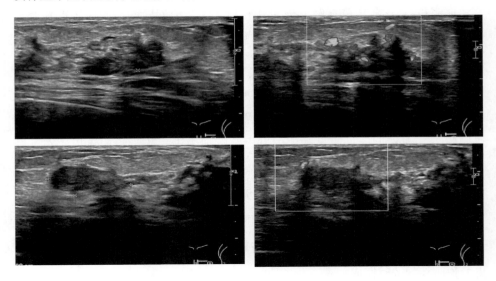

图 1-86　乳腺彩超

（2）钼靶影像：双乳腺实质构成为不均匀致密型（ACR c 类），腺体呈局灶性不均匀致密：左乳中央区后 1/3 带见局灶性不对称致密，其内及前方见区域性多发点状、细线样钙化，局部呈集群样分布，左乳另见粗糙边缘型钙化；右乳上象限见集群样模糊不定型钙化，余见散在点状、边缘型钙化。双乳悬韧带轻度增厚。双乳未见明显增粗的血管及增生的导管影。双乳晕、乳头和皮肤未见明显异常。双腋下未见明显肿大淋巴结影。

意见：双乳腺实质构成为不均匀致密型（ACR c 类）。①左乳局灶性不对称致密伴可疑多形钙化，BI-RADS 4b 类。②右乳上象限模糊不定型钙化，BI-RADS 0 类，建议辅助位检查。

（3）右乳辅助体位摄片所见（图 1-87）：可疑钙化位于右乳上方，为模糊不定型及小弧形钙化，未见明显异形，余右乳尚见多发散在钙化。

意见：右乳上方模糊钙化，暂拟良性可能性大，建议 6 个月后复查，BI-RADS 3 类。

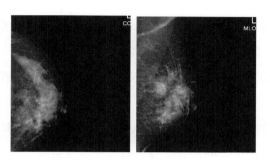

图 1-87　右乳辅助体位摄片

（4）彩超穿刺（图 1-88）：左侧乳房内上象限 9～12 点处可见一个异常回声，范围约为 49 mm×13 mm，形状呈不规则形，边界欠清晰，包膜不明显，内部回声不均匀，呈低回声，内可见数个点状强回声伴声影，后方回声稍衰减，局部形成肿块样低回声，较大者 24 mm×9 mm，乳头后方似受累及。CDFI：异常回声内及周边可见较丰富血流信号。超声引导左侧乳腺肿物穿刺活检：患者取仰卧位，常规消毒局部皮肤，无菌操作下，皮下局部麻醉后，超声择点后，取 14 G 自动活检枪，在超声引导下，刺入左侧乳腺肿物边缘，按动发动钮，依次取出组织 3 条，送病理。操作顺利，常规探查，局部未发现明显异常回声，局部覆盖无菌纱布及绷带，术毕。

超声诊断：左侧乳腺内非肿块样病变，性质待查，BI-RADS 4c 类。超声引导下左侧乳腺肿物穿刺活检术，建议动态观察。

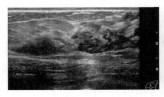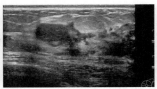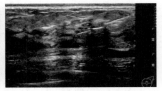

图 1-88 彩超穿刺

（5）肺 CT：右肺见数枚实性小结节影，较大者位于右肺水平裂，大小约 5 mm×4 mm。余双肺未见明确异常密度影。气管及主要支气管通畅。双侧肺门及纵隔未见增大淋巴结。心脏和大血管结构未见异常。双侧少许胸膜增厚或少量胸腔积液。附见：胆囊内见致密影。

意见：①右肺多发小结节，请结合临床随访复查；双侧少许胸膜增厚或少量胸腔积液。②附见：胆囊结石。

（6）穿刺病理（补充报告）：（左乳肿物）穿刺标本，乳腺导管原位癌，中－高级别，未见明确浸润成分，请结合肿物完整切除标本进一步评价。IHC：导管原位癌：P63（导管周肌上皮存在），Calponin（导管周肌上皮存在），ER（－），PR（－），HER-2（90%，3+），Ki-67（30%+），CK5/6（灶+），GATA3（+），E-cad-Roche（+），P120（膜+）。

〔诊断思路〕

诊断：左乳肿物、双侧副乳切除术后。

鉴别诊断：

1. 乳腺癌

支持点：左乳肿物；左乳可及结节。不支持点：双侧腋下及锁骨上下区未触及肿大淋巴结。影像学检查：4b 类。近期体重无明显变化。结论：此诊断可能性大。

2. 乳腺纤维腺瘤

支持点：查体可触及左乳肿物。不支持点：无病理结果明确诊断。结论：此诊断可能性大。

3. 纤维囊性乳腺病

支持点：查体可触及左乳肿物，自诉经前期有乳房肿胀感。不支持点：超声未见囊性增生性改变。结论：此诊可能性小，但不能排除。

〔 治疗经过 〕

手术经过（图 1-89 ~ 图 1-92）：

体位与切口：取平卧位，常规消毒皮肤、铺巾，左侧上肢消毒无菌巾包扎。

左腋下前哨淋巴结活检术：在左乳腺体内注射亚甲蓝溶液。行弧形切口，约 3.0 cm，分离皮瓣，探查左侧腋窝内有多个肿大淋巴结，未融合。分离蓝染淋巴结、无蓝染肿大淋巴结，标记为前哨淋巴结 1 ~ 3，检查淋巴结均质中，界清，包膜完整。标本送冰冻病理（冰冻）：（左腋下前哨淋巴结 1、2、3）未见癌（0/1、0/1、0/1）。

经腋窝腔镜辅助下保留乳头乳晕左侧乳腺癌根治性皮下腺体切除术＋联合补片左侧假体置入Ⅰ期乳房重建：以腋窝切口分离皮瓣及乳腺组织，分别置入腔镜、分离钳、长柄电刀，从胸大肌表面游离乳腺组织，分离皮下腺体，外侧至乳腺外皱襞，内侧至胸骨中线，向上到锁骨下，向下达乳腺下皱襞，保留乳头乳晕复合体完整切除乳腺腺体组织，并取乳头后方切缘送冰冻，冰冻病理报告：（左乳晕后切缘）未见癌。以上切除的组织标记为"左乳全切标本"送常规石蜡病理检查。取 315 cc 容量的 311 型乳房硅胶假体，表面覆盖一块乳房补片，一并置入该残腔内，充分展平乳房补片，调整假体位置。

检查创面无活动性出血后，用灭菌蒸馏水冲洗，吸净；置乳房引流管 1 条，在腋下线原切口处下缘引出固定，外接引流袋；逐层缝合皮下组织、皮肤。

手术顺利，出血约 50 mL，术中生命征平稳，术后患者安返病房。术中标本送石蜡病理。

前哨淋巴结大体所见：A. 前哨淋巴结 1：触及结节 1 枚，最大径 1.0 cm，全取。B. 前哨淋巴结 2：触及结节 1 枚，最大径 1.5 cm，全取。C. 前哨淋巴结3：触及结节1枚，最大径0.6 cm，全取。诊断：冰冻后石蜡（前哨淋巴结1、2、3）未见癌（0/1，0/1，0/1）。

乳头后方大体所见：左乳头后方灰红灰黄组织一块，大小1.5 cm×1 cm×0.3 cm，全取。诊断（冰冻）：（左乳头后方）未见癌。

全切标本大体所见：（左乳癌根治标本）乳腺组织一块，大小16 cm×13 cm×3 cm，切面见一灰白结节，大小5 cm×3.5 cm×2 cm，广泛取材。诊断：（左乳癌根治标本）送检标本广泛取材，病变为乳腺浸润性非特殊类型癌，Ⅱ级（腺管3分+核多形性2分+核分裂象1分=6分），伴广泛的乳腺导管原位癌，中–高级别（微乳头型+筛状型+粉刺型+实体型），肿瘤范围约5 cm×3.5 cm×2 cm，其中浸润灶最大径0.9 cm，未见明确神经及脉管累犯。标本上、下、内、外及基底切缘均未见癌累及。

免疫组化结果如下。浸润癌：ER（−）、PR（−）、HER-2（90%，3+）、AR（60%，1-2+）、ERG及D2-40显示未见脉管癌栓、

GATA3（+）、SOX10（−）、P63（−）、Calponin（−）、Ki-67（40%+）、E-cadherin（+）、P120（膜+）。原位癌：ER（−）、PR（−）、HER-2（90%，3+）、AR（60%，1-2+）、P63（肌上皮+）、Calponin（肌上皮+）、GATA3（+）、SOX10（−）、Ki-67（30%+）。

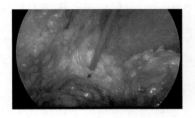
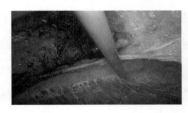

图1-89 分离乳后间隙

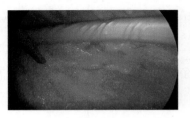

图1-90 分离浅筋膜浅层

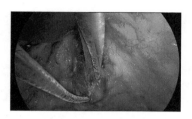

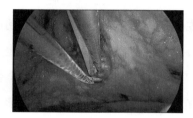

图1-91　分离乳头后方

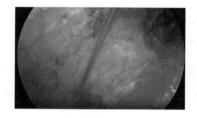

图1-92　分离下皱襞

【出院情况】

患者一般情况良好，无诉不适，右乳切口无红肿、流脓，愈合佳。

【讨论与总结】

假体植入平面一直是整形外科和乳腺外科医生的关注焦点，对于其选择需权衡获益和风险。胸肌前假体植入因植入层面更符合器官自然腔隙，具有能避免乳房运动畸形

及肩关节功能受损、创伤范围小、术后康复快、外形更加自然且持久以及操作简单等优势，再次成为研究热点。在假体乳房重建领域出现了革命性创新和进步的今天，重新评估乳房胸肌前假体重建的风险是必须的。Abbate等对33项研究（共3014例患者，4692侧乳房）进行荟萃分析，乳房胸肌前假体重建术后常见并发症包括波纹征（8.7%）、血清肿（3.84%）和皮瓣坏死（3.77%）。其中在4项调查运动畸形的研究中，492例胸肌前假体重建的乳房均没有发生运动畸形。与乳房胸肌后假体重建相比，乳房胸肌前假体重建的皮瓣坏死（3.3% vs 5.9%）和包膜挛缩（4.2% vs 7.6%）发生率显著降低，可能与接受此类术式的患者往往皮瓣状态更好相关。

对任何一种整形重建术式，严格选择患者都是手术成功的前提。皮瓣厚度和血运情况是选择乳房胸肌前假体重建最重要的考虑因素。对于皮肤微循环不好、皮下脂肪层薄、肿瘤位置表浅、肿瘤负荷大、胸壁复发风险高的患者，需谨慎选择乳房胸肌前假体重建。一些会增

加皮瓣坏死风险的危险因素也应视为乳房胸肌前假体重建的禁忌证，如肥胖、控制不佳的糖尿病、吸烟和既往放疗史。

亚洲人群在乳房形态、审美等方面区别于欧美地区。同时，不同地区经济情况及产品可及性也限制了手术方式的选择。目前也有少量亚洲人群接受乳房胸肌前假体重建的报道。高国璇等报道了 7 例接受单孔充气法腔镜胸肌前一期假体植入乳房重建术的患者，术后无 1 例出现胸壁疼痛、运动畸形、上肢功能障碍及包膜挛缩。四川大学华西医院乳腺外科自创的腋窝入路腔镜下乳腺癌皮下腺体切除联合胸肌前假体 + 补片的乳房重建术，具有创伤小、手术安全性高、手术时间短、术后恢复快、切口隐蔽性好、术后乳房自然度好及美观度高等优点。然而，以上研究随访时间较短，目前尚无长期随访结果。

国内学者发现乳腺癌术后乳房皮瓣状态决定了乳房胸肌前假体重建的可行性。亚洲女性乳房的皮下脂肪层普遍较西方女性薄，如果皮瓣较薄，皮瓣灌注不足而发生并发症的风险更高。补片技术虽然能部分弥补假体表面肌肉覆盖不足及力学支撑的问题，但对假体的覆盖厚度远不及肌肉组织，即使在补片辅助下，在胸大肌前放置假体仍可能增加局部假体可触知感。同时，ADM 补片在国内可及性差，而目前广泛使用的钛网菲薄，在软组织覆盖方面无明显优势。补片高昂的价格也限制了其广泛应用。基于此，乳房胸肌前假体重建术在亚洲人群的应用前景仍有待于更多的临床研究验证。

经过 20 余年的探索和发展，中国乳腺外科已突破无腔隙器官腔镜手术的技术瓶颈，腔镜辅助乳腺癌手术发展进入高位平台期。《中国乳腺外科临床实践指南（2021 版）》为手术适应证和关键技术提出宏观和谨慎的推荐意见。目前，腔镜乳腺癌手术的长期肿瘤安全性、手术入路等关键问题尚存争议，非溶脂法经腋窝切口单孔腔镜乳腺癌手术具有良好的发展趋势。2023 年，"早期乳腺癌腔镜辅助对比开放手术实施保留乳头乳晕皮下腺体切除术 + 同期假体重建多中心前瞻性队列研究"（CSBrS-018 研究）已启动，该研究结论有望为腔镜早期乳腺癌手术的临床价值提供高级别循证医学证据，并推动腔镜乳腺癌手术的规范化和同质化进程。

在腔镜乳腺癌手术技术日渐成熟的情况下，经腋窝路径单孔乳腺单纯切除联合 Ⅰ 期假体植入重建术有望成为腔镜乳腺癌手术的最佳适应证。该术式选择腋下切口，是 cN₀ 期乳腺癌前哨淋巴结活检最优选择，其切口位置隐蔽，美容效果佳，最大程度地缩小和隐藏了手术瘢痕，也可以避免因选择乳晕旁切口造成乳头乳晕复合体缺血等并发症。同时，腋下切口远离张力区域，降低了植入假体后乳腺表面皮肤切口张力高，影响切口愈合甚至并发感染和假体暴露的风险。

〖 知识链接 〗

手术是乳腺癌的主要治疗方式之一，不行保乳手术则需行全乳切除，全乳切除外观美感欠佳，单纯全乳切除不行重建一般不保留乳头乳晕，对患者术后心理有程度不一的不良影响，重建方式有自体组织重建和假体重建两大类，自体组织重建有供区损伤及并发症，对患者供区情况有要求。假体重建无供区要求。

既往假体重建需两个切口，多为胸肌后假体重建。近年胸肌前假体重建开展逐渐增多，腔镜手术可减少一道切口，明显减少假体外露机会，皮瓣血运明显改善，且腔镜手术有术野放大功能，对浅筋膜浅层的辨识及皮瓣血管保护明显改善，对下皱襞的处理明显优于非腔镜手术。

现代外科提倡在治疗疾病的同时尽可能考虑到患者的心理健康和康复，因而手术的微创效果一直都是外科医生不断追求的目标。常规的乳腺外科手术明显会对患者乳房的美观性造成较大的影响，腔镜手术则可以在远离乳腺病灶的部位进行操作，这无疑代表了乳腺腔镜手术必将成为主流。

相较于其他外科，乳腺外科微创腔镜技术起步相对较晚，但随着各学科的相互渗透，特别是乳腺外科与整形外科结合的越来越紧密，更多的新技术得到了应用和开展。腔镜乳腺手术是利用腔镜的优势从远离病灶部位的切口和入路进行手术，改变了传统乳腺外科的手术方式和程序，具有微创和美容效果。

尽管腔镜技术在全球外科领域开展得如火如荼，但是，由于乳房为实质性器官，没有天然腔隙，在腔镜手术方面不具备先天优势，所以起步较晚；也就是在腹腔镜手术已经在全球广泛开展的 1992 年，澳大利亚 Kompatscher 才首次尝试用腔镜技术取出挛缩的乳房假体；2 年后美国 Friedlander 等首先开始把乳腺腔镜技术应用于乳腺疾病的治疗，随后法国、日本、德国、中国台湾等医生相继开展了腔镜下保乳、乳腺切除、腋窝淋巴结手术以及背阔肌皮瓣乳房重建手术等，但是总体来说，乳腺腔镜手术仍然没有成为乳腺手术的主流术式而广泛开展。

〖 参考文献 〗

［1］MOTA BS，RIERARRICCIM D，et al. Nipple and areola-sparing mastectomy for the treatment of breast cancer［J］. Cochrane Database Syst Rev，2016，11（11）：CD008932.

［2］ROSSI C，MINGOZZI M，CURCIO A，et al. Nipple areola complex sparing mastectomy［J］. Gland Surg，2015，4（6）：528-540.

［3］GONZALEZ EG，RANCATI AO. Skin-sparing mastectomy［J］. Gland Surg，2015，4（6）：541-553.

［4］NIEMEYER M，PAEPKE S，SCHMID R，et al. Extended indications for nipple-sparing mastectomy［J］. Breast J，2011，17（3）：296-299.

［5］林炜怡，陈洁，谭秋雯. 乳房胸肌前假体重建的复兴：理论依据及研究现状［J］. 中国修复重建外科杂志，2023，37（2）.

［6］高健，杨丽萍，汪峰，等. 无充气腔镜辅助小切口保留乳头乳晕乳腺癌根治术 + 无补片 I 期假体乳房重建的创新与实践［J］. 中华内分泌外科杂志，2022，16（5）：559-564.

［7］周娇，梁法清，谢妍妍，等. 华西医院日间腔镜乳腺皮下切除联合一期假体重建的临床路径简介［J］. 中国胸心血管外科临床杂志，2021，28（12）：1393-1399.

［8］张毅，万安弟. 开展中国乳腺外科腔镜手术多中心研究的思考［J］. 中华普外科手术学杂志（电子版），2022，16（2）：127-131.

［9］吴绮鎏. 保留乳头乳晕的全腺体切除联合 I 期乳房重建治疗早期乳腺

癌的疗效观察［J］. 黑龙江医药，2022，35（6）：1263-1266.

　　［10］谢妍妍，吕青，杜正贵. 乳腺腔镜和机器人手术的现状及未来之路——华西医院经验分享［J］. 外科理论与实践，2022，27（5）：396-402.

　　［11］刘子腾，李宗晏，付晓燕，等. 腋窝入路腔镜下双侧乳房皮下切除Ⅰ期假体重建术的临床效果［J］. 中国普外基础与临床杂志，2022，29（11）：1427-1432.

　　［12］吕青. 置身事内：华西乳腺（癌）腔镜手术的开创与发展创新［J］. 中国普外基础与临床杂志，2022，29（11）：1405-1414.

　　［13］中国医师协会微无创分会乳腺专家委员会. 乳腺疾病腔镜手术专家共识及操作指南（2021 版）［J］. 中国微创外科杂志，2021，21（12）：1057-1067.

　　［14］王静坤，计美妮，马斌林，等. 腔镜下乳腺癌根治假体植入乳房再造手术与传统乳腺癌根治性手术的对比研究［J］. 新疆医学，2023，53（1）：5-9.

　　［15］SOBTI N，WEITZMAN RE，NEALON KP，et al. Evaluation of capsular contracture following immediate prepectoral versus subpectoral direct-to-implant breast reconstruction［J］. Sci Rep，2020，10（1）：1137.

　　［16］DAAR DA，ABDOU SA，ROSARIO L，et al. Is there a preferred incision location for nipple-sparing mastectomy? A systematic review and meta-analysis［J］. Plast Reconstr surg，2019，143（5）：906E-919E.

　　［17］FRACOL M，FELD LN，CHIU WK，et al. An overview of animation deformity in prosthetic breast reconstruction［J］. Gland Surg，2019，8（1）：95-101.

　　［18］CATTELANI L，POLOTTO S，ARCURI MF，et al. One-step prepectoral breast reconstruction with dermal matrix-covered implant compared to submuscular implantation：functional and cost evaluation［J］. Clin breast cancer，2018，18（4）：e703-711.

［19］SANTOSA KB，QI J，KIM HM，et al. Long-term patient-reported outcomes in postmastectomy breast reconstruction［J］. JAMA surgery，2018，153（10）：891-899.

［20］SINNOTT CJ，PERSING SM，PRONOVOST M，et al. Impact of postmastectomy radiation therapy in prepectoral versus subpectoral implant-based breast reconstruction［J］. Ann Surg Oncol，2018，25（10）：2899-2908.

［21］The Lancet. GLOBOCAN 2018：counting the toll of cancer［J］. Lancet，2018，392（10152）：985.

［22］AKRAM M，IQBAL M，DANIYAL M，et al. Awareness and current knowledge of breast cancer［J］. Biol Res，2017，50（1）：33.

［23］LOGAN-ELLIS H，ASAOLU O，NEBO V，et al. Biological and synthetic mesh use in breast reconstructive surgery：a literature review［J］. World J Surg Oncol，2016，21（14）：121.

［24］GSCHWANTLER-KAULICH D，SCHRENK P，BJELIC-RADISIC V，et al. Mesh versus acellular dermal matrix in immediate implant-based breast reconstruction-A prospective randomized trial［J］. European Journal of Surgical Oncology，2016，42（5）：665-671.

［25］WARD EM，DESANTIS CE，LIN CC，et al. Cancer statistics：Breast cancer in situ［J］. Ca：a Cancer Journal for Clinicians，2015，65（6）：481-495.

［26］CAPLIN DA. Indications for the use of memoryshape breast implants in aesthetic and reconstructive breast surgery：long-term clinical outcomes of shaped versus round silicone breast implants［J］. Plast Reconstr Surg，2014，134（3S）：27S-37S.

［27］TOLIA M，ANNA Z，JOHN RK，et al. The key role of bisphosphonates in the supportive care of cancer patients［J］. Anticancer Res，2014，34（1）：23-37.

［28］DIETERICH M，FARIDI A. Biological matrices and synthetic meshes used in implant-based breast reconstruction a review of products available in germany［J］. Geburtsh Frauenheilk，2013，73（11）：1100-1106.

［29］ALANI HA，BALALAA N. Complete tissue expander coverage by musculo-fascial flaps in immediate breast mound reconstruction after mastectomy ［J］. J Plase surg Hand Su，2013，47（5）：399-404.

［30］HONG Y，SHIN H. 515 early results of an endoscopy-assisted nipple-sparing mastectomy for early breast cancer［J］. Eur J Cancer，2012，48（1）：S196-S197.

［31］YAMASHITA K，SHIMIZU K. Video-assisted breast surgery and sentinel lymph node biopsy guided by three-dimensional computed tomographic lymphography［J］. Surgical Endoscopy，2008，22（2）：392-397.

［32］DEAN C，CHETTY U，FORREST AP. Effects of immediate breast reconstruction on psychosocial morbidity after mastectomy［J］. Lancet，1983，321（8322）：459-462.

［33］SNYDERMAN RK，GUTHRIE RH. Reconstruction of the female breast following radical mastectomy［J］. Plast Reconstr Surg，1971，47（6）：565-367.

>>> 钟才能

经腋窝腔镜辅助下保留乳头乳晕右侧乳腺癌根治性皮下腺体切除术 + 联合补片右侧假体置入 I 期乳房重建术

【病历概述】

患者女，49 岁

过敏史：无。

主诉：发现双乳肿物半年余。

现病史：患者半年余前体检发现双乳肿物，钼靶提示：双乳散在小肿块，暂拟良性可能性大，请结合超声检查，BI-RADS 3 类；双乳另见少许良性钙化。患者自诉双乳不可触及肿物，无伴经前期隐痛，双乳头无溢液，予以定期复查。半月前来我院（深圳市人民医院）复查乳腺彩超：右侧乳腺内实质性占位病变，大小约 21 mm×12 mm，性质待查，建议进一步检查。BI-RADS 4b 类。余双侧乳腺内结节，性质待查，建议动态观察，BI-RADS 3 类。2 周前在超声引导下右侧乳腺肿物穿刺活检术，穿刺病理提示：（右乳肿物）穿刺标本，乳腺浸润性非特殊类型癌，周围可见少量低级别导管原位癌（实体型）。免疫组化：ER（90%，3+）、PR（90%，3+）、HER-2（1+，60%；2+，10%）、Ki-67（10%+）、E-cadherin（膜+）、P120（膜+）、P63、Calponin 肌上皮缺失。现为进一步诊治，门诊以"右乳癌"收入院。患者自发病以来，无发热、咳嗽、腹痛及骨关节疼痛，精神、食欲、睡眠可，大、小便正常，近期体重无明显减轻。

查体：T 36.3℃，P 78 次/分，R 20 次/分，BP 137/97 mmHg。

专科情况：两侧乳房对称，乳房发育一般，双侧乳头对称，无偏移、糜烂、缺如，无乳头凹陷、未见乳头分泌物，未见橘皮样变及酒窝征。右乳内上象限约 2 点可隐约触及一肿物，约 2 cm，质硬，表面光滑，边界欠清，无压痛，活动度中等，与胸壁无粘连，与皮肤无粘连，左乳未触及明显肿物，双侧腋下、双侧锁骨上下区未触及肿大淋巴结。

辅助检查：

（1）入院后钼靶影像（图 1-93）检查示 2D DM：右乳 CC 位 +MLO 位；左乳 CC 位 +MLO 位，DBT：薄层 1 mm，右乳 CC 位 +MLO，左乳 CC 位 +MLO。合成 2D SM：右乳 CC 位 +MLO 位，左乳 CC 位 +MLO 位。双侧乳腺实质构成属不均匀致密型（ACR c 型）；双侧纤维腺体组织基本对称，量较多，纤维腺体组织密度不均，双乳见散在点状钙化，双乳另见散在可疑小肿块，DBT 示小肿块边缘清晰，等密度；乳头未见凹陷、变形；乳晕、皮肤未见异常增厚；皮下脂肪清晰，悬韧带增粗，呈牛角样突起；腺体后脂肪层未见异常密度灶；双侧血管分布均匀；片中所示双侧腋下未见异常肿大淋巴结。

意见：①双侧乳腺实质构成，不均匀致密型（ACR c 型）。②双乳散在小肿块，暂拟良性可能性大，请结合超声检查，BI-RADS 3 类；双乳另见少许良性钙化。③双侧乳腺增生，请结合临床及随访复查。

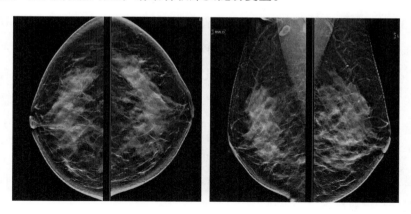

图 1-93　钼靶影像

（2）超声所见（图 1-94）：右侧乳房上象限 12 ~ 1 点方向可见一个肿块图像，大小约 21 mm×12 mm，平行于皮肤，纵径 / 横径（A/T）值 < 1，形状呈不规则形，边界不清，边缘呈锯齿状，内部为极低回声，分布不均匀，并可见多个点状强回声伴声影，后方回声有衰减。CDFI：肿块周边及内部可见丰富的条状血流信号。另右侧乳腺几个结节，最大约 13 mm×5 mm（外上象限）；左侧乳腺几个结节，最大约 10 mm×5 mm（内上象限）；结节形状呈椭圆形，

边界清晰，包膜不明显，内部回声不均匀，呈低回声，后方回声无变化，两侧未见侧边声影。CDFI：结节内及周边未见明显血流信号。双侧腋下、锁骨上未见明显异常肿大的淋巴结。

超声诊断：右侧乳腺内实质性占位病变，性质待查，建议进一步检查。BIRADS 4b 类。余双侧乳腺内结节，性质待查，建议动态观察，BIRADS 3 类。

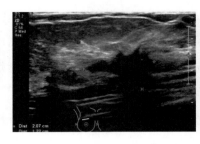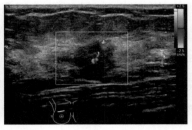

图 1-94 超声

（3）肺 CT：右肺数枚磨玻璃、实性结节影，其中右肺上叶前段结节沿支气管血管束分布，径范围 3～7 mm，较大者位于右肺下叶后基底段，大小约 7 mm×5 mm；右肺上叶前段见一枚钙化结节影，大小约 4 mm×4 mm；右肺下叶胸膜局部增厚粘连；其余双肺野清晰，纹理走行自然，气管、支气管管腔完整，管壁光滑无增厚，管腔未见狭窄或阻塞。肺门、纵隔未见淋巴结肿大，心脏、大血管未见异常。两侧胸腔未见积液。

意见：右肺多发小结节，请结合临床随访复查；右肺上叶钙化灶；右肺下叶胸膜局部增厚粘连。

（4）术前钼靶（图 1-95）：DBT 薄层 1 mm，双侧 CC 位 +MLO。合成 2D SM：双侧 CC 位 +MLO 位，双乳腺实质构成为 c 型（不均匀致密型），腺体弥漫性不均匀致密。右侧乳腺外上象限见大团状不对称，其间见点状钙化。双乳悬韧带轻度增厚。双乳未见明显增粗的血管及增生的导管影。双乳晕、乳头和皮肤未见明显异常。双腋下未见明显肿大淋巴结影。

意见：双侧乳腺不均匀致密型 ACR c。①右侧乳腺外上象限不对称及钙化，BI-RADS 6 型。②左侧乳腺未见明确肿块及恶性钙化，BI-RADS 1 型。

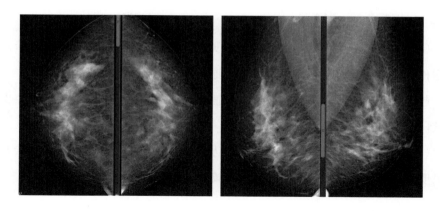

图1-95　钼靶检查

（5）超声检查：肝切面形态大小正常，包膜回声规整，肝实质回声均匀，管道结构显示清晰，肝内未见明显异常回声，门静脉内径正常。CDFI：肝内未见明显异常血流信号，门静脉血流为向肝性，门静脉血流速度在正常范围内，脾静脉血流信号未见异常。胆囊切面形态大小正常，壁薄光滑，其内未见异常回声。肝内外胆管未见扩张。脾形态大小正常，回声细小均匀，其内未见异常回声，脾静脉内径未见增宽。胰腺形态大小正常，回声均匀，其内未见异常回声。左肾切面大小为 83 mm×48 mm，体积缩小，形态未见异常，轮廓规则，在肾盏可见多个大小不等，最大约 4 mm×3 mm 的强回声团，后方伴声影。肾内可见多个大小不等，最大约 10 mm×9 mm 的异常暗区，形状呈椭圆形，内呈一致性暗区，囊壁薄而光滑，后壁回声增强，异常暗区外肾实质可显示。右肾切面大小为 113 mm×48 mm，形态未见异常，肾实质回声均匀，肾盂肾盏未见异常分离，肾内未 见异常回声。CDFI：双肾未见明显异常血流信号。双侧输尿管未见扩张。膀胱充盈，内壁光滑，内未见局限性肿块回声及强回声团。

超声诊断：左肾体积缩小，左肾内多发性结石。左肾肾内多发性囊性占位病变，考虑多发性肾囊肿。肝脏、胆囊、胆管、脾脏、胰腺及门静脉系统未见明显异常声像。右肾、膀胱未见明显异常声像。输尿管未见扩张。

（6）经阴道子宫、附件彩色多普勒超声检查：子宫后位，切面形态正常，体积大小正常，宫壁回声均匀，内膜线居中，子宫内膜厚度 9 mm，回声不均匀。

（7）彩色多普勒超声检查：子宫未见异常血流信号。双侧卵巢可显示，双侧附件区未见明显异常回声。盆腔可见前后径约 13 mm 液性暗区。

超声诊断：子宫内膜回声不均。双侧附件区未见明显异常声像。盆腔少量积液。

（8）心脏彩超诊断：心脏形态结构及瓣膜活动未见明显异常；静息状态下未见明显室壁运动异常；左室舒张功能减低，左室整体收缩功能正常。

〖诊断思路〗

右侧乳腺浸润性非特殊类型癌；双乳肿物。

〖治疗经过〗

手术经过：

体位与切口：取平卧位，常规消毒皮肤、铺巾，左侧上肢消毒无菌巾包扎。

右腋下前哨淋巴结活检术：在右乳腺体内注射亚甲蓝溶液。行弧形切口，约 3.0 cm，分离皮瓣，探查右侧腋窝内有多个肿大淋巴结，未融合。分离蓝染淋巴结、无蓝染肿大淋巴结，标记为前哨淋巴结 1 ~ 3，检查淋巴结均质中，界清，包膜完整。标本送冰冻病理（冰冻）：（右腋下前哨淋巴结 1、2）未见癌（0/1、0/1）。（右腋下前哨淋巴结 3）见癌转移。遂根据术前意见行右腋窝淋巴结清扫术。切开喙胸锁筋膜，解剖腋静脉，分离、钳夹、切断、结扎腋动静脉向下分支，从腋静脉下开始分离、清除腋窝脂肪淋巴组织至胸小肌内缘；保留胸长、胸背神经、肩胛下血管，并沿其清除它们伴行的脂肪淋巴组织。

经腋窝腔镜辅助下保留乳头乳晕右侧乳腺癌根治性皮下腺体切除术 + 联合补片右侧假体置入 Ⅰ 期乳房重建术（图 1-96）：以腋窝切口分离皮瓣及乳腺组织，分别置入腔镜、分离钳、长柄电刀，从胸大肌表面游离乳腺组织，分离皮下腺体，外侧至乳腺外皱襞，内侧至胸骨中线，向上到锁骨下，向下达乳腺下皱襞，保留乳头乳晕复合体完整切除乳腺腺体组织，并取乳头后方切缘送冰冻，冰冻病理报告示（右乳晕后切缘）未见癌。以上切除的组织标记为"右乳癌根治全切标本"送常规石蜡病理检查。取 395 cc 容量的 311 型乳房硅胶假体，表面覆盖一块乳房补片，一并置入该残腔内，充分展平乳房补片，调整假体位置。

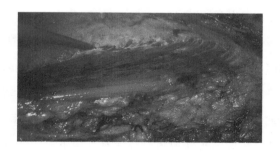

图 1-96　分离乳后间隙，切除胸肌肌膜

　　检查创面无活动性出血后，用灭菌蒸馏水冲洗，吸净；置乳房引流管 1 条，在腋下线原切口处下缘引出固定，外接引流袋；逐层缝合皮下组织、皮肤。

　　手术顺利，出血约 50 mL，术中生命征平稳，术后患者安返病房。术中标本送石蜡病理。

　　术中冰冻病理：

　　大体所见：A. 右侧腋窝前哨淋巴结 1：触及淋巴结一枚，最大径 1.5 cm，对剖全取。B. 右侧腋窝前哨淋巴结 2：触及淋巴结一枚，最大径 1.8 cm，对剖全取。C. 右侧腋窝前哨淋巴结 3：触及淋巴结一枚，最大径 1.8 cm，对剖全取。诊断（冰冻）：（右侧腋窝前哨淋巴结 1、2）未见癌（0/1、0/1）。（右侧腋窝前哨淋巴结 3）见癌（1/1）。

　　大体所见：右乳头后方切缘：黄组织一块，最大径 0.8 cm，全取。诊断（冰冻）：（右乳头后方切缘）未见癌。

［讨论与总结］

　　此术式主要优势在于以腋窝为手术切口，通过腋窝单切口完成整个乳房腺体切除及假体植入，腋窝具有自然皮纹皱褶且皮肤张力小，切口恢复后自然如皮纹，正面观无法看见手术疤痕，十分隐蔽和美观，避免了建立操作腔隙需要溶脂的弊端，大大地提高了患者术后接受度，年轻女性更加受益，术后恢复快，患侧肩关节活动恢复期较传统手术短，术后患侧上肢的感觉异常、淋巴水肿等并发症较传统手术也有所减少。

在即刻乳房重建手术中，保留乳头的乳房切除术（skin sparing mastectomy，SSM）或保留皮肤的乳房切术（nipple sparing mastectomy，NSM）是实现重建乳房美观度的前提。保留皮肤的全乳切除术需要切除乳头、乳晕以及既往开放活检时留下的瘢痕，设计切口时，尽量将穿刺针道包含在切口之内。如果患者的乳房较大、皮肤较多，或伴有乳房下垂的情况下，可以通过缩乳成型切口，或乳房提升固定的切口行皮下腺体切除，从而减少皮肤量以获得最佳的乳房美观效果，此时，可同时行健侧乳房的对称性手术。重建乳房的美观效果很大程度上取决于切口的设计和全乳切除时乳房皮瓣的分离技术。

〔知识链接〕

多数乳腺癌患者早期症状不明显，很容易被忽视而没有及时就医。因此，高危人群应重视乳腺癌的筛查工作，定期进行乳房自我检查及临床体检，一旦发现乳房有肿块、乳头溢液、腋窝淋巴结肿大等异常迹象时应引起重视，须请专业医生做进一步判断。

大多数人以乳房肿块为首发症状就医，常规诊断流程如下：

医生会根据患者的个人情况做病史的采集，可能包括：何时出现肿块、肿块生长的速度、是否疼痛、其他伴随症状等。

随后医生会对患者进行体格检查，此时如果医生发生异常迹象，会让患者做进一步辅助检查，例如乳腺超声、乳腺 X 线摄影等。

最后，医生会结合患者的临床表现、体格检查、影像学检查、组织病理学检查等进行乳腺癌的诊断和鉴别诊。当患者确诊为乳腺癌后，医生会根据组织病理检查结果判断疾病的类型，并综合其他辅助检查手段对乳腺癌进行分期，指导后期治疗。

医生一般是根据 TNM 系统对乳腺癌进行分期。TNM 系统对于预测肿瘤的复发转移有很高的临床价值，也是较为成熟的风险评估指标。

TNM 系统用于描述原发肿瘤的大小，以及肿瘤向附近淋巴结或身体其他部位的扩散。

乳腺癌腔镜手术一般是指腔镜辅助下乳腺癌改良根治术，优点主要在于创口小、恢复快等，而缺点主要在于治疗费用相对高，还可能需要辅以其他治疗方式。

乳腺是人体比较重要的器官，常规乳腺手术通常会在乳房表面取足够长的切口，以实现手术野的显露，术后留下的创口比较影响美观，还可能会造成心理伤害。

腔镜辅助下进行乳腺癌改良根治术，在乳房表面留下的切口疤痕小，且较隐蔽，能够尽可能降低患者因手术创口造成的心理伤害，而且术后恢复较快，治疗效果也较好，同时也保护乳房的美观。

腔镜辅助下乳腺癌皮下单纯切除＋重建的优势：不但减少了乳腺癌皮下切除内侧及下方腺体直视下操作的不便、有利于保护乳晕皮下的血供，更重要的是避免了常规手术时在乳房表面留下的手术疤痕，在保证疗效的同时最大限度地保证了美容效果，即刻重建也减少了手术导致的乳房缺失对患者造成的心理创伤。

即刻乳房重建在全乳切除术的同时进行重建，一次全麻可完成肿瘤切除和乳房重建两种手术。具有以下的优势：

（1）采用 SSM 或 NSM 后，乳房各边界，尤其是下皱等重要解剖标记不会被破坏，能够保留女性每个乳房的独特形态，大部分的乳房皮肤包囊得以保留，只需将乳房容积恢复，即能够得到乳房自然的外形和对称性，重建的乳房则更为接近于患者自身的乳房形态，同时，即刻乳房重建的手术瘢痕往往更为隐蔽，有助于获得更为理想的美容结局。

（2）即刻乳房重建将切除手术和重建手术合二为一，对患者而言有明显的优势。手术次数减少意味着仅需要一次全麻，降低了麻醉相关的风险些自体皮瓣乳房重建可以由两组医生同时进行，缩短了手术时间，也降低了总费用。即刻乳房重建术后，患者往往可以在化疗前即能够获得一定程度的康复，以较为完整的形体接受后续的治疗，这种积极的心态可能会减轻辅助治疗并发症所引发的心理不适。另外，由于即刻乳房重建的乳房外形般比较满意，二次手术需要做的乳房改型和对侧乳房修整一般较少，在植入物重建过程中，后续的假体置换手术也比较简单，从而可以减少患者的总体并发症发生率。

（3）人选择即刻乳房重建的主要原因与心理康复有关。患者在接受全乳切除术后心理的负面影响是非常严重的，接受即刻乳房重建的患者在麻醉苏醒后，比较容易接受重建的乳房，并将其视作身体的一部分，从而减轻心理创伤，术后，患者很少回忆起手术过程的痛苦不适，往往对于自己的身体外形更为满意，和未接受乳房重建的患者相比，前者穿衣服时显得更为舒适和自信。有研究表明，与保乳手术比较，全乳切除术后即刻乳房重建能得到类似的社会心理效果，两种手术都强调患者对于疾病康复预期的重要性，对于即刻乳房重建手术而言，能够在最大程度上提升患者的满意度、身体外形和生活质量，另外，与延期乳房重建手术相比，即刻乳房重建瘢痕更为隐蔽，从而给患者提供了更好的心理安慰。

〖 参考文献 〗

［1］中华医学会外科学分会乳腺外科学组. 早期乳腺癌保留乳房手术中国专家共识（2019 版）［J］. 中华外科杂志，2019，57（2）：81-84.

［2］黄育北. 中国女性乳腺癌筛查指南［J］. 中国肿瘤临床，2019（09）：429-431.

［3］郭瑢，修秉虬，苏永辉，等. 中国乳腺癌术后植入物乳房重建现况调查［J］. 中华外科杂志，2019，57（8）：616-621.

［4］中国抗癌协会乳腺癌专业委员会，中国医师协会外科医师分会乳腺外科医师委员会，上海市抗癌协会乳腺癌专业委员会. 乳腺肿瘤整形与乳房重建专家共识（2022 年版）［J］. 中国癌症杂志，2022，32（9）：836-924.

［5］姜军，杨新华，范林军，等. 腔镜手术在乳腺疾病外科治疗中的应用

［J］．中华医学杂志，2005，85（3）：181–183.

　［6］曹鋆，吴炅．乳腺癌患者报告结局量表BREAST-Q在乳腺外科中的应用［J］．中华乳腺病杂志（电子版），2017，11（5）：300–304.

　［7］YAMASHITA K，SHIMIZU K．Video-assisted breast surgery and sentinel lymph node biopsy guided by three-dimensional computed tomographic lymphography［J］．Surg Endosc，2008，22（2）：392–397.

　［8］屈翔，王子函，王劲夫，等．腔镜手术在乳腺癌外科的应用与前景［J］．中国实用外科杂志，2018，38（11）：1245–1248.

>>>　钟才能

病例 01 腹腔镜肝囊肿开窗引流术 1
Case one

【病历概述】

患者女，47岁。

过敏史：否认食物及药物过敏史。

主诉：体检发现肝内多发占位 2 年余。

现病史：患者自诉 2 年余前体检发现肝内多发占位，无腹痛腹胀，无呼吸困难，无咳嗽、发热，无胸闷、胸痛，无咳嗽、咯血。一直未处理。8 月份检查发现肝囊肿较前增大，现来我院（深圳市宝安区中心医院）门诊就诊要求手术治疗，门诊以"肝占位"收入我科（肝胆胰外科）。近一年体重下降 5 kg。

既往史：既往有声带息肉切除、子宫肌瘤切除手术史，否认"结核、病毒性肝炎、肝吸虫病、血吸虫病"等传染病史，无"慢性支气管炎、高血压、冠心病、肾病、糖尿病"等慢性病史，无重大外伤史，预防接种史不详。

专科查体：腹平，未见胃肠型及蠕动波，腹部可见陈旧性手术疤痕愈合良好，腹部无压痛、反跳痛，肝脾肋下未及，Murphy 征阴性，移动性浊音阴性，肠鸣音正常，肝肾区无叩击痛。

辅助检查：2022-07-31 肝胆胰脾彩超，诊断意见：肝内囊性占位病变，考虑肝囊肿。

【诊断思路】

初步诊断：①肝占位性质待查：多发性肝囊肿？②子宫肌瘤切除术后；③慢性胃炎；④声带息肉切除术后；⑤颈椎间盘突出症；⑥腰椎间盘突出症。

鉴别诊断：

肝血管瘤：①血清 AFP 正常；②上腹部 CT 平扫＋增强扫描检查一般可明确肝血管瘤；③血管瘤较大或近肛门区时可存在黄疸；④肝区多无叩击痛存在。

最终诊断：①多发性肝囊肿；②腹腔粘连；③子宫肌瘤切除术后；④慢性胃炎；⑤声带息肉切除术后；⑥颈椎间盘突出症；⑦腰椎间盘突出症。

【治疗经过】

入院后完善相关检查：

胃镜（普通）2022-09-27诊断意见：慢性萎缩性胃炎C2型。

心电图（十二导）2022-09-27诊断意见：窦性心律，正常心电图。

上腹部螺旋CT平扫加增强（2022-09-27）（图2-1）诊断意见：①肝内多发囊性灶，考虑囊肿，建议随诊复查。②双肺散在磨玻璃结节，Lung-RADS 3级，与2020-05-02片对比大致相仿，建议肺结节中心进一步诊治。③气管憩室。

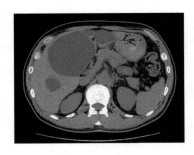

图2-1 CT

三大常规、肝肾功能、电解质、凝血功能、胰腺炎二项、肿瘤标记物及术前八项均无明显异常。

经副主任医师主持手术组医师讨论，患者肝胆B超及增强CT均提示肝内巨大囊肿可能，诊断基本明确，有手术指征，无重大手术禁忌证，做好术前准备。

手术方式：腹腔镜探查——肝囊肿开窗引流术。

将手术风险及可能并发症向患者及家属讲明；患者已签字同意手术，于2022-09-29送手术室行全麻下行腹腔镜探查——肝囊肿开窗引流+腹腔粘连松解+腹腔引流+皮下罗哌卡因神经阻滞术。

手术经过（图2-2～图2-7）：

常规腹腔镜胆囊切除四孔法布孔，建立气腹，常规探查腹腔，肝下缘可见多个肝囊肿，囊液清亮。

游离囊肿壁，在菲薄处超声刀切除囊壁，探查囊肿腔，未见胆管相通。

将吸引器放入囊腔内，用注射器抽5 mL碘酊注入囊腔，烧灼囊壁，吸出碘酊后再分别注入酒精及生理盐水冲洗干净。

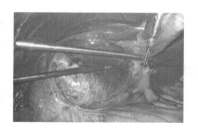

图 2-2　暴露囊肿壁菲薄处

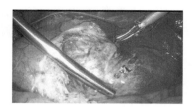

图 2-3　切开小洞口，放出积液

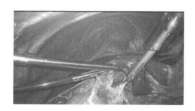

图 2-4　探查囊肿腔

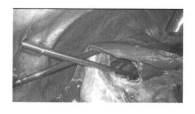

图 2-5　从吸引器里注入碘酊

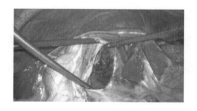

图 2-6　用纱块沾碘酊擦拭囊肿壁烧灼

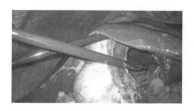

图 2-7　再注入酒精脱碘

术程顺利，术后安返病房，予抗感染、补液等对症支持治疗。患者恢复良好，复查血常规及肝功能未见明显异常。术后病理提示：肝囊肿，单纯性囊肿。

【 **出院情况** 】

患者生命体征平稳，巩膜及皮肤无明显黄染；腹部平软，未见肠型及蠕动波，全腹腹肌软，无压痛及反跳痛，未扪及明显腹部包块；肝区叩击痛（－），移动性浊音（－）；腹部戳孔愈合良好。

【 **讨论与总结** 】

肝囊肿囊壁是由分泌功能的壁

组成，突出于肝表面部分菲薄，可予切除开窗，分泌液体可流入腹腔，由腹膜吸收。肝脏组织侧囊壁表面常有被推压胆管、肝静脉，不应电刀烧灼，可引起胆漏或大出血。囊壁可建议使用碘酊 – 酒精烧灼灭活，减少液体分泌。

囊液如为胆汁，常提示囊肿内有胆管开口，需用纱块吸引器仔细查找漏口，予 Proline 线缝合结扎。

多发广泛肝囊肿审慎手术，可能导致囊液排出到腹腔较多，形成顽固性腹水可能。

>>>　邱振雄

病例 02 Case two 腹腔镜肝囊肿开窗引流术 2

【 病历概述 】

患者女，64 岁。

过敏史：无。

主诉：反复右上腹疼痛不适约两年。

现病史：患者 4 月前无明显诱因下出现腹胀不适，多于进食后出现，呈持续性胀痛，未向它处放射，同时出现大便习惯的改变，无畏寒发热，无恶心无呕吐，起初症状不重，患者未予重视，未行检查及治疗。3 天前患者至我院（南京市江宁医院）门诊就诊。查上腹部 MRI 平扫：肝脏多发囊肿（右叶一枚复杂囊肿）可能，双肾小囊肿，建议随诊观察或进一步增强检查。患者要求住院治疗，门诊以"肝囊肿"收住入院。病程中，患者无胸闷气急，无头晕心慌，无肉眼血尿及血便，食纳睡眠差，大、小便量少。

既往史：平素健康状况一般。否认疾病史。否认传染病史。预防接种史不详。否认手术史，否认外伤史。

查体：神清，腹平，未见肠型及蠕动波，腹软，上腹部轻压痛，无明显反跳痛，无肌卫，未扪及明显包块。肝脾肋下未触及，肝肾区无叩痛，移动性浊音阴性，肠鸣音正常。

辅助检查：

上腹部 MRI 平扫（我院门诊 2023-03-28）：肝脏多发囊肿（右叶一枚复杂囊肿）可能，双肾小囊肿，建议随诊观察或进一步增强检查。

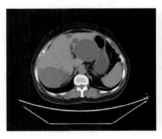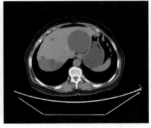

图2-8 上腹部MRI平扫

【诊断思路】

诊断：肝囊肿。

鉴别诊断：

1. 肝炎

主要表现厌油、食欲不振、黄染、肝区疼痛、肝脏肿大触痛、血清转氨酶明显升高。

2. 原发性肝癌

多由肝硬化病史进展为肝癌，临床表现多为肝区疼痛、乏力、纳差等非特异性症状，如继发肝癌破裂出血可表现为持续剧烈腹痛，实验室检查可见肝功能障碍、AFP升高，增强CT可见肝内占位呈"快进快出"表现。

3. 胆管肿瘤

多表现为无痛性黄疸，症状持续加重，B超、CT可见胆管占位。

【治疗经过】

术前讨论：患者根据病史结合查体及辅助检查，患者肝囊肿诊断明确，手术指征：肝囊肿为多发，大于8 cm，患方积极要求手术治疗。入院后各项术前检查未见明显异常，无绝对手术禁忌证，患者及家属明确选择手术治疗，拟行腹腔镜下肝囊肿开窗引流术，不排除中转开腹或仅行腹腔镜探查术。术中术后均可能出现出血、感染、胆瘘、肠梗阻、肝囊肿再发等情况，术中注意解剖结构，避免周围组织误伤。术后加强咳嗽咳痰减少肺部感染，加强床上及床边活动，减少肠粘连及深静脉血栓形成。留置腹腔引流管以便观察是否出现术后出血、胆瘘等并发症的发生，并注意监测肝功能变化和患者营养状态。术后注意防治肝功能障碍、腹水、低蛋白血症、肝性脑病，早期注意充分补充肠外营养，予镇痛促进患者早期活动加速康复及降低深静脉血栓形成可能，尽快过渡肠内营养，必要时静脉补充白蛋白。如术后病理提示恶性则有需进一步治疗且预后不良可能。总之，密切关注患者病情变化，结合患者具体病情随时调整治疗方案，保证患者围手术期安全。

手术经过：

患者平卧于手术台上，麻醉成功后，手术区域碘伏常规消毒 3 次，逐层铺放无菌巾单。

沿脐下缘做一弧形切口，长约 1 cm，经切口插入 Trocar，向腹腔内注入二氧化碳压力 13 mmHg。气腹成功后放入腹腔镜。于剑突下做一约 1 cm 切口，插入 Trocar，右肋缘下锁骨中线做一 5 mm 切口，插入 Trocar，置入器械。观察腹腔，无腹水，胆囊、胃、结肠、小肠可见部分未发现明显异常，仔细游离后见肝脏表面可见大小不等多个囊肿，最大的约 8 cm×6 cm，位于肝右叶，最小的约 1 cm×1 cm，胆总管直径约 6 mm，决定行腹腔镜下肝囊肿开窗引流术。

沿着肝囊肿壁边缘电刀分离囊肿壁，见内流出清凉液体，吸引器吸净后，沿肝囊肿边缘切除肝囊肿壁，边缘电凝止血。手术顺利，观察无活动性出血及胆漏，于肝创面放置十字引流管一根，拔出各切口 Trocar，缝合切口，外以敷料包裹。

术中患者麻醉满意，出血量少，术后安返病房。切除标本交由患者家属过目后送检。

〔出院情况〕

患者一般情况可，未诉特殊不适症状，精神、睡眠可，食纳可，大小便正常。查体：神志清，心肺听诊未见明显异常，腹平，腹腔镜切口对合良好，无红肿渗出，腹软，无压痛、反跳痛、肌紧张，肝脾肋下未触及，移动性浊音阴性，肠鸣音正常。

〔讨论与总结〕

大多数肝囊肿是偶然诊断出的良性、小且无症状的病变，不需要干预，而大的、有症状的或肿瘤性囊肿则需要进一步治疗。本例患者为肝脏多发囊肿，术后病理亦证实术前诊断。对于巨大的肝囊肿，尤其是有临床症状的肝囊肿，行腹腔镜下肝囊肿开窗引流术，是一种可行的手术方式。诚然，当前亦有其他治疗手段，如抽吸硬化治疗、穿刺引流治疗等等，研究表明其常常与高复发率有关，仅建议在合并手术高危因素的患者中使用。目前微创技术发展成熟，对于多发性囊肿、解剖位置困难的囊肿亦能达到良好的效果。当然，对于怀疑囊性肿瘤的患者，术中冰冻切片有助于指导切除，术者应做好相应的肿瘤切除准备。随着诊断研究的最新进展，肝囊肿变得越来越常见，对危险因素的认识也越来越深入，腹腔镜手术可以减轻患者痛苦，术后疼痛最小，住院时间短，可以早期恢复正常活动，亦符合了现代临床医学中的加速康复外科理念。

〔知识链接〕

肝囊肿是一种较常见的肝脏良性疾病，可分为寄生虫性、非寄生虫性和先天遗传性。

肝囊肿病因大多数系肝内小胆管发育障碍所致，单发性肝囊肿的发生是由于异位胆管造成。肝囊肿生长缓慢，所以可能长期或终生无症状，其临床表现也随囊肿位置、大小、数目以及有无压迫邻近器官和有无并发症而异。囊肿既不会影响肝功能，也不会发展为肝癌，所以这种囊肿通常不必理它，只要定期复查即可。但如果它长得实在太大，让患者感觉不舒服时，可以进行治疗。

一、肝囊肿临床表现

囊肿压迫胃部患者不敢正常进食或饱餐，挤压心脏时可以出现心衰，有的患者因为肝左叶囊肿，挤压到心脏。每天必须吸氧，而且因为心衰，两年没有下床。经过治疗后患者能够下地行走，再不用吸氧。

肝囊肿可以出现肝区疼痛，腹胀，有时囊肿突然增大或继发感染，可以突然腹痛加剧，或发烧。有时上腹部可触及包块，有的患者出现腹痛，呕吐，黄疸。当囊肿过大时，可出现消化不良、恶心、呕吐和右上腹不适或疼痛等症状，可采用以下治疗方法，如手术开窗引流、切除囊壁，也可经超声引导穿刺引流后，再注入无水酒精使囊壁硬化，疗效均较满意。

少数肝囊肿可出现以下状况，如囊肿破裂、囊内出血、感染或短期内生长迅速有恶变倾向等，所以，对于所有肝囊肿需要定期检查观察，必要时施行手术治疗。

二、肝囊肿的病因

1. 潴留性肝囊肿

为肝内某个胆小管由于炎症、水肿、瘢痕或结石阻塞引起分泌增多，或胆汁潴留引起，多为单个，也可因肝钝性挫伤，致中心破裂的晚期。病变囊内充满血液或胆汁，包膜为纤维组织，为单发性假性囊肿。

2. 先天性肝囊肿

由于肝内胆管和淋巴管胚胎时发育障碍，或胎儿期患胆管炎，肝内小胆管闭塞，近端呈囊性扩大及肝内胆管变性，局部增生阻塞而成，多为多发。

三、病理

1. 单发性肝囊肿

大小不等，直径由数毫米至 20 mm 以上，可占据整个肝叶。囊肿呈圆形、椭圆形，多为单房，亦有多房或带蒂囊肿。包膜完整，表面乳白色或呈灰色，囊壁厚度 0.5 ~ 5 mm，囊内液体透明，有出血或胆汁时呈咖啡色，含少量白蛋白、粘蛋白、胆固醇、红细胞、胆红素等。

2. 多囊肝

囊肿大小不一，最大容量可达 1000 mL 以上，小者如芝麻、绿豆大小，囊肿散布全肝或某一肝叶，以右叶多见。大体切面呈蜂窝状，囊腔内含澄清透明液体，不含胆汁。肝囊肿甚大时可压迫肝细胞，致萎缩性变，可引起胆管狭窄，致胆囊炎，可引起肝功能损害，最后出现腹水、黄疸，甚至食道静脉曲张。

四、肝囊肿的诊断方法

肝囊肿主要依赖影像检查进行诊断。在影像诊断中超声波检查最为重要。在肝囊肿的定性方面，一般认为超声波检查比 CT 更准确。但在全面了解囊肿的大小、数目、位置以及肝脏和肝脏周围的有关脏器时，特别是对于需行手术治疗的巨大肝囊肿患者，CT 检查对于手术的指导作用显然优于 B 超。一般情况下，肝囊肿患者并不需要作彩色超声及磁共振（MRI）检查。化验检查对肝囊肿的诊断价值不大。通常，肝囊肿并不导致肝功能的异常。但有时为了鉴别诊断，做某些血液检查仍然是必要的，特别是血液甲胎蛋白（AFP）检查，以排除原发性肝癌。

五、肝囊肿的危害性

专家指出，大多数肝囊肿并无症状，常在体检时发现。但也有一些患者感到腹部不适或疼痛，这可能是由于囊肿位置表浅易与膈肌或腹膜摩擦所致。一般讲，这种肝囊肿引起的疼痛并不严重。巨大肝囊肿也可挤压周围脏器，使患者感到腹部不适或胀满、甚至影响消化和呼吸。对于大多数患者来说，其所患肝囊肿均为小的肝囊肿，其最大直径均不超过 3 cm。肝囊肿与肝血管瘤一样，不是肿瘤、不长大、不恶变，对肝囊肿患者无威胁，不要紧。所谓"不要紧"是意味着"不急"和不需要处理。另外，肝囊肿与肝血管瘤相比，更无破裂之忧。这是因为即使囊肿破裂，流出的液体也对人体无害。事实是肝囊肿甚少自发破裂。但肝囊肿患者仍需定期随访，每年做 1 ~ 2 次 B 超是需要的。至今，尚未发现肝囊肿的形成与某些食物的关系，因此肝囊肿患者不需要忌口。也尚未发现家务、运动、工作对肝囊肿生长有促进作用，因此肝囊肿患者不需要改变自己的生活习惯及工作环境。

六、肝囊肿的治疗

多数的肝囊肿对人体的健康影响不大，只需要定期随访就可以了。是否需要治疗主要是根据下面的情况而定。

（1）如巨大肝囊肿可能压迫邻近的器官或肝内的胆管，引起相应的症状和体征。例如，巨大肝囊肿可能压迫胃而引起嗳气、腹胀、食欲不振，也可能压迫肝内的胆管，引起黄疸。

（2）少数严重多发的肝囊肿，可同时伴有肝纤维化和门静脉高压者，会造成肝功能损害，门静脉高压可能引起上消化道大出血，因此需要积极治疗。

（3）有少数的肝囊肿患者，其囊肿和胆道系统有交通，由于细菌能通过胆道系统进入到囊肿内，引起感染，这样感染容易复发，且可能引起胆管炎，个别病毒例也可能癌变，应该尽早治疗。如囊肿随访过程中发现囊肿壁增厚，或者化验血有 CA199 糖抗原、癌胚抗原升高者，应该及时手术切除。

肝囊肿，通俗点说就是肝脏中的"水泡"。绝大多数的肝囊肿都是先天性的，即因先天发育的某些异常导致了肝囊肿形成。后天性的因素少有，如在牧区，如人们染上了包囊虫病，在肝脏中便会产生寄生虫性囊肿。外伤、炎症，甚至肿瘤也可以引起肝囊肿。囊肿可以是单发的，就只一个，小至 0.2 cm；也可以多到十来个、几十个，甚至也可有一个是大至几十厘米的。

肝囊肿一般是没有症状的。当囊肿长大到一定程度，可能会压迫胃肠道而引起症状，如上腹不适饱胀；也有因囊肿继发细菌感染而有腹痛、发热的。随着影像诊断学的发展及普及，尤其是 B 超已列为人群体格检查的常规之一，而 B 超对肝囊肿的检出率可达 98%，所以发现本症的不少。

在人们的心目中，囊肿是在肝脏上面长出来的一个肿瘤，尽管没有多大的症状，也很不放心，会不会变肝癌呢？

肝囊肿常见的并发症是破裂出血、细菌感染、瘘及穿透，而罕见癌变。先天性肝囊肿是不会癌变的。

肝囊肿是一种比较常见的肝脏良性疾病，它可分为寄生虫性和非寄生虫性肝囊肿，前者以肝棘球蚴为主，后者又可分为先天性，创伤性，炎症性和肿瘤性肝囊肿，其中以先天性肝囊肿最常见，通常指的肝囊肿就是先天性肝囊肿。

七、肝囊肿注意事项

（1）肝囊肿大多是先天性的，有的单独一个，也有多个的，有的还合并肾囊肿，一般说来肝囊肿对人体健康没有多大影响，患者不必紧张。

（2）多个的小囊肿，在 B 超或 CT 检查时有时发现得多，有时发现得少，那是因为检查设备的局限性或检查者的仔细程度不一样，不足为奇，少了一个不意味着好，多了一个也不意味着坏。

（3）过大的肝囊肿，对肝脏本身或周围的器官有压迫症状的或有炎症的可以用针吸出其中的液体，但以后可能再长，也可以做手术将囊肿打开以减轻压力。如有炎症的肝囊肿可以不予治疗。

（4）B 超或 CT 诊断肝囊肿十分可靠，一般不必做更多的检查。

（5）可以工作，可以运动，在生活上没什么要特别注意的地方。

（6）肝囊肿不会癌变，可以放心。

八、非寄生虫性肝囊肿

非寄生虫性肝囊肿是指肝内非寄生虫感染的浆液性囊肿，是一种较常见的先天性肝畸形，故又称为先天性肝囊肿。该病大多数患者无自觉症状，只有当囊肿大到一定程度才觉得偶有右上腹不适，或因上腹部突然发现一个无痛性包块而就医。有时因出现某些并发症。如囊内出血，囊肿破裂或感染或囊肿蒂扭转而引起剧烈腹痛。本病病因未明，多数学者认为起源于肝内迷走的胆管，女性占多数，男女之比为 1 :（4 ~ 5），20 岁以下患者为多。囊肿可分为单发性囊肿和多发性囊肿两大类，后者常与多囊肾并存。本病一般肝功能良好，甚少发生肝硬化，门脉高压、黄疸。但少数囊肿可发生恶变。

1. 症状体征

（1）大多数患者无临床症状和体征，常在 B 超、CT 体查或腹部手术时发现。

（2）囊肿较大时，可压迫邻近组织出现相应症状。如胃肠梗阻，上腹不适。

（3）肝大，右上腹可触及无疼痛囊性包块。

2. 诊断依据

（1）肝大，右上腹触及无压痛囊性包块。

（2）B超检查显示肝内有单个或多个液性暗区。

（3）CT检查示肝内单个或多个边缘光滑锐利，类圆形的低密度阴影。

【 参考文献 】

［1］Gamblin TC，Holloway SE，Heckman JT，et al. Laparoscopic resection of benign hepatic cysts：a new standard［J］. J Am Coll Surg，2008，207（5）：731-736.

［2］Gomez A，Wisneski AD，Luu HY，et al. Contemporary management of hepatic cyst disease：techniques and outcomes at a tertiary hepatobiliary center［J］. J Gastrointest Surg，2021，25（1）：77-84.

>>> 赵国平

【 病历概述 】

患者男，40 岁。

过敏史：无食物、药物过敏史。

主诉：体检发现肝肿物 3 周。

现病史：患者 3 周前体检发现肝左叶肿物。至当地医院就诊，行 CT 检查示：肝左外叶巨大肿块，考虑巨块型肝癌可能。为求进一步就诊再来我院（广州医科大学附属第一医院）就诊，门诊以"肝肿物"收治我科（肝胆胰外科）。患者自起病以来，无明显腹痛、腹胀、呕吐、头晕，无呕血、黑便、发热、牙龈出血、皮肤黄染等症状，精神佳、胃纳、睡眠可，大小便正常，体重无明显下降。

既往史：平素健康状况：体健，无肝炎病史。无糖尿病、高血压等病史。无抗凝药物使用史。

查体：T 36.8℃，P 68 次 / 分，R 18 次 / 分，BP 124/71 mmHg，Wt 63 kg。

专科检查：腹平坦，未见胃形，肠形，无腹壁静脉曲张，腹壁柔软，上腹轻压痛，无反跳痛，肝脏右肋下未触及，剑突下 10 cm 处可触及肝下缘。脾脏左肋下未触及，墨菲征阴性。叩诊呈鼓音，肝区无叩击痛，移动性浊音阴性，双肾区无叩击痛。肠鸣音无亢进或减弱，3 ~ 4 次 / 分，无气过水音，未闻及血管杂音。

辅助检查：

2013-08-17 外院彩超：肝左叶肿物，考虑肝癌可能。

2013-08-18 外院上腹部 CT 示：肝左外叶肿物，约 14 cm × 12 cm × 9 cm 大小，增强扫描呈不均匀延迟强化。考虑巨块型肝癌可能。

【 诊断思路 】

诊断：肝肿物。

鉴别诊断：

1. 肝细胞癌

多有慢性肝病背景如乙肝、丙肝等。查甲胎蛋白等肿瘤标志物往往有异常升高。影像学检查平扫时一般为低密度，增强期多表现为快进快出。很少有脂肪成分。病理切片较易鉴别。

2. 肝血管瘤

一般为体检发现，多无明显症状。影像学检查表现为慢进慢出，增强扫描呈现为由周边向中央区逐步扩大的团块样增强。最终在延迟期达到等密度。肿瘤标志物多无明显异常。

【 治疗经过 】

入院后完善术前检查。

2013-08-21 查消化道肿瘤四项：癌胚抗原 0.69 ng/mL，甲胎蛋白 2.46 ng/mL，糖类抗原 199 0.60 U/mL，糖类抗原 724 1.02 U/mL。查血常规、肝肾功能、凝血功能等均无明显异常。

查上腹增强 MR 示（图 2-9）：肝左叶增大，内见团块状异常密度影，大小约 8.7 cm×13.9 cm×11.8 cm，密度混杂不均，较正常肝组织稍低，伴少许点状钙化影，边缘尚清；肝左动脉明显增粗、迂曲，分支增多，供血肿块呈抱球样，肿块明显不均匀延迟强化，较明显处强化前后 CT 约 36/60/97/82 HU，内见多发大小不等囊状、管状低密度区；其与邻近组织分界尚清，部分层面紧贴胃前壁。右肝未见明显异常强化灶。肝静脉及门静脉未见充盈缺损。肝门结构清，肝门区未见异常信号影，门静脉主干及其分支、肝静脉通畅，无异常信号影。脾脏体积不大，密度均匀。腹腔及腹膜后未见确切肿大淋巴结影。

结论：肝左外叶肿物，考虑恶性肿瘤。

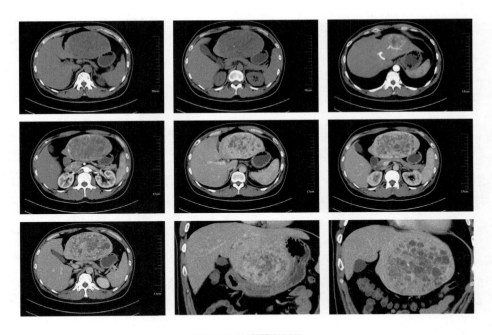

图 2-9 上腹增强 MR

完善术前准备后，于 2013-08-23 行腹腔镜肝左叶切除术。患者取人字位。于肚脐下行纵行切口 1 cm 长，术后可扩大该切口取出肝脏标本。气腹针建立人工气腹，建立气腹，将控制腹内压于 12 mmHg 水平。采用 Trocar 五孔法，脐下 Trocar 孔作为观察孔置入腹腔镜。剑突下及右锁骨中线切口处放置 12 mm Trocar 作为主操作孔。另于左、右肋缘下分别置入 5 mm Trocar 作为辅助操作孔。

术中探查：肝脏暗红色，边缘锐利，质软，无明显硬化结节。肿物位于左叶，14 cm×13 cm，肿物外生，凸向脏面；与胃小弯关系密切。B 超探查余肝未见明显卫星灶。肝门部未见明显肿大淋巴结。超声标记肿瘤边界及肝中静脉走向。松解腹腔粘连。显露第一肝门。肝门部预置阻断带。顺行切除胆囊。解剖肝十二指肠韧带。离断结扎肝左动脉。游离胆总管，悬吊牵拉胆总管。显露门静脉主干。游离门静脉左支。血管夹夹闭肝左静脉，观察肝脏缺血线，确认无误后结扎离断门静脉左支。电刀标记左叶缺血线。超刀沿标记线离断肝实质。即将抵达肝左静脉时再次使用 Endo-GIA 离断肝左静脉。此时再离断肝圆韧带、镰状韧带、左三角韧带。小心分离肝左叶和胃小弯的粘连，发现肿瘤未突破包膜，未累及胃壁。至此完整切除肝左叶。肝断面仔细止血。纱布覆盖断面检查无明显胆漏。延长脐下切口取出标本送检。手术顺利，术中失血约 240 mL。术后患者予保肝支持治疗，术后恢复顺利。脾窝处留置腹腔引流管 1 根。术后第 3 天拔除引流管。患者恢复顺利。

术后病理示（图 2-10）：（肝肿物）符合上皮样血管平滑肌脂肪瘤（具有恶性潜能的间叶性肿瘤），伴髓外造血，切缘未见瘤组织累及。免疫组化：MelaA（＋）、HMB45（＋）、S100（－）、SMA（少量＋）、Des（－）、CD68（＋）、Calponin（－）、CK（－）、EMA（－）、Hepatocyte（－）、Vim（＋）、Glypican3（－）、Ki-67（5%+）、actin（－）。

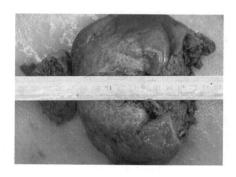

图 2-10 术后病理

[**出院情况**]

患者一般情况良好，无发热、咳嗽，无呕吐、腹痛、腹胀等不适，精神、饮食、睡眠好，大小便如常。查体：全身皮肤黏膜无明显黄染，腹平软，无压痛；敷料干燥固定，伤口愈合良好，无红肿、渗出。

[**讨论与总结**]

该患者肿物位于左外叶，肿物较大，最大径约 14 cm，属于巨大肝癌。若依常规手术步骤应先游离肝周韧带，再控制肝门部血管，最后行肝切除。但是对该病例来说，肿物巨大，与周围组织粘连甚广，视野不清晰，暴露困难。如果强行搬动肿物显露，可能造成肿瘤破裂出血且难以控制。更值得警惕的是，强行搬动、牵拉和挤压肿瘤，可能致使癌细胞脱落、播散。这样不仅增加了手术的危险性，也严重违反了肿瘤手术的无瘤原则，极有可能影响手术后的远期疗效。术中视野不清的情况下盲目游离很可能增加意外损伤风险，如肝短静脉、下腔静脉或邻近脏器损伤。本例患者左外叶肿瘤与胃紧靠一起，幸运的是肿瘤尚未突破肝包膜侵犯胃壁。如果肿瘤有侵犯肝周脏器可能更应谨慎处理，避免过早地肝周游离步骤。该病例患者体型较为肥胖，腹腔内脂肪较多，网膜组织等包绕肿瘤。这些进一步增大了显露肝周韧带的难度。因此综合考虑以上原因，我们选取了原位肝切除的入路。

原位肝切除技术对本病例这一类巨块型肝癌有极强的针对性，适于有一定的肝切除经验的医师开展。但是离断肝实质的过程中一定要辨明肝内血管走向，避免损伤肝内大血管。尤其在手术进程到了肝脏深部接近下腔静脉或较大的肝静脉时，此时由于肝周韧带尚未游离，肝脏无法搬动，手术操作空间非常狭小，显露很是困难。肝断面深部一旦出现较大的出血，如肝右静脉、肝左静脉或其属支出血甚至损伤肝后下腔静脉导致灾难性大出血，往往难以控制。这一点也是广大肝脏外科医师对原位肝切除技术顾忌之处。这就要求手术医师本身具备常规肝切除的丰富经验，同时术前对患者肝内血管走向有清晰的把握。对切除路径所可能牵涉的较大的血管术中可用彩超实时引导，做到心中有数，尽量避开那些较大的静脉管道。本病例患者切除断面为正常左半肝离断平面，离断过程主要处理肝中静脉属支，术前阅片第一肝门无大血管变异。术中彩超定位肝中静脉走向，离断肝组织时控制 CVP 至 1～2 cmH$_2$O，循肝中静脉逐步离断肝实质，过程顺利，无明显大出血。接近肝左静脉时直线切割闭合器离断肝左静脉。完成左叶切除。

肝切除完成后，再来处理肝周韧带就会十分从容，此时病肝已经没有了主要血供，出血风险极小。此时病肝搬动也比较容易，显露肝周视野更为清晰，而且止血更为彻底、方便。若肝癌已经侵犯膈肌等周围组织，可以从容的一并切除肝癌浸润的组织，大大减少了意外损伤的可能。

结论：原位肝切除术是安全的、有效的肝切除方法。相比传统肝切除手术，该方法可有效降低肿瘤破裂、医源性播散等风险，更符合无瘤原则。离断肝脏后再游离肝周韧带，能更从容地处理肿瘤周边组织的侵犯，能达到更彻底的止血、清除肿瘤，提高手术效果。但是术中离断肝组织时要求术者对可能牵涉的血管做好预判，尤其离断到肝脏深处，邻近下腔静脉、肝右静脉、肝左静脉根部时格外注意，避免引发难以控制的大出血。

〔知识链接〕

血管平滑肌脂肪瘤（angiomyolipoma，AML）是一种来源于间叶组织的极其罕见的肿瘤，组织成分包含平滑肌组织、血管和脂肪细胞，三者按不同比例构成。AML 最早于 1992 年由 Bonetti 等描述。从此人们对 AML 的认识逐渐加深。AML 属于具有血管周上皮样细胞分化的肿瘤（PEComas）家族的一员。AML 发病部位最常见为肾脏，其次是肝脏，亦见于人体的其他部位，譬如心脏、纵隔、肺、小肠、四肢、上颚、阴道等。AML 在以往多被认为是一种良性的间叶肿瘤 2019 版 WHO 消化系统肿瘤病理学和遗传学分类将肝脏血管平滑肌脂肪瘤（hepatic angiomyolipoma，HAML）定义为分化不确定的肿瘤。目前也有数例恶性 HAML 的病例报道。瘤病理学和遗传学分类仍将肝脏血管平滑肌脂肪瘤（hepatic angiomyolipoma，HAML）定义为良性肿瘤，但是目前已经报道了数例恶性 HAML 的病例。

HAML 是肝肿瘤种较为罕见的一种，目前报道的病例多集中在东亚地区，但这可能是由于东亚地区是乙型肝炎的传统高发地区，行肝病筛查较为普遍，致使检出率增大，而并非因种族差异所致。HAML 是 1976 年由医生 Ishak 首次报道。HAML 主要发生于成年人，发病年龄范围 10 ~ 86 岁，好发于中青年女性（45 岁左右），男女比例约为 1 ：4.84。HAML 发病机制尚不清楚，仅 5% ~ 10% 的病例有肝炎感染、轻度肝硬化史，这点与我国最常见的肝癌 – 肝细胞癌是截然不同的。研究显示 AML 可能与常染色体显性疾病结节性硬化症（TSC）相关。国外文献报道，有 26% ~ 32% 的 AML 患者伴有 TSC，但是我国报道有不同的表现。国内报道的肝 AML 中伴有 TSC 的患者比率仅 2.1%。本病例患者也没有合并 TSC。

HAML 的组织来源及发生机制至今仍有许多争议，过去认为它是一种良性的间叶性错构瘤，但是近年来的研究认为并非简单的错构瘤，而可能是由一种始基细胞多向分化形成的肿瘤。一种观点认为肿瘤可能起源于血管周上皮样细胞。

血管周上皮样细胞是一种可向血管平滑肌细胞和血管内皮细胞分化的原始间叶细胞，但至今尚未发现对应的正常细胞或胚胎成分，主要包括血管平滑肌细胞（vascular smooth muscle cell，VSMC）和周细胞。而其中的周细胞与血管平滑肌细胞具有显著的相似性，所以有学者认为周细胞是平滑肌细胞的特异性前体，是一种可向血管平滑肌和血管内皮细胞分化的原始间叶细胞。

还有观点认为肿瘤起源于星形细胞。Rajesh Kannangai 等运用基因芯片和RT-PCR 技术揭示了 HAML 和激活的星形细胞拥有者完全相同的基因表达谱。还有学者认为肿瘤的发生发展可能于基因变异有关。在 HAML 的病例中检测出TSCl、TSC2 和 3 号染色体短臂杂合性缺失中。Folpe 等报道了 PEComa 中存在Xpll.2 染色体易位导致的 TFE3 基因融合，也有报道 TFE3 基因出现了多倍体扩增，表现为肿瘤细胞核的 TFE3 强阳性表达。该文献认为于 TFE3 在 HAML 的疾病演变中发挥了独特的作用。文献报道还显示散发 PEComas 中常有哺乳动物雷帕霉素靶蛋白（mammalian target of rapamycin，mTOR）通路的过度激活，并且已有 mTOR 通路抑制剂西罗莫斯（Sirolimus）对 PEComas 有效的文献报道，部分报道的病例对药物治疗有完全反应。研究也已证实，mTOR 信号通路在HAML 中确有过度激活。这可能是 HAML 发病的起因之一。

大多数 HAML 患者无症状，通常在体检时才得以偶然发现，或仅有轻微的上腹不适或疼痛表现。较为罕见的临床表现有腹部肿块、发热、呕血黑便、乏力、纳差消瘦等。若伴有肾 AML，可出现腰痛等相应症状，伴有 TSC 者，可有智力低下、发育迟缓等表现。研究发现，本病与各型肝炎无关，多数报道患者无肝炎病史；女性患者与避孕药无关，无长期口服避孕药史。生化指标和肝功能指标一般无明显异常。目前临床上根据是否合并 TSC 把 HAML 分为两型，伴有抑或不伴有 TSC；前者多有明显的症状，肿物呈多发，青少年多见；后者多无明显症状，肿物多为单发，且为中老年妇女多见。

HAML 的影像学表现取决于肿瘤组织的细胞构成比例，可谓复杂多变。病变往往是圆形或类圆形或有分叶，部分可呈不规则形，肿瘤往往边界清晰，缺乏真正的包膜，但有清晰完整的边界。而脂肪、血管组织和平滑肌组织构成比例不同，则肿瘤的影像表现就会发生相应地改变。脂肪和血管组织具有更大的影响力。由于影像学表现多样，与肝脏其他良恶性肿瘤影像学表现之间多有交叉重叠之处，因而单纯通过影像学表现很难给出正确的诊断。临床上往往需要结合多种影像学检查的结果才能做出正确的判断。

B 超检查中，脂肪的存在会导致部分伪影、速度传播和折射伪影的异常回声病变。超声上表现主要为高回声结节或混合回声结节，边界清楚，内部回声多不均匀，肿物后方多无声衰减。当肿物为强回声时，其内为脂肪回声或近似脂肪回声；肿物为低回声时，内可见斑片状、条片状近似脂肪的强回声。而超声造影时可表现出一定特征性，即动脉期呈高增强，门脉期及延迟期呈现等或轻度高增强。HAML 病灶消退为等增强和低增强的时间均晚于 HCC 病灶，多数 HAML 病灶在延迟期才消退为低增强，而 HCC 病灶则多在门脉期消退为低增强，借此亦可鉴别 HAML 与 HCC。

CT 平扫时 HAML 的特征直接受到肿瘤的成分的影响。肿瘤含梭形细胞或上皮样细胞较多时，密度相对较高，而脂肪为肿瘤主要成分时则平扫密度极低，CT 值介于 $-10 \sim 100\,HU$；大多呈不均匀低密度改变，内见斑点状或片状更低密度区，边界清楚。血管含量多的病变更有可能表现出动脉期明显强化，门静脉期 / 延迟期呈低强化表现。而对于那些小血管或乏血管的 HAML 在 CT 增强扫描中常表现出门静脉期 / 延迟期强化。多数肿瘤门静脉期 / 延迟期强化幅度低于周围正常肝实质。部分肿瘤因体积较大压迫周围正常肝实质而形成假包膜，从而出现延迟强化。也可能有特征性的中央棘突或丝状血管，特别是在上皮样亚型和瘤内血管可能明显，并伴有早期引流静脉。在脂肪成分中见到血管影则具有重要的诊断意义。

MRI 对 HAML 扫描表现为 T_1 加权高信号或低信号，T_2 加权不均匀高信号。增强扫描与 CT 的增强扫描表现接近，肿瘤多表现为动脉期明显强化，延迟期强化减低或持续强化等模式。瘤体内往往含有较多异常扩张、扭曲的厚壁血管，从而形成丰富的窦隙状的微血管网。造影剂从血管内弥散入血管周围间隙的速度较慢，并长时滞留在血管内及周围间隙，故肿瘤在门脉期和平衡期呈现出高信号或稍高信号。如果 HAML 中脂肪成分含量较高，MR 下可清晰显示确切的脂肪信号，这点可与大部分肝癌相鉴别。MRI 的脂肪抑制技术利于发现瘤内较丰富的脂肪成分，压脂序列上较不压脂序列上信号明显减低；在 T_1WI 反相位上见病灶内勾边效应。而利用化学位移成像技术则能在瘤内脂肪含量较少时清晰显示。因此 MRI 对混合型 HAML 特征明显，有助于做出准确的诊断。而对于其他类似的 HAML 诊断意义将大打折扣。

HAML 典型的影像学检查特征包括以下几点：

（1）大部分 HAML 虽可检测到脂肪存在，但脂肪成分的比例并非固定，因此使得脂肪图像有很大的不确定性，难以成为 HAML 的特征表现。更有甚者，部分肝癌或者肝内脂肪瘤也包含脂肪成分，增加了鉴别诊断的困难。

（2）HAML 增强扫描动脉期见早期引流静脉：增强动脉期在瘤体周围在见到粗大的引流血管影可以帮助诊断。虽然早期出现引流静脉可能是 HAML 的重要征象，但在门静脉期及延迟期则有必要和肿瘤周围的正常肝静脉相鉴别。

（3）延迟期肿瘤包膜强化：HAML 大多无包膜，在影像学检查的门脉期及延迟期一般无包膜强化。此外少数 HAML 周围可发现环形强化影，原因可能是肿瘤周围肝组织长期受压及结缔组织增生所致，这时需与原发性 HCC 形成的假包膜强化进行辨别。本病例与文献报道影像学特征部分符合，病灶为单发，且呈类圆形，其内含有点状脂肪，增强扫描病灶可见完整假包膜。但本病例中病灶内部均未见明显增粗静脉血管及引流、早显静脉，病灶内可见多处迂曲血管。而病灶周边则可见动脉贴边。

HAML 的影像学表现复发多样，缺乏极其有力的特征性表现。HAML 的确诊依然要依赖病理切片发现病灶内的上皮样细胞以及免疫组化中 HMB45、

SMA、Melan-A、Actin 等表达。肿瘤多呈分叶状，无包膜，切面呈灰白色、暗红或淡黄色，质软，常伴有灶性出血。肿瘤多与周围肝组织界限清楚，以膨胀性生长为主，与邻近肝实质呈推挤关系。周围肝组织多无硬化表现。HAML 在显微镜下的形态特点是明显的细胞学异型性、相对罕见的有丝分裂象、肿瘤细胞围绕薄壁血管或在沿肌血管四周径向生长以及多核巨细胞和大神经节样肿瘤细胞的出现。HAML 的上皮样细胞的占比和形态多样，使得镜下表现各异。上皮样细胞呈不规则片状或结节状分布，细胞形态为圆形、多边形或短梭形，围绕扩张血管放射性分布，胞质丰富，HE 染色胞质透明或嗜酸，核大、居中或偏位，核仁明显，但核分裂象少见，有时还可见单核、双核或多核的瘤巨细胞。亦可见脂肪空泡，伴厚壁血管。

根据肿瘤具体成分不同，HAML 病理一般可分为以下四种类型：

（1）经典型：即混合型，血管、平滑肌和脂肪成分比例大致相同，实性成片的肌样细胞混以片状脂肪细胞，其间穿插不规则厚壁血管，且肿瘤内常可见髓外造血现象。

（2）肌瘤样型：以肌细胞成分为主，脂肪成分 < 10%。

（3）脂肪细胞为主型：肿瘤主要由成熟的脂肪细胞构成，其间由中间型肌细胞交错成网；脂肪成分 ≥ 70%，仅见少许平滑肌细胞成分及畸形血管成分。

（4）血管瘤样型：可见数量不等的厚壁扭曲血管，常无弹力层，管壁呈玻璃样变性并可见钙化现象，上皮样细胞和梭形肌样细胞常围绕在血管周围形成血管套，可见紫癜样改变的薄壁静脉或血窦。

厚壁血管和脂肪成分在镜下较为容易判断，但是肌细胞形态变化多样，镜下观察较为困难，由此依据肌细胞不同形态可再分为 5 种类型：

（1）上皮样细胞：呈多边形，肥胖或带角，胞质透亮淡染，嗜伊红颗粒在细胞中央聚成块状，细胞核偏位，可见上皮样肿瘤细胞呈蜘蛛网状形成"蜘蛛"细胞。这一型 HAML 较常见，易误诊为肝细胞肝癌。

（2）梭形细胞型：胞质淡染，平行排列，并与肿瘤内血管壁相移行，可有不同程度核异型，但核分裂象罕见。

（3）中间细胞型：肿瘤细胞形态介于上述二者之间，呈短梭形或卵圆形，细胞肥胖、淡染，胞膜清晰，细胞核圆或卵圆形；细胞呈疏松梁索状、漩涡状排列。

（4）嗜酸细胞型：细胞成片排列，细胞质富含嗜伊红颗粒，细胞核圆或卵圆形，胞质透亮，周边有空泡形成；肿瘤异型性不明显，罕见核分裂象。

（5）多形细胞型：肿瘤内有较多大的多形肌样细胞，细胞质透明或淡染，并见单个嗜酸性核仁，可见双核或多核肿瘤细胞，但无核分裂象。

电镜下观察 HAML 肿瘤细胞呈梭形或多边形，细胞核不规则，核仁明显，细胞质内细胞器丰富，可见粗面内质网、糖原颗粒及线粒体，部分肿瘤细胞质内可富含肌丝并有密体、密斑及微饮泡。部分肿瘤细胞质内含有散在或聚集成堆的黑色素小体样致密颗粒。

免疫组化染色黑色素瘤特异性标记（HMB-45）最敏感，阳性率为 100%，其次是 Melan-A（89%）及 Mitf（50% ~ 60%）抗体弥漫阳性。平滑肌细胞标记（SMA、MSA）抗体不同程度阳性。结蛋白和肌红蛋白等肌源性标志物的表达率较低，对 HAML 的诊断意义不大。Ki-67 表达率 1% ~ 15% 不等，Ki-67 高表达是恶性 HAML 的特征。不同细胞的形态可有其相应的免疫表型，除共同表达 HMB45 外，有脂肪样的 HAML 表达 S-100，立方形的 HAML 表达 actin，梭形的 HAML 表达 actin 和 PR 等。其中 HMB45 主要表达在围血管的上皮样细胞和部分梭形和空泡化细胞的胞质中，S-100 主要表达在空泡化细胞的胞质及部分围血管的上皮样细胞胞质中。当 HAML 呈现梭形细胞形态时，其免疫表型主要表达为平滑肌细胞特点，常表达波形蛋白（Vimentin）、平滑肌动蛋白（SMA）和结蛋白（desmin），而 SMA 的阳性表达超过 HMB45；当以上皮样细胞形态为主时，HMB45 的阳性表达要超过 SMA。上皮样型和多形性的肌细胞中 HMB45 和 A103 的阳性程度通常强于梭形细胞型。中间型的肌细胞通常也表达 Vimentin、SMA 和 desmin，其阳性程度介于上皮样型和梭形细胞型。本病例病理显示为上皮样血管平滑肌脂肪瘤，可见髓外造血；免疫组化：HMB45（+），MelaA（+），Vim（+），而 SMA（少量+），actin（-）。完全符合

HAML 一般病理特征。

HAML 发病率不高，起病隐匿，缺乏特异性症状。由于影像学表现复杂多样，彩超、CT 和 MRI 扫描都很难在术前做出准确的判断。这一系列的疾病特点造成了 HAML 在术前诊断极其困难，往往是在肝切除后依靠病理切片和免疫组化才得以确诊。一方面，HAML 发病率不高，临床医师对该病的认识有待进一步提高；另一方面，HAML 很多时候和肝内肿瘤表现重叠，的确难以鉴别诊断。临床工作中外科医师需注意要和以下疾病鉴别：

（1）富血供的肝细胞肝癌：肝细胞肝癌患者大多合并慢性肝病背景，经常伴有甲胎蛋白的不同程度的升高；影像学可见肝内低密度肿块，增强扫描一般为快进快出表现。而 HAML 是一类圆形或椭圆形的稍低密度肿块，一般不合并肝炎病史。肝细胞肝癌肿瘤血管为动脉，轮廓不光滑，门静脉期不显示；HEAML 中心血管为畸形静脉，静脉期显示更明显。

（2）肝腺瘤：常见于年轻女性，以往曾认为与长期口服避孕药有关，目前研究认为多与代谢紊乱及激素应用有关。肿瘤小时无任何症状。肿瘤大时，出现腹部肿块、腹胀及钝痛。常合并出血、脂肪变性，且多具有包膜，肿瘤内无畸形血管。超声显示边界清楚的回声增强区，内部回声分布不均，其内可见更强的回声斑点。CT 平扫可见肝内低密度或等密度占位性病变，周围可见"透明环"影，为其特征性表现。增强早期可见均匀性增强，之后，密度下降与正常肝组织呈等密度。晚期呈低密度。其瘤周透明环无增强表现。肿瘤细胞多呈板状排列，分化良好，细胞核无异型，无核分裂象，网织纤维框架完整，肿瘤内无汇管区及胆管，血管丰富。HMB45、SMA 阴性。

（3）肝脂肪肉瘤：肿瘤合并弥漫性脂肪变性时影像学难以鉴别。镜下见肿瘤细胞绝大部分呈空泡状透亮改变时更易混淆。免疫组化检查可鉴别。

（4）肝局灶性结节性增生：彩超显示病灶中央有粗大的动脉向四周呈放射状，动脉血流速高而阻力低为肝局灶性结节性增生的特征性表现。CT 平扫为等密度肿块，增强动脉期多为均匀强化，呈"快进慢出"强化改变。肿瘤较大时，多可见中心瘢痕。肿瘤中心的星芒状延迟强化是其特征性表现。不典型病例鉴别困难时，可运用肝胆特异性对比剂行 MRI 肝胆期扫描，肝胆期肝局灶性结节性增生为高信号，而 HAML 为低信号。

（5）肝脏血管瘤：是一种常见的肝脏良性肿瘤，一般以海绵状血管瘤最为常见。肝血管瘤可发生于任何年龄，但儿童及青少年多无明显症状。随着瘤体增大，一般到成人时期才可能有明显症状。发病以女性多见。B 超的典型表现为边缘清晰的高回声区，可见管道通入瘤体内部。血管瘤体积较大时 B 超可见网不均匀的网状回声。CT 增强为"慢进慢出"表现。增强早期表现为瘤体周边明显增强，CT 值甚至接近动脉血管的 CT 值。继而逐步向中心区域填充的团块样增强。最终在延迟期达到等密度表现。MRI 检查 T_1WI 为低信号改变，T_2WI 则呈高信号，且信号均匀，边界清楚，与周围正常肝脏实质形成清晰可辨的界限，这种特征性的表现被称为"灯泡征"。这是血管瘤在 MRI 扫描的特异性表现。

（6）转移性肾透明细胞癌：癌细胞浸润性生长，免疫组化可显示上皮性标记（CK、EMA）阳性，而 HMB45、SMA 不表达。

目前认为，HAML 一般为良性，但是少数情况下仍具有潜在低度恶性，恶性率不高，有研究报道为 3.91%。但是遗憾的是目前对 HAML 的恶性标准仍不统一标准。研究者多认为常规的评价肿瘤的恶性标准例如肿瘤细胞多形性及不典型性，核分裂象，肿瘤出血和坏死，肿瘤侵入血管、淋巴结内等表现并不适用于 HAML。Folpe 等提出了实用性 PEComas 诊断治疗分级标准：

（1）良性：肿瘤直径 < 5 cm，且为非浸润性生长，未见非高级核及高细胞密度，核分裂象 < 1 个 /50×HPF，无坏死，无脉管浸润。

（2）交界性：核多型性或仅见多核瘤巨细胞，仅肿瘤直径 > 5 cm。

（3）恶性：达到以下两种及两种以上组织结构改变（肿瘤直径）5 cm；浸润性生长；高核级；核分裂象 > 1 个 /50×HPF；坏死（血管侵犯）时应考虑恶性。而 Yamamot 等提出了不同意见，他们认为评判 HAML 为恶性的唯一标准是远处脏器转移。因此 HAML 的恶性潜能仍有很大争议。

HAML 因其临床症状隐匿，影像学变化多端，缺乏固定的特征性表现，因此该病术前诊断正确率较低，误诊率较高。研究显示，HAML 的术前正确诊断率低于 40%，许多报道的手术治疗是因为被诊断为恶性肿瘤而施行手术切除。因此大多数学者提倡尽早手术治疗。肿瘤生物学行为多呈良性表现，因此对于经针刺活检已经确诊的肿瘤，瘤体较小（＜ 5 cm）时可以进行随访观察。但是假如肿瘤显示非典型上皮样细胞型、高增殖活性；肿瘤较大（＞ 5 cm）或瘤体快速增大时，应尽快手术切除。研究显示一旦肿瘤增大形成巨大肝肿瘤时，更容易影响肝功能，并可能发生破裂或恶变等严重后果。本例患者施行手术切除后定期随访，目前随访 4 年未见肿瘤复发转移。

对于 HAML 抗肿瘤药物治疗方法目前研究报道的病例数极少，对其疗效尚无统一认识。有待未来的进一步深入研究。

综上所述，HAML 多无明显症状，往往是体检才得以发现肝内肿瘤。血清学检测目前尚无特异性指标。影像学检查表现多样，肿瘤中可见脂肪成分及增强扫描见早期引流静脉可能是其较明显特征。病理切片及免疫组化是目前的诊断金标准。治疗仍以手术切除为主，缺乏有效的药物治疗。临床工作中外科医师应加强对该病的认识。

〔 参考文献 〕

［1］Toshikuni N，Takuma Y，Tsutsumi M．Management of gastroesophageal varices in cirrhotic patients：current status and future directions［J］．Ann Hepatol，2016，15（3）：314-325.

［2］杨镇，裘法祖．脾切除贲门周围血管离断术治疗门静脉高压症的疗效［J］．中华外科杂志，2000，38（9）：645-648.

［3］Habermalz B，Sauerland S，Decker G，et al．Laparoscopic splenectomy：the clinical practice guidelines of the European Association for Endoscopic Surgery（EAES）［J］．Surg Endosc，2008，22（4）：821-848.

［4］贾忠，王许安，封光华［J］．腹腔镜下门脉高压治疗现状及其展望［J］．医学研究杂志，2008，37（11）：12-14.

［5］王广义，蒋超．腹腔镜脾切除技术演进与实践［J］．中华肝脏外科

手术学电子杂志，2017，6（4）：241-244.

［6］魏艳奎，余海波，田广金，等. 前入路与后外侧入路腹腔镜脾切除治疗区域性门静脉高压［J］. 中华肝胆外科杂志，2018，24（6）：391-394.

［7］王连臣，张光永，胡三元. 脾血管解剖学研究与腹腔镜脾脏外科［J］. 腹腔镜外科杂志，2008，13（3）：266-268.

［8］彭淑牖，彭承宏，陈力，等. 避免损伤胰尾的巨脾切除术 – 二级脾蒂离断法［J］. 中国实用外科杂志.1999，19（12）：758-759.

［9］Hatzidakis A，Kouroumalis E，Kehagias E，et al. Acute TIPS occlusion due to iatrogenic artefiovenous shunt in a cirrhotic patient with total portal vein thrombosis［J］. Interv Med Appl Sci，2015，7（4）：166-170.

［10］Stine JG，Shah PM，Cornelia SL，et al. Portal vein thrombosis, mortality and hepatic decompensation in patients with cirrhosis：ameta-analysis［J］. World J Hepatol，2015，7（27）：2774-2780.

［11］Silva-Neto Wde B，Cavarzan A，Herman P. Intra-operative evaluation of portal pressure and immediate results of surgical treatment of portal hypertension in schistosomotic patients submitted to esophagogastric devascularization with splenectomy. Arq Gastroenterol，2004，41：150-154.

［12］Wang L，Liu GJ，Chen YX，et al. Combined use of D-dimer and P-selectin for the diagnosis of splenic or portal vein thrombosis following splenectomy［J］. Thromb Res，2010，125（5）：e206-e209.

［13］裘法祖. 进一步探讨门静脉高压症食管胃底曲张静脉破裂大出血的外科治疗措施［J］. 中华外科杂志，1981，19（2）：193-193.

［14］Asanoma M，Ikemoto T，MoriH，et al. Cytokine expression in spleen affects progression of liver cirrhosis through liver-spleen cross-talk［J］. Hepatol Res，2014，44（12）：1217-1223.

［15］Langer R，Langer M，Neuhaus P，et al. Angiographic diagnostics in liver transplantation. Part II：angiography after transplantation［J］. Digitale

Bilddiagn，1990，10（3-4）：92-96.

［16］Delaitre B，Maignien B，Icard P．Laparoscopic spelenctomy［J］．Br J Surg，1992，79：1334.

［17］Kusminsky RE，Boland JP，Tilley EH，et al．Hand-assisted laparoscopic splenectomy［J］．Surg Laparosc Endosc，1995，5（6）：463-467.

［18］张雪峰，金红旭，李瑾，等．手助腹腔镜下脾切除门奇断流术（附12例报告）［J］．中华消化外科杂志，2004，3（4）：247-249.

［19］鲁发龙，陶凯雄，王国斌．腹腔镜脾切除联合贲门周围血管离断术的临床应用［J］．中国微创外科杂志，2005，5（1）：54-55.

［20］Jiang GQ，Bai DS，Chen P，et al．Risk factors for portal vein system thrombosis after laparoscopic splenectomy in cirrhotic patients with hypersplenism［J］．J Laparoendosc Adv Surg Tech A，2016，26（6）：419-423.

［21］Baixauli J，Delaney CP，Senagore AJ，et al．Portal vein thrombosis after laparoscopic sigmoid colectomy for diverticulitis：report of a case．Dis Colon Rectum，2003，46（4）：550-553.

［22］Bonetti F，Pea M，Martignoni G，Zamboni G．PEC and sugar［J］．Am J Surg Pathol，1992，16（3）：307-308.

［23］毛家玺，滕飞，袁航，等．409例肝上皮样血管平滑肌脂肪瘤汇总分析［J］．中华肝胆外科杂志，2018，24（10）：5.

［24］Dalle L，Sciot R，De Vos R，et al．Malignant angiomyolipoma of the liver：a hitherto unreported variant［J］．Histopathology，2000，35：443-450.

［25］Nese N，Martignoni G，Fletcher CD，et al．Pure epithelioid PEComas of the ki dney：a clinicopathologic study of 41 cases： detailed assessment of morphology and risk stratification［J］．Am J Surg Pathol，2011，35（2）：161-176.

［26］王珏儒，邱法波. 肝血管平滑肌脂肪瘤的诊治进展［J］. 医学综述 2011，17（12）：1826-1828.

［27］Makhlouf HR，Ishak KG，Shekar R，et al. Melanoma markers in angiomyolipoma ofthe liver and kidney：a comparative study［J］. Arch Pathol Lab Med，2002，126（1）：49-55.

［28］Dickson MA，Schwartz GK，Antonescu CR，et al. Extrarenal perivascular epithelioid cell tumors（PEComas）respond to mTOR inhibition：clinical and molecular correlates［J］. Int J Cancer，2013，132（7）：1711-1717.

［29］Martignoni G，Pea M，Reghellin D，et al. PEComas：the past，the present and the future［J］. Virchows Arch，2008，452（2）：119-132.

［30］Kenerson H，Folpe AL，Takayama TK，et al. Activation of the mTOR pathway in sporadic angiomyolipomas and other perivascular epithelioid cell neoplasms［J］. Hum Pathol，2007，38（9）：1361-1371.

［31］Gennatas C，Michalaki V，Vasilatou K P，et al. Successful treatment with the mTOR inhibitor everolimus in a patient with perivascular epithelioid cell tumor［J］. World J Surg Oncol，2012，10：181.

>>> 赵超尘

胆管细胞癌行腹腔镜左半肝切除术

〖 病历概述 〗

患者女，87 岁。

过敏史：无食物药物过敏史。

主诉：体检发现肝肿物 4 个月，行综合治疗 3 月余。

现病史：患者 4 个月前体检发现"肝脏占位"，无诉腹痛、腹胀，无畏寒、发热，无恶心、呕吐，无纳差、乏力，无皮肤、巩膜黄染，来我院（广州医科大学附属第一医院）就诊，行上腹 CT 检查，结果提示"肝 S_4 肿块并相邻胆管扩张，考虑恶性肿瘤，胆管细胞癌可能性大"，再于我院行 B 超引导肝穿刺活检，病理结果提示"胆管细胞癌"。予口服"替吉奥"化疗，及卡瑞丽珠单抗（200 mg/ 次）治疗，现为求进一步诊治，再次来我院就诊，门诊以"胆管细胞癌"收入我科（肝胆胰外科）。自起病以来，患者无明显腹胀、腹痛，无畏寒、发热，无身目黄染，无纳差、乏力等不适，精神、睡眠、饮食等一般情况良好，大小便正常，体重较前减轻 2 kg。

既往史：平素健康状况良好。有高血压病史，目前规律服用降压药物治疗，血压控制平稳。无抗凝药物使用史。1996 年行胆囊切除术。

查体：T 36.5℃，P 78 次 / 分，R 20 次 / 分，BP 135/75 mmHg，Wt 48 kg。

专科检查：腹平坦，未见胃形，肠形，无腹壁静脉曲张，腹壁柔软，全腹无压痛、反跳痛，未触及包块，肝脏肋下未触及，脾脏肋下未触及，墨菲征阴性。叩诊呈鼓音，肝区无叩击痛，移动性浊音阴性，双肾区无叩击痛。肠鸣音无亢进或减弱，3 ~ 4 次 / 分，无气过水音，未闻及血管杂音。

辅助检查：

2022-05-24 上腹部 CT 提示（图 2-11）：①肝左叶占位并远端肝内胆管扩张、积液，考虑胆管细胞癌可能性大。②肝 S_4 小囊肿；双肾多发小囊肿

（Bosniak Ⅱ级）；胆总管稍扩张；胸腰段脊柱略呈 S 型侧弯；主动脉及分支血管硬化。

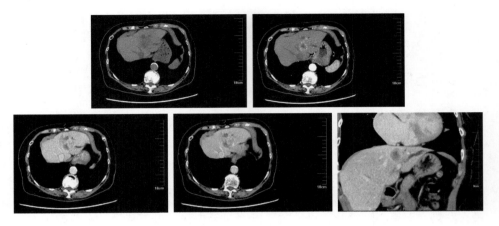

图 2-11 上腹部 CT

2022-05-29 肝肿物穿刺病理：穿刺肝组织中见少许分呈腺管状分布的异型细胞，结合影像学资料及免疫组化结果，组织改变为恶性肿瘤，考虑为胆管细胞癌。

免疫组化：Hepatocyte（－），CK8（＋），CK19（＋），Glypican-3（－），Ki-67（约40%＋），CK7（＋），S-100P（－），TTF-1（－），SATB2（＋）。

〔 诊断思路 〕

诊断：肝左叶肿瘤。

鉴别诊断：

1. 肝血管瘤

一般无明显症状；多无肝炎背景；血清肿瘤指标多无异常。CT 表现为慢进慢出征象，呈周边向中央递进的团块样增强，延迟期表现为等密度。

2. 肝细胞癌

大多合并肝炎；早期无特异表现；中晚期可有腹痛腹胀等不适；可有甲胎蛋白等肿瘤指标异常升高；CT 增强扫描多表现为快进快出，多不伴有胆管扩张。

最终诊断：胆管细胞癌（肝左叶）。

【治疗经过】

入院后完善术前检查。

复查上腹部增强 CT 肿瘤较前没有明显变化（图 2-12）。

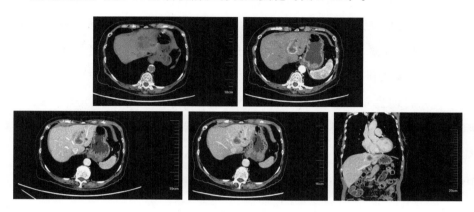

图 2-12　复查上腹部增强 CT

术前检查无明显手术禁忌证，完善准备后于 2022-09-19 在全麻下行腹腔镜左半肝切除术。患者取人字位。于肚脐下行纵行切口 1 cm 长，术后可扩大该切口取出肝脏标本。气腹针建立人工气腹，建立气腹，将控制腹内压于 12 mmHg 水平。采用 Trocar 五孔法，脐下 Trocar 孔作为观察孔置入腹腔镜。剑突下及右锁骨中线切口处放置 12 mm Trocar 作为主操作孔。另于左、右肋缘下分别置入 5 mm Trocar 作为辅助操作孔。

术中探查：肝脏暗红色，边缘锐利，质软，无明显硬化结节。超声探查肿瘤位于 S_4 段，约 4 cm 大小，界限清楚，邻近肝中静脉，未突破肝包膜。余肝未见明显卫星灶。胆囊已切除。邻近器官未见明显肿瘤浸润及转移。肝门部未见明显肿大淋巴结。超声标记肿瘤边界及肝中静脉走向。松解腹腔粘连。显露第一肝门。离断肝圆韧带、镰状韧带、左三角韧带。提起肝圆韧带，尽量托起肝 S_{4b} 段。切开肝门板与肝 S_{4b} 脏面交界处腹膜，靠近 Glisson 鞘钝性松解肝门板，逐渐扩大 Glisson 鞘与 S_{4b} 脏面的间隙，最终显露左右肝蒂汇合处的前方和上方，并暴露深面的肝尾状叶。直角钳自左右肝蒂汇合处的夹角处伸入，钝性分离 Glisson 鞘后方，向左下方突破尾状叶与 Glisson 鞘之间的腹膜，牵引 7 号丝线悬吊左肝蒂。至此完成左肝蒂的鞘外解剖线。提拉悬吊线，观察肝脏缺血线，确认无误后 Endo-GIA（切割闭合器）离断左肝蒂。电刀标记左叶缺血线。超刀沿标记线离断肝实质。即将抵达肝左静脉时再次使用 Endo-GIA 离断肝左静脉。完整切除肝左叶。肝断面仔细止血。纱布覆盖断面检查无明显胆漏。延长脐下切口取出本标本送检。手术顺利，术中失血约 100 mL。术后患者予保肝支持治疗，术后恢复顺利。

术后病理显示（图 2-13）：胆管细胞癌（中分化），伴大片坏死及胶原化；癌组织未侵犯肝被膜；周围肝组织，部分肝细胞脂肪变性，汇管区灶性淋巴细胞浸润。免疫组化：CK7（+），CK19（+），S-100P（-），Hepatocyte（-）。

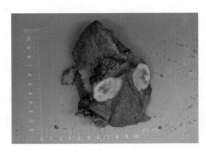

图 2-13 术后病理

〔出院情况〕

患者一般情况良好，无发热、咳嗽，无呕吐、腹痛、腹胀等不适，精神、饮食、睡眠好，大小便如常。查体：腹平软，无压痛；敷料干燥固定，伤口愈合良好，无红肿、渗出。

〔讨论与总结〕

本例患者门静脉左支主干较长，鞘外解剖相对较为容易。部分患者门静脉右支主干较长，右前叶分支开口于肝实质深处。这给鞘外解剖带来一定困难。在解剖结构不清的情况下切记不可急躁，盲目无目的地分离只会带来不必要的损伤出血。还应时刻警惕解剖变异的可能。在反复尝试仍有困难的情况下，及时放弃转为 Pringle 法不失为一种理性的抉择。

患者术后恢复顺利，至术后第 4 日肝功能恢复至正常范围，充分体现了选择性入肝血流控制的技术优势。

结论：选择性入肝血流控制技术可分为鞘外解剖和鞘内解剖两种方式。两种方法各有利弊。没有最好的方法，只有最合适的方法。手术时术者应结合患者自身解剖结构选择合理的阻断方式。胆管细胞癌术中需否淋巴结清扫目前尚无定论，期待循证医学的进一步验证。而药物治疗胆管细胞癌还需要更深入的研究以提高疗效。

〖 知识链接 〗

胆管细胞癌（intrahepatic cholangiocarcinoma，ICC）是肝脏第二大恶性肿瘤，约占所有肝脏原发恶性肿瘤的 5% ~ 30%。近几十年来，ICC 发病率逐年攀升，究其原因，与现代社会肥胖、非酒精性脂肪肝和非酒精性脂肪性肝炎等发生率提高有密切关系。与其他肝肿瘤类似，ICC 患者早期缺乏特异的临床表现，中晚期方才出现腹部不适、体重下降、肝功能异常等非特异性表现，因此早期诊断很困难。很多患者初诊时已经丧失手术机会。不超过 1/5 的患者有手术机会，术后 5 年生存率低于 30%。

根治性手术切除是唯一可能治愈 ICC 的治疗措施，5 年生存率可达到 25% ~ 45%。研究显示淋巴结转移、血管侵犯、肿瘤多发是复发转移的高危因素。有学者认为影响预后的最主要因素是淋巴结转移。目前对根治性手术后是否行常规淋巴结清扫术尚有很大争议。有研究显示 ICC 最常见的转移方式为肝内转移而非淋巴结转移。Kim 等研究表明，就无病生存期和总生存时间而言，接受淋巴结清扫患者并没有优于仅接受 R_0 切除手术的患者。不仅如此，还有学者指出，淋巴结清扫会明显增加手术并发症的发生，例如胆总管损伤、胆漏、淋巴漏等。基于这些考虑，有学者指出胆管细胞癌术后复发以肝内复发为主，淋巴结转移比例不高；术中淋巴结清扫不仅增加手术并发症的发生率，延长手术时间，而且也无法改善长远预后。相应的，有很多研究者持相反的观点。他们认为淋巴结微转移的现象经常存在，而它恰恰会影响患者预后；术中常规淋巴结清扫有助于改善整体术后生存率。而且淋巴结清扫至少可以降低局部复发的概率，避免了日后淋巴结转移肿大压迫所导致的梗阻性黄疸。

胆管细胞癌术中需否常规淋巴结清扫迄今尚无定论。研究者认为对淋巴结清扫术要辩证地分析其利弊，综合评价淋巴结清扫对患者病情的"性价比"。如果术前影像学检查已经考虑有肝门部淋巴结受累，那么淋巴结清扫就显得很有必要；反之，假如患者合并基础疾病，手术风险相对较大，且影像学检查没有提示淋巴结受累，则不建议行常规淋巴结清扫。再回顾本病例，我们认为患者为高龄，且病灶局限于肝左叶，术前影像学检查未发现明显腹部淋巴结转移迹象。故仅行肝左叶切除，未行淋巴结清扫。

传统化疗对胆管细胞癌疗效不佳。免疫治疗的兴起为 ICC 的药物治疗提供新思路，但具体疗效尚不明确。本病例中患者及家属在初次发现疾病时，出于对高龄患者手术风险的忧虑，首先选择了药物保守治疗。方案为使用口服替吉奥 +PD-1 抑制剂免疫治疗。经 4 个月的观察随访，我们发现肿瘤进展不明显，但是也没有明显缩小，为稳定状态。ICC 的系统治疗亟待深入的研究，进一步提高其疗效。

1991 年 Reich 等完成了全球首例腹腔镜下肝肿瘤切除术。从此，腹腔镜肝切除术得以逐步发展，应用日趋广泛。手术范围也由起初的肝局部切除扩大到半肝以上的切除。1994 年周伟平等施行了我国第一例腹腔镜肝切除术。迄今为止，腹腔镜肝切除技术已经发展的比较成熟。入肝血流控制技术是其中重要的环节。

1908 年英国医生 Pringle 首次报道了通过临时夹闭肝门而实现阻断入肝血流的技术。该技术简单易行，便于推广，大大减少了肝切除术中出血。但是与此同时也有很多无法避免的缺陷。Pringle 法阻断了全部入肝血流，健侧肝脏的缺血 - 再灌注损伤明显影响术后肝功能恢复。而且门静脉血流受阻将引发胃肠道血液淤滞，进而影响术后肠道功能的恢复。腹腔镜手术时往往需要多次阻断，这将进一步放大 Pringle 法的缺点。

选择性入肝血流阻断技术在阻断患侧肝脏血流的同时，还可以保留健侧肝脏的血流。一方面，有利于显露肝缺血线，从而能够更精准地选择肝脏断面；另一方面，还有助于减轻肝脏损伤和胃肠道淤血的情况。因此该技术已经成为腹腔镜半肝切除手术中常用方法，主要包括 Glisson 鞘外阻断法（extraglissonian approach，EGA）和 Glisson 鞘内阻断法（intraglissonian approach，IGA）两种方法。1987 年 Makuuchi 等首先提出了半肝血流阻断方法；起初应用于开腹的肝切除术中，而后逐步应用于腹腔镜肝切除术。该方法充分利用肝门部天然间隙，无须精细解剖第一肝门，可以简便快捷的控制半肝血流。而鞘内解剖则需要打开肝十二指肠韧带，依次解剖游离肝动脉、胆管、门静脉。相较鞘外解剖法而言，虽然鞘内解剖较为耗时，但是逐根离断鞘内血管，血流阻断效果确切，还有效减少了健侧胆管损伤的可能，同时避免了前者在下降肝门板时可能引发的肝方叶的出血。两种方法可谓各有千秋，具体适用场景也有所不同。手术涉及胆管内取石、肝门部淋巴结清扫抑或是胆管重建等内容时，不宜采用鞘外解剖。尤为重要的是，患者本身的肝门部解剖结构也将影响术者采取的阻断方式。术前的影像学资料解读很有必要。肝门部血管走向因人而异，因此术者应在术前对影像学资料仔细研读，做到心中有数。术中再根据实际情形选择合理的血流阻断方式。

〔参考文献〕

〔1〕KINOSHITA M，KUBO S，TANAKA S，et al. The association between non-alcoholic steatohepatitis and intrahepatic cholangiocarcinoma：a hospital based case-control study〔J〕. J Surg Oncol，2016，113（7）：779-783.

〔2〕WEI FS，WEI Z，FENG X，et al. Clinicopathological and prognostic analysis of 429 patients with intrahepatie cholangiocarcinoma〔J〕. World J Gastroenterol，2009，15（47）：5976-5982.

〔3〕OTSUKA S，EBATA T，YOKOYAMA Y，et al. Clinical value of

additional resection of a margin-positive distal bile duct in perihilar cholangiocarcinoma ［J］. Br J Surg, 2019, 106（6）: 774-782.

［4］KIM DH, CHOI DW, CHOI SH, et al. Is there a role for systematic hepatic pedicle lymphadenectomy in intrahepatic cholangiocarcinoma? A review of 17 years of experience in atertiary institution ［J］. Surgery, 2015, 157（4）: 666-675.

［5］YOH T, CAUCHY F, ROY BL, et al. Prognostic value of lymphadenectomy for long-term outcomes in node-negative intrahepatic cholangiocarcinoma: A multicenter study ［J］. Surgery, 2019, 166（6）: 975-982.

［6］ZHANG XF, CHAKEDIS J, BAGANTE F, et al. Trends in use of lymphadenectomy in surgery with curative intent for intrahepatic cholangiocarcinoma ［J］. Br J Surg, 2018, 105（7）: 857-866.

［7］周伟平, 郑成竹. 经腹腔镜肝叶切除首例报道 ［J］. 肝胆外科杂志, 1994, 2（2）: 82.

［8］MAKUUCHI M, MORI T, GUNVRN P, et al. Safety of hemihepatic vascular occlusion during resection of the liver ［J］. Surg Gynecol Obstet, 1987, 164（2）: 155-158.

［9］REICH H, MCGLYNN F, DECAPRIO J, et al. Laparoscopic excision of benign liver lesions ［J］. Obstet Gynecol, 1991, 78（5）: 956-958.

>>> 赵超尘

右半肝 +S_{4b} 段切除 + 门静脉癌栓清除术（晚期肝癌转化后）

【病历概述】

患者男，47 岁。

过敏史：无药物、食物过敏史。

主诉：小肠间质瘤术后 11 月，脐周疼痛不适 1 天。

现病史：患者诉 11 月前在我院（深圳市宝安区中心医院）因"小肠间质瘤破裂"行"小肠部分切除术 + 小肠间质瘤切除术"，术程顺利。患者恢复良好，术后病理检查示：小肠肿瘤胃肠间质瘤，高风险，肿瘤大小 13 cm×7 cm×5 cm，侵犯至肠黏膜层内，伴出血及坏死。免疫组化结果：CD117（+），DOG–1（+），CD34（局灶 +），Ki–67（热点约 5%+），S–100（–），SMA（–）；术后口服格列卫治疗。半年前复查发现肝脏占位，建议肝胆外科手术治疗，患者未处理，自行口服中药治疗；术后偶有脐周隐痛、腹胀不适，休息或对症治疗后不适能缓解，1 天前患者再次出现腹部隐痛不适，阵发性，无大便干燥，无发热、恶心、呕吐、烧心、反酸，无咳嗽、咳痰，无头昏，无心悸、胸闷等不适。小便正常。患者为求明确治疗，来我院门诊，门诊以"腹痛查因，小肠间质瘤术后"收入我科（肝胆胰外科）。患者精神、饮食、睡眠一般，小便正常，大便不干燥，无便血，近期体重无明显增减。

既往史：11 月前在我院因小肠间质瘤破裂行"小肠部分切除术 + 小肠间质瘤切除术"，术后口服格列卫治疗。预防接种史不详。无"高血压、糖尿病、冠心病"病史，否认"肝炎、结核、伤寒、痢疾"等传染病史，无输血史。

个人史：原籍成长，否认疫水、疫区接触史，否认有冶游史。否认有毒化学物质及放射线接触史。无不良生活嗜好。不嗜烟，不嗜酒。

婚育史：已婚已育。

家族史：家族中无类似疾病患者。否认有家族性遗传、免疫性和精神性疾病患者。

查体：T 36.6 ℃，P 70 次 / 分，R 20 次 / 分，BP 120/75 mmHg。腹部可见多个手术疤痕。腹部平软，未见胃肠型及蠕动波，未见腹壁静脉曲张，全腹无压痛，无反跳痛，墨菲征阴性，肝脾肋下未扪及，肝区无叩痛，肾区无叩痛，移动性浊音阴性，肠鸣音正常。

【 诊断思路 】

初步诊断：①腹痛查因：不全性肠梗阻？胃炎？②小肠间质瘤术后。

鉴别诊断：阑尾炎。

腹痛，阑尾炎常表现为转移性右下腹痛，故排除。

最终诊断：①肝细胞癌（CNLC 分期 Ⅲ a 期）；②门静脉癌栓；③小肠间质瘤术后。

【 治疗经过 】

住院后完善相关检查，查 AFP 为 204 010 U/mL，CA199 40.75 U/mL，乙肝小三阳，HBV–DNA 7.47×10^3 IU/mL，肝功能 Child 评分 A 级。

全腹增强 CT 提示：小肠间质瘤术后复查，与 2023 年 1 月 5 日 CT 片比较，现片示：下腹小肠术后吻合，肠壁未见增厚或异常强化影，肠管未见梗阻征象。肝右叶见大片低密度影，大小约 93 mm × 77 mm × 92 mm，增强扫描动脉期呈明显不均匀强化，门脉期较前廓清呈稍低密度，肝内外胆管未见明显扩张。胆囊充盈尚可，形态、大小未见明确异常，胆囊壁未见明显增厚，腔内未见异常密度影，增强扫描未见异常强化灶。

肝胆磁共振：肝右叶及 S_4 见大片异常信号影，T_1WI 呈稍低信号，T_2WI 呈稍高信号，高 b 值 DWI 呈明显高信号，范围约 93 mm × 77 mm × 92 mm，蒙扫 T_1 同相位病变及门静脉右支见斑点状高信号影，增强扫描动脉期肿块呈明显不均匀强化，门脉期较前廓清呈低信号，侵犯门静脉右支，肝内外胆管未见明显扩张。胆囊充盈尚可，内见分层状信号，胆囊壁未见明显增厚，增强扫描未见异常强化灶。门静脉主干前见一约 17 mm × 8 mm 淋巴结影，增强扫描均匀强化。诊断意见：①肝右叶及 S_4 肿瘤性病变，巨块型肝癌与转移瘤鉴别，前者可能性大，侵犯门静脉右支，瘤内及门静脉右支局灶出血。②门静脉主干前稍大淋巴结，建议复查。胃肠镜检查未见间质瘤复发。

行彩超引导下肝肿物穿刺活检结果：（肝组织穿刺活检）肝细胞癌中分化并慢性肝炎。免疫组化结果：Hep-1（+），AFP（+），Glypican-3（+），CK19（部分 +），CD117（−），CD10（−），DOG-1（−），CEA（−）。诊断：①肝细胞癌（CNLC 分期Ⅲ a 期）；②门静脉癌栓；③小肠间质瘤术后。

分别于 9 月 3 日、9 月 30 日、10 月 24 日行碘油加空白微球栓塞 C-TACE 治疗（图 2-14），第三次介入后留置微导管行 FOLFOX-HAIC，并予双达靶免方案（信迪利单抗 + 贝伐珠单抗）治疗，每 21 天一周期，甲胎蛋白变化过程见图 2-15。

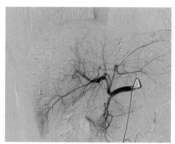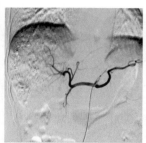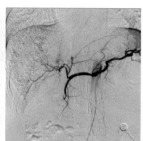

图 2-14　三次经动脉化疗栓塞（TACE）影像

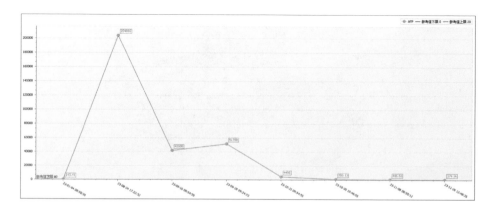

图 2-15　甲胎蛋白变化

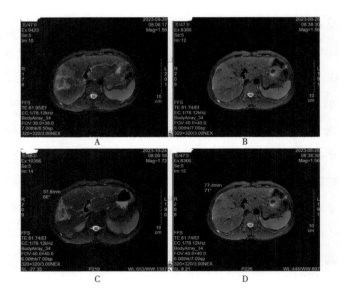

A、B 为首次入院；C、D 为术前

图 2-16 影像示首次入院与术前对比肿瘤明显缩小

经术前转 TACE 联合靶免治疗，患者肿瘤明显缩小，大部分坏死（图 2-16）。AFP 大幅下降，门静脉右支癌栓有所退缩。患者肝功能 Child 评分 A 级，ICG 15 min：2.1%。标准肝体积为 1119 cm^3，切除右半肝及 S$_{4b}$ 后残留肝体积为 538 cm^3，残肝体积达 48%。后于 11–27 在全麻下行右半肝加 S$_{4b}$ 段肝切除术，术前三维重建见图 2-17。

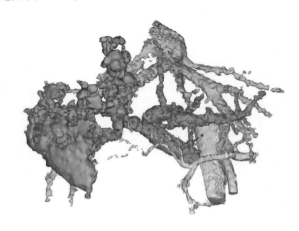

图 2-17 术前三维重建

手术经过（图 2-18 ~ 图 2-23）：

麻醉成功后，患者取平卧位，常规消毒皮肤，铺无菌巾单；取右上腹反"L"切口，长约 25 cm，依次进腹。

洗手探查：肝质地可，左肝外叶明显肿大，右肝可扪及一大小约 8 cm×5 cm ×5 cm 的肿块，类圆形，质稍硬，灰白色，与膈肌粘连。胆囊大小及形态正常，肝门部可扪及多枚肿大淋巴结，质中，胰脾及肠管，肠系膜根部等均正常，考虑为原发性肝癌并癌栓形成转化治疗后，腹腔粘连。予剖腹探查：右半肝切除 + 肝 S_{4b} 段切除 + 胆囊切除 + 腹腔淋巴结清扫 + 门静脉癌栓取出 + 腹腔引流 + 腹腔粘连松解 + 切口罗哌卡因神经阻滞术。

电刀及超声刀分离腹腔粘连，切除胆囊，充分游离肝圆韧带及镰状韧带，在第一肝门留置阻断带，在第一肝门处解剖出门静脉主干及、右门静脉及右肝动脉，并分别予结扎，标记缺血线，沿镰状韧带右侧 1 cm 开始切肝，切除肝 S_{4b} 段后继续向右切断肝中静脉中段，切除平面转至肝中静脉右侧缘，离断肝至肝中静脉根部，沿肝中静脉及下腔静脉确定的平面继续断肝，继续向右游离切断肝短静脉及肝右静脉，肝右静脉予腔镜下一次性使用切割闭合器及白钉离断，阻断门静脉主干，切开肝右静脉起始处，探查门静脉主干及左门静脉无癌栓，5-0 proline 线缝合门静脉，离断并结扎右肝胆管，切断右冠状韧带及右三角韧带，完整切除右半肝及肝 S_{4b} 段，在切肝期间，予第一肝门阻断，遇小的胆管及血管予 0 号丝线结扎，或钛夹夹闭。

清扫第 12、7、8、9 组淋巴结，缝扎创面之活动性出血点，仔细检查创面无出血，渗血及胆漏，留置引流管于肝断面及文氏孔，另戳孔引出，肝断面止血纱布覆盖；依次关腹，关腹后超声引导下腹横筋膜神经阻滞。

整个手术顺利，麻醉满意，出血约 200 mL。术毕切除之肝标本及胆囊及淋巴结，一并送常规病理，麻醉清醒后，患者安返病房。

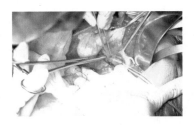

图 2-18 分离门静脉主干及右支

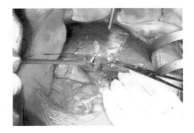

图 2-19 切除 S_{4b} 段

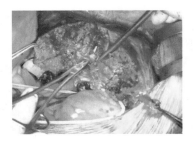

图 2-20 肝中静脉中段离断至右侧

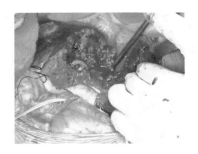

图 2-21 左右半肝劈开至第 2 肝门

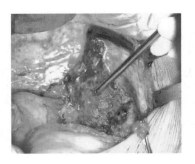

图 2-22 移除肿物后创面

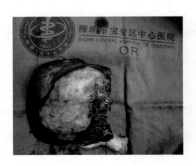

图 2-23 切除组织

术程顺利，术后安返病房，予止咳化痰、止痛、补液、伤口换药等对症支持治疗。患者恢复良好。切除物送病理示：肝组织大片坏死，符合栓塞治疗后改变，局部可见残留少量中分化肝细胞肝癌，送检淋巴结未见癌组织。

【 出院情况 】

患者诉无发热、伤口疼痛，切口无红肿，术区皮肤贴覆良好，敷料干洁，伤口拆线。肝功能恢复良好。

〖讨论与总结〗

该患者既往有小肠间质瘤切除病史，肝内病灶出现时建议患者手术切除，但患者拒绝后 7 月余，肿瘤进展 9 cm，并门静脉右支主干癌栓，此时直接手术效果不佳。先行介入 TACE 联合靶免治疗，给肿瘤降期转化，经治疗后，患者肿瘤指标大幅下降，肿瘤明显缩小，手术顺利切除，达到了晚期肝癌转化手术目的。

肝癌转化治疗是将不可切除肝癌转为可切除肝癌。肝癌不可切除的原因主要包括两方面：一是患者全身情况不能承受手术创伤、肝功能不能耐受、剩余肝体积（future liver remnant，FLR）不足等外科学不可切除情况；二是技术可切除，但切除以后不能获得比非手术治疗更好的疗效，称为肿瘤学不可切除。肝癌转化治疗就是运用积极的治疗方法，消除肝癌不可切除因素，将不可切除的手术转化为可根治性切除的手术，在围手术期安全的前提下达到手术安全和彻底的目的。

转化治疗方法包括局部治疗及系统治疗。局部治疗包括 TACE、经导管肝动脉栓塞放疗（TARE）、肝动脉灌注化疗（HAIC）和消融治疗等，系统治疗包括传统化疗、靶向药物、免疫检查点抑制剂。此外，还包括靶向、免疫和局部三者相互配合的联合治疗。

1. 局部治疗

TACE 是不可切除肝癌最常用的治疗方法。一项多中心研究表明，超过米兰标准的肝癌患者经过 TACE 降期后行肝移植，肿瘤复发率远低于未降期行肝移植患者。

HAIC 是中晚期肝癌的重要治疗手段，以 HAIC 为核心的转化治疗展现出较好的肿瘤反应率及患者生存率。相较于 TACE，FOLFOX-HAIC 治疗摈弃栓塞剂，杜绝了栓塞综合征、异位栓塞等不良事件的发生，同时降低了炎症反应及手术风险，具有微创、高效、安全、可重复性高等特点。近年来，国内学者逐步改进化疗方案，逐渐形成具有"中国特色"的 HAIC 治疗方案，使用以奥沙利铂为基础的 FOLFOX 方案 +HAIC 治疗中晚期肝癌可明显提高手术转化率和肿瘤反应率，FOLFOX-HAIC 相较于 TACE 可明显提高初始不可切除肝癌患者转化后的手术切除率（26.3% 比 7.3%）。

TARE 通过向肝动脉内注射放射性核素药物阻断肿瘤动脉供血，药物滞留于肝脏肿瘤组织，不仅能控制肿瘤进展，也能使肿瘤侧肝脏萎缩，从而促进健侧肝脏增生。有研究表明，与 TACE 相比，Y90 微球 TARE 对中晚期肝癌的降期治疗有更显著的优势。

消融治疗是肝癌的常见治疗手段之一，采用化学或物理方法直接导致肿瘤坏死，同时激活机体免疫反应，抑制肿瘤细胞生长，具有安全、较小经济负担、重复性高等优点。随着消融技术的发展，消融治疗常用于肝癌的术前新辅助治疗及手术后复发治疗，也被应用于暂无手术指征的肝癌患者转化治疗。

2. 系统治疗

从传统化疗到靶向药物治疗再到免疫检查点抑制剂，系统性治疗在肝癌治疗中取得了重大进步。然而单一药物治疗的客观缓解率获益有限。传统肝癌化疗药物毒性作用大，免疫抑制明显，可能激活乙型肝炎病毒复制、加重肝炎肝硬化等不良反应；中晚期肝癌的靶向治疗药物通常包括以索拉非尼、仑伐替尼及多纳非尼为代表的一线用药，以及以阿帕替尼、瑞戈非尼为代表的二线用药。索拉非尼单药治疗后的客观缓解率（ORR）仅为 3.3%，卡博替尼的 ORR 为 4.0%，瑞戈非尼的 ORR 为 6.5%，仑伐替尼的 ORR 约为 18.8%。免疫治疗是通过增强免疫细胞对肿瘤细胞的识别作用，削弱肿瘤免疫逃逸，增强免疫活性，其中程序性死亡蛋白 -1（programmed cell death 1，PD-1）和程序性死亡受体配体 1 的免疫检查点抑制剂较为典型。虽然靶向药物治疗或免疫抑制剂延长了患者的生存时间，但单药的长期治疗效果仍不能令人满意，伴随耐药或不良反应的情况出现，总体 ORR 仍低于 30%。

3. 联合治疗

联合治疗相比单一用药可带来更高的 ORR 获益，靶向联合免疫治疗增强宿主免疫活性和肿瘤的免疫原性，增强靶向抗肿瘤治疗可协同发挥作用。目前，转化治疗的方法多种多样，组合层出不穷，总体趋势是联合治疗转化成功率高于单一治疗，局部 + 系统治疗的有效率优于局部 + 局部或靶向 + 免疫。

国内许多研究中心已积累了肝癌转化治疗经验。初步研究结果显示，转化治疗是改善中晚期肝癌患者生存的重要途径。但转化治疗及其相关领域仍存在许多亟待解决的临床和科学问题。为了总结既往经验、梳理问题，由中国抗癌协会肝癌专业委员会转化治疗协作组发起，基于国内外该领域研究获得的初步经验和研究结果，结合符合我国国情的临床实践，制订了《肝癌转化治疗中国专家共识（2021 版）》。

〖知识链接〗

一、肝癌治疗现状和存在问题

原发性肝癌是全世界范围内常见的恶性肿瘤之一，在 2018 年全世界范围恶性肿瘤的发病率中排名第 6 位，是第 4 大肿瘤致死原因。在我国，原发性肝癌发病率在 2015 年恶性肿瘤中排名第 4 位，是第 3 大肿瘤致死原因。原发性肝癌中，75% ~ 85% 的病例为肝细胞癌（hepatocellular carcinoma，HCC）（以下简称肝癌）。

早期肝癌［主要是中国肝癌分期（CNLC）- Ⅰa 期、Ⅰb 期和部分 Ⅱa 期］适合于手术切除、局部消融、肝移植等根治性治疗，其中位生存期可 > 5 年。但是，我国大多数肝癌患者在初诊时已属于中晚期（CNLC- Ⅱb 期、Ⅲa 期和Ⅲb 期）。根据 BRIDGE 研究的调查结果，我国 64% 的肝癌患者在初诊时为CNLC- Ⅱ 和 Ⅲ 期，中位生存期为 2 年左右。绝大多数中晚期患者已不宜首选手术切除，而应接受以非手术局部治疗和系统治疗为主的治疗。即使经过严格选择的少数中晚期患者接受手术切除，其疗效可能超过非手术治疗，但总体而言，术后短期复发率较高，多数患者术后生存不理想。

近年来，肝癌的非手术治疗取得显著进展。药物治疗，特别是抗血管生成药物联合免疫治疗用于晚期或不可切除肝癌的治疗可获得 30% 左右的客观缓解率，患者中位生存期也提高至 20 个月左右。国内有多种药物可供选择，治疗费用较前大幅度下降，部分药物已纳入医疗保险支付，预期这类治疗将很快在中晚期肝癌中广泛应用。另一方面，TACE、HAIC 和放射治疗等局部治疗手段也通过技术和药物的改进、与其他治疗方式的联合，在缩小肿瘤、控制癌栓方面获得较以往更好的效果，患者生存也得到改善。

二、肝癌转化治疗概述

肝癌转化治疗的历史可以追溯到 20 世纪 70 年代，国外研究者曾报道过巨大肝母细胞瘤经化学治疗和放射治疗，瘤体缩小后再切除的病例。20 世纪 90 年代，国内外多家医学中心报道了 HCC 经 TACE 或核素内放射治疗、外放射治疗后肿瘤缩小、降期，继而获得切除的系列研究；更为重要的是，这类研究结果显示：经过转化切除的患者，其术后 5 年生存率可达 50%～60%，与早期肝癌切除后的生存相当。国家卫生健康委员会《原发性肝癌诊疗规范（2019 年版）》将转化治疗列为不可切除肝癌的治疗方式之一。

转化治疗是将不可切除肝癌转为可切除肝癌，然后切除肿瘤。其中，如何界定"不可切除肝癌"是核心。肝癌不可切除的原因可分为两个层次。一个层次是外科学意义上的不可切除，包括患者全身情况不能承受手术创伤、肝功能不能耐受、剩余肝体积（FLR）不足等（简称为外科学不可切除）。另一个层次是技术可切除，但切除以后不能获得比非手术治疗更好的疗效（简称为肿瘤学或生物学不可切除）。前者几乎没有争议，标准也基本固定；而后者是个动态的、较有争议的标准。

既往缺乏有效的非手术局部治疗和药物治疗时，即使是中晚期肝癌，如果技术可切除，术后生存也优于非手术治疗。如今，不可切除肝癌则定义为外科学不可切除，相应地，转化治疗的主要目标就是消除影响外科学不可切除的因素。需要指出的是，转化治疗与新辅助治疗在内涵上存在交叉。转化治疗包括将外科学意义上的不可切除转化为外科学意义上的可切除，也包括将切除后疗效较差的患者（CNLC–Ⅱb 和Ⅲa 期）转化为切除后疗效更好的患者（即肿瘤学意义上的转化）。一般而言，新辅助治疗是对于可切除患者的术前治疗，其目的是改善患者的肿瘤学效果（包括生存质量和远期生存预后）。因此，对于外科学意义上可切除的部分中晚期肝癌患者，转化治疗和新辅助治疗的最终目标是相同的。

当前，不可切除的中晚期肝癌患者接受药物治疗后的中位总生存期已延长至 20 个月左右。而在肝内病灶可切除且同时合并血管侵犯的肝癌（即技术上可切除的 CNLC- Ⅲa 期），若首选手术治疗，术后中位生存期为 12 ~ 15 个月，低于首选系统药物治疗者。显然，对于此类患者（CNLC- Ⅲa 期）来说，手术切除可能不应是首选的治疗方式。对于 CNLC- Ⅱb 期肝癌，介入治疗的中位生存期已达 30 个月左右。虽然有随机对照研究结果证明接受外科切除的多结节肝癌患者的生存优于 TACE 治疗，但该结论主要适用于 Bolondi 分期的 B$_1$ 和 B$_2$。此外，有研究结果报道，对于超出 up-to-seven 标准的多结节肝癌（多为 CNLC- Ⅱb 期），仑伐替尼治疗已可达到 37 个月的中位生存期。因此，对于 CNLC- Ⅱb 期肝癌，手术治疗的长期生存与 TACE、甚至系统治疗差别不大。在《原发性肝癌诊疗规范（2019 年版）》中，对于 CNLC- Ⅱb 期和 Ⅲa 期肝癌，首选 TACE 和系统治疗，手术切除分别是第 2、第 3 位的治疗选择。如能减少肿瘤负荷以提高 R$_0$ 切除率并降低手术风险，或使肿瘤降期后切除，从而使患者获得比其他治疗更好的生存获益，即为转化治疗。

在上述两个不可切除因素中，如果存在一个不可切除因素，消除不可切除因素的难度应低于同时存在两个不可切除因素，这类肝癌可视为"潜在可切除肝癌"，即：肝内病灶属于外科学可切除的 Ⅱb、Ⅲa 期肝癌（即肿瘤范围较局限），或外科学不可切除的 Ⅰa、Ⅰb、Ⅱa 期肝癌（主要是 FLR 不够，或者切缘不够）。这类肝癌相对于其他不可切除肝癌具有更多转化为可切除的可能性。因此，对于潜在可切除肝癌，可采用较为积极的转化策略，包括高强度、多种治疗模式联合等，以争取在短期内获得肿瘤缩小和降期，或使 FLR 增大，最终获得根治性治疗机会。而对于其他不可切除肝癌，则应该兼顾患者的生命质量和生存期、治疗费用等，选择合适的抗肿瘤治疗方式。

转化切除是中晚期肝癌治疗的阶段性目标，实现长期生存才是最终的目标。转化后切除的预期价值是基于早期肝癌切除后疗效的推论和既往回顾性研究的结果，实际上，这个推论是需要被证明或者深入研究的。我们也应在转化成功后患者中探索其他治疗方式的价值。

三、制订转化治疗专家共识的意义

许多研究者已在转化治疗领域进行探索，成功的案例很多，可见小样本的回顾性队列研究，但其中的争议或问题仍较多。例如肿瘤缓解后是否需要手术切除，如何确定最佳手术切除的时机，如何预测转化治疗的疗效，不同治疗方式组合的适应人群是什么，如何联合治疗提高转化成功率，切除术后是否需要辅助治疗，术前评估和准备的方案是什么，转化成功的患者接受手术切除是否安全，对于转化未能成功的患者，如何治疗等。凝聚共识，回答问题、解决争议不仅需要专家们的智慧和经验，更需要厘清问题、集中力量、合作探索。凝聚共识是第一步，也是未来研究的基础。

四、针对肝脏组织的治疗

1. 增加 FLR

目前国内外各中心对于术前肝脏功能安全标准基本相同，即肝功能正常〔肝功能 Child-Pugh A 级，吲哚氰绿 15 min 滞留率（ICG-R15）< 10%〕，无肝硬化患者需 FLR/ 标准肝体积（standard liver volume，SLV）> 20% ~ 30%；伴有慢性肝病或肝实质损伤者（包括肝硬化、重度脂肪肝和化疗相关肝损伤），需 FLR/SLV > 40%。肝功能损害者，则需保留更多的 FLR（如 ICG-R15=10% ~ 20%，慢性肝病和肝硬化患者须 FLR/SLV > 50%）。FLR 不足属于不可切除肝癌的重要标准，对于这类患者，转化治疗的目标就是由 FLR 不足转变为 FLR 足够。

门静脉栓塞术已在临床长期使用，其转化成功率为 60% ~ 80%，并发症发生率为 10% ~ 20%。门静脉栓塞术后剩余肝脏增生耗时相对较长（通常需 4 ~ 6 周，在此期间肿瘤有进展可能）。此外，> 20% 患者因肿瘤进展或剩余肝脏增生体积不足而失去手术机会。对于这部分患者，目前的治疗策略有联合 TACE、肝静脉栓塞、动脉结扎，以进一步促进 FLR 增生并控制肿瘤进展，以及行拯救性联合肝实质分隔和门静脉结扎的二步肝切除术（associating liver partition and portal vein ligation for staged hepatectomy，ALPPS）切除肿瘤。

门静脉栓塞术的禁忌证包括 Vp3-Vp4 型癌栓，肿瘤广泛转移，合并严重的门静脉高压症和凝血功能障碍。对于预期 FLR 增生时间较长（例如较严重肝硬化、年龄较大的患者），肿瘤进展可能较快的患者需要谨慎使用。

ALPPS 通常可在 1 ~ 2 周左右诱导高达 47% ~ 192% 的剩余肝脏增生率，远高于门静脉栓塞术。因两期手术间隔短，故能最大程度减少肿瘤进展风险，肿瘤切除率达 95% ~ 100%。Li 等的 RCT 研究结果显示，与门静脉栓塞术联合 TACE 相比，ALPPS 具有更高的转化切除效率和长期生存率，但同时具有更高的围手术期并发症发生率。

采用增加 FLR 策略治疗的患者，应严格限制于以下患者：年龄 < 65 岁，肝功能正常（Child-Pugh A 级，ICG-R15 < 10%），FLR 不足（正常肝脏者，FLR/SLV < 30%；伴有慢性肝病和肝损伤者，FLR/SLV < 40%），一般状态良好，手术耐受力良好，无严重肝硬化，无严重脂肪肝，无严重门静脉高压症。二期术前终末期肝病模型评分 > 10 分者建议推迟第二步手术。

FLR 不足人群行二次手术或转化治疗后手术，其围手术期管理及术后随访非常重要。除遵循普通肝切除术后管理的一般原则外，需要针对治疗后或二期切除后剩余肝脏功能处于临界状态的特点，注意加强肝功能的支持治疗，维持各器官功能处于良好状态，以帮助术后剩余肝脏平稳恢复，进一步增生至更加充沛耐受的功能体积水平。同时需要特别注意积极防治感染等可能导致肝功能负荷加重的并发症。

2. 改善肝脏功能和抗病毒治疗

肝功能异常也是导致无法行手术切除的常见原因之一。在我国，肝癌的主要致病因素包括乙肝病毒（HBV）感染、丙肝病毒（HCV）感染、乙醇或非酒精性脂肪性肝病、肝硬化，以及黄曲霉毒素、马兜铃酸等致癌物质长期暴露。肝功能异常的治疗首先是病因治疗，同时辅以保肝、降酶、抗炎、修复肝细胞膜以及胆管损伤等治疗。肝功能损害严重，甚至有肝衰竭倾向者，往往无法耐受抗肿瘤治疗，则需要接受补充 Alb 提高血浆胶体渗透压，予以血浆、维生素 K_1 以及凝血因子等对症支持治疗。多项研究结果显示：肝癌切除术前 2 h 及术后 5 ~ 7 d 静脉给药腺苷蛋氨酸，可以减少肝切除术中的缺血再灌注损伤，并有效促进术后肝酶恢复。减轻黄疸治疗及根治手术后联合腺苷蛋氨酸药物治疗，可加速肝功能恢复，缩短术前及其他相关治疗的等待时间，减少术后并发症。包含化疗药物的抗肿瘤治疗联合腺苷蛋氨酸药物治疗可显著改善患者肝功能并在后续化疗中起到肝保护作用，降低化疗减量、中断的发生率。慢性肝病患者常常伴随 PLT 降低，是影响手术安全性的重要指标，经过血小板生成素受体激动剂短期治疗后提升 PLT 水平，有助于提高肝癌的可切除性。

HBV 感染是我国肝癌的首要病因，也是导致肝功能异常的主要原因。HBV 相关肝癌患者术前若 HBV–DNA 阳性，无论血清转氨酶水平是否升高，建议先予抗病毒及保肝治疗，待肝功能好转后方可手术切除，以提高手术安全性并减少术后肿瘤复发率。由于免疫治疗可能存在诱导 HBV 激活的风险，对于 HBV–DNA 较高（即 > 2000 kU/L）的患者，建议谨慎使用包含免疫检查点抑制剂的转化治疗方案并应纳入临床试验的管理，以探索病毒高载量患者接受这类治疗的安全性；对于 HBV–DNA < 2000 kU/L 的患者，也应全程接受抗病毒药物治疗，并监控 HBV–DNA 水平。HBV 相关 HCC 确诊后，即使 HBV–DNA 阴性，在接受抗肿瘤治疗前，特别是接受包含化疗药物的抗肿瘤治疗（如 TACE 和 HAIC）期间也应进行抗病毒治疗。对于已确证的 HCV 相关 HCC，应检测 HCV RNA，如 HCV RNA 阳性，应根据 2019 年中国慢性丙型肝炎防治指南进行 DAA 抗病毒治疗。HCV RNA 若为阴性，在行肝癌转化过程中密切检测 HCV RNA。所有 HCC 患者，若与病毒性肝炎关系不明，在行肝癌转化治疗前都应常规筛查乙肝表面抗原（HBsAg）、乙肝核心抗体（抗 –HBc）及 HCV 抗体（抗 –HCV 抗体）。若 HBsAg 阳性，应尽早使用强效、低耐药的抗病毒药物恩替卡韦、替诺福韦或丙酚替诺福韦治疗，且应在化学治疗的 1 周前，或与化学治疗同时进行；若 HBsAg 阴性，抗 –HBc 阳性，HBV–DNA 阴性也应在使用肿瘤化学治疗前预防性抗病毒治疗，密切监测肝功能。若 HBV–DNA 阴性，每

1～3个月监测 HBsAg、HBV DNA 和 ALT 水平，若前两项之一为阳性应立即启动抗病毒治疗。

　　肝毒性是肝癌患者免疫检查点抑制剂和联合靶向的常见不良反应之一。在接受治疗期间，如果患者出现肝功能异常，在排除其他导致肝功能异常的原因之后，需要考虑免疫检查点抑制剂所致药物性肝损伤。根据欧洲肝病学会药物性肝损伤诊疗指南推荐的免疫检查点抑制剂肝损伤分级标准及对应处理，在处理免疫检查点抑制剂过程中，还应根据肝脏损伤程度采取其他的综合保肝方案包括：炎症相对较轻者，可予水飞蓟宾或多烯磷脂酰胆碱；炎症较重者可试用双环醇和甘草酸制剂；胆汁淤积型患者，可选用熊去氧胆酸和腺苷蛋氨酸进行治疗。

　　对于 HBV 相关的 HCC 患者，肝癌转化术后建议长期口服抗病毒药物。HCV 相关的 HCC 患者，转化术后常规监测 HCV-RNA。整个治疗过程中，严密监测肝功能，根据肝功能异常程度，合理使用保肝药物。

五、转化成功后手术切除的必要性和时机

（一）转化成功后手术切除的必要性

　　转化治疗的意义在于使患者获得根治性治疗的机会，继而让患者获得较长的无瘤生存期及总生存期。目前的转化治疗研究多数以短期获益如手术切除率、术后复发率等作为主要的观察指标，以长期生存作为主要研究终点的研究不多。部分回顾性研究结果显示：转化切除后的生存率较 TACE 等姑息性治疗手段长期获益更多。例如，Fan 等的研究结果显示：肝癌患者经 TACE 转化切除后 1、3、5 年的总体生存率分别为 80%、65% 及 56%。Kulik 等发现经 TARE 的转化切除后 1、2、3 年总体生存率分别为 84%、54%、27%。Lewandowski 等对比 TACE 及 TARE 两种治疗手段，其结果显示：术后无瘤生存期分别为 7.1 个月和 17.7 个月。Zhu 等的研究结果显示：经 TKI 类药物联合免疫检查点抑制剂转化切除后，在中位随访时间达到 11 个月时，8 例患者无瘤生存，而且 4 例患者已停药。这类回顾性研究可能存在选择偏倚，而且对于不

能切除肝癌的定义、手术切除的标准也未统一，从而影响生存数据的可比性。

在接受转化治疗的患者中，已发现强效的系统治疗会导致肝癌出现病理学完全缓解。目前尚无证据支持获得病理学完全缓解的肝癌患者继续采用非手术治疗并获长期生存的数据。但如未行手术治疗，切除全部原发及转移病灶，也无法保证患者达到了病理学完全缓解。

对于经过治疗达到影像学缓解的患者，是否需要手术亦无定论。目前的研究结果显示：大多数出现缓解的病例，即使持续用药，也会在 1.0 ~ 1.5 年出现进展，例如仑伐替尼联合帕博利珠单克隆抗体治疗的中位缓解持续时间为 12.6 个月，贝伐珠单克隆抗体联合阿替利珠单克隆抗体的中位病灶缓解持续时间为 18.1 个月。此外，从肠癌肝转移的经验看，即使是化疗后影像上消失（影像学完全缓解）的病灶，在持续随访过程中，也有 > 50% 的病灶会出现复发。因此，预期手术切除可以使患者获得更长的无瘤生存期和总生存期。此外，转化切除对减少药物暴露和相关的不良反应同样具有重要意义。但与化疗相比，靶向联合免疫治疗的缓解深度可能更高，治疗后影像学上消失或对比剂填充消失的非活性病灶是否仍需要手术切除，最终需要前瞻性的对照研究予以回答。

（二）转化成功后手术切除的时机

1. 基于肿瘤反应选择合适的手术时机

许多研究者认为针对因技术原因无法切除的患者一旦达到外科学可切除的标准，就应尽早切除。而有研究结果显示肝癌转化切除后患者的无瘤生存期与病理缓解程度相关，病理学缓解患者术后无瘤生存期更长。因此，转化成功的标志不仅在于手术切除是否可行，还应评估肿瘤缓解程度，后者与患者术后复发和长期生存更为相关。对于技术上可切除的 CNLC-Ⅱb 期和Ⅲa 期肝癌，转化治疗使肿瘤达到客观缓解（缩瘤或者降期）或者在接受前期转化治疗的情况下维持稳定一段时间（如 3 ~ 4 个月），可能是患者在切除后会获得较好的肿瘤学效果的前提条件。

主要病理学反应（major pathologic responses，MPR）是指存活肿瘤的比例减少到具有显著临床意义的界值以下。在肺癌及恶性黑色素瘤的相关研究中，MPR 定义为 ≤ 10% 的存活肿瘤。虽然该界值在临床研究中较为常用，但部分研究结果显示：在接受新辅助化疗的患者中，MPR 界值在不同组织学类型中有差异。肝原发灶很少或没有存活肿瘤细胞，而淋巴结或癌栓中有存活转移灶（ypT$_0$、N$_{1、2}$ 或 N$_3$），也可以被归类为 MPR，但其预后和治疗意义尚不清楚。如果在审核组织学切片后，存活肿瘤的百分比接近 MPR 的界值，则应再评估额外的组织学切片。病理学报告应记录被检查的肿瘤床蜡块总数，累计各蜡块中残留肿瘤细胞比例。

　　病理学完全缓解是指在完整评估切除的标本，包括所有取样的区域淋巴结、癌栓和远处转移灶，并审核所有切片后，没有发现任何存活肿瘤细胞。如果在肿瘤床的初次取材切片和组织中都没有发现肿瘤，则应做额外的组织学切片。附加切片数量根据肿瘤床大小和病理科能力合理设置。如果原始切片的组织学改变与影像评估疗效不符，则应考虑取样位置偏差的可能性，这种情况下，可能需要利用病理学 - 影像学的对应关系对大体标本进行重新评估，如果发现了其他病变应该重新取样。病理报道应记录肿瘤床取材蜡块的总数。初步的临床证据显示获得 MPR 或病理学完全缓解的患者，术后生存好于未获得 MPR 或病理学完全缓解，但还需要积累更多证据。此外，如何通过影像学或其他临床指标预测 MPR 或病理学完全缓解也是亟待解决的问题。

　　影像学评估方面，相比较传统的 RECIST v1.1 标准，肝癌更适合使用修改版 RECIST（mRECIST）标准来评估肝脏病灶对治疗的反应。Edeline 等报道一组经 RECIST v1.1 标准评估为病情稳定的 42 例肝癌患者，再经 mRECIST 标准评估为 11 例为完全缓解或部分缓解，29 例为疾病稳定，2 例为疾病进展；其中位总体生存期分别为 17 个月、10 个月、4 个月。这提示 mRECIST 标准可以进一步区分病灶的客观缓解情况，其结果与患者生存相关。RECIST v1.1 标准可提供肿瘤长径和范围信息，对于判断技术上是否可切除有较大帮助，而 mRECIST 标准增加了判断存活肿瘤范围的主观因素，在判断病理缓解程度更具优势。

　　动态增强 CT 和多模态 MRI 检查具有很高的图像分辨率和检测肝癌病灶的能力，尤其是 MRI 检查对于小肝癌检出率更高。因此，优先推荐 MRI 检查作为肝癌药物治疗后疗效评估方法。在评价同一个病灶时，基线和后续的检查最好使用相同的影像学检查方法，甚至相同的设备以减少系统误差。由于检查费用高昂，PET-CT 或 PET-MRI 检查难以作为常规的肝癌影像学评估方法，但其作为代谢功能成像方法，在评价非细胞毒性药物治疗效果中仍可发挥很好的作用。

　　2. 基于安全性考量选择合适的手术时机

　　转化治疗的手术时机还应考虑手术的安全性。术前治疗手段不同，转化手术的时机也各不相同。针对系统性治疗，少有研究明确术前需停药的时间。小分子靶向药物为持续性用药，目前无明确的术前停药时间。根据已有的文献报道，术前的持续用药不会导致术后并发症发生率的增加，有部分病案报道的结果显示术前停药 1 周后进行手术。贝伐珠单克隆抗体的半衰期有 20 d 左右，且其抗血管生成作用有导致手术出血增加和影响切口愈合的可能，从肠癌肝转移行肝切除的经验来看，贝伐珠单克隆抗体术前一般需要停药 4～6 周以上，以保证肝切除的安全性。免疫治疗常为周期性用药方案，有研究者建议肝癌转化手术在最后用药周期结束后的 4 周内进行。若在靶向治疗或免疫治疗用药期间出现药物不良反应，则应在停药直至不良反应恢复至 I 级或正常后进行手术。另外，经 PD-1 单克隆抗体转化治疗患者手术安全性评估时需要重点考虑是否存在免疫性肝炎，因为免疫性肝炎很可能导致手术死亡风险增高。对于免疫性肝炎的评估，除了常规的 ALT 和 AST 等肝细胞损伤的指标之外，还可以行肝脏穿刺活组织检查，观察炎性细胞和淋巴细胞浸润情况以及肝细胞坏死情况。目前对于抗血管生成药物联合 PD-1 抑制剂治疗对于术后肝脏功能以及手术安全性影响的研究结果较少，仍需要积累更多数据以确定合理的术前评估策略。

　　TACE 是中晚期肝癌治疗的主要手段，被认为是肝移植术前桥接疗法的标准治疗手段，其在肝癌转化治疗及新辅助治疗中的作用也被充分认识。既往研究结果显示：术前 TACE 可导致肝脏炎性反应，增加术中出血量及手术操作难度，但更多研究者指出，在末次 TACE 与手术间隔时间足够长时，TACE 对手术的影响微乎其微，并建议术前末次 TACE 与手术间隔至少为 4 周（中位时间间隔为 6 周），对围手术期的并发症发生率、病死率等无明显影响。尽管 TACE 之后数周内部分患者存在肝周炎性粘连，但其对手术操作及手术短期预后无明显负面影响。在部分 TACE 联合门静脉栓塞术作为转化治疗的患者中，研究者建议：在门静脉栓塞术结束后每 2 周评估 FLR，当 FLR 及 ICG-R15 达到手术指征时可采取手术治疗。在介入治疗期间易出现肝功能受损的情况，应在肝功能稳定后手术。

　　放疗是肝癌新辅助治疗的重要手段之一，尤其在门静脉及肝静脉癌栓的控制中疗效确切。在我国的一项伴有门静脉癌栓的外科学可切除肝癌的术前放疗研究中，术前立体定位放射治疗结束后 5 周内行手术治疗，可取得良好的手术效果，并且可改善患者长期预后。在门静脉主干癌栓的放疗与半肝切除手术之间的最佳时间间隔为 4 周，可以最大程度地减少肝功能受损、术中出血量及术后肝衰竭的发生率。

六、多学科综合治疗协作组（MDT）模式是保证转化治疗质量的重要方法

　　目前用于肝癌转化治疗的手段包括局部治疗（血管性介入、放疗等）及系统性药物。不同治疗方法存在各自的优势和缺陷，适应证有重叠，治疗手段的实施涉及多个学科。同时，肝癌生物学行为异质性高，不同个体肝脏疾病背景以及预后影响因素均存在较大差异；并且由于肝癌转化治疗实施的时间尚短，目前关于其适用人群、具体方式和手段、转化治疗后手术时机的把握、治疗过程中不良反应的管理等尚缺乏明确的指引和规范，需要在实践中逐步总结经验，不同学科间反复沟通讨论，求同存异形成共识。因此，开展肝癌转化治疗过程中多学科团队的合作及沟通十分重要，必须建立相对固定的多学科团队，形成通畅便捷的沟通渠道，以保证可根据患者的病情变化及时对治疗方案进行调整，使患者最大程度获益。

　　肝癌转化治疗的短期目标是创造根治性手术机会，最终目标是使患者获

得高质量的长期生存。在转化治疗过程中，各学科医务人员应谨记切除并不是转化的唯一目的，遵循肝癌多学科团队的"三要三不要"原则（要以患者为中心、要以疗效为目的、要以循证医学为依据；不要以自己一技之长决定患者的治疗方案、不要过多的单一治疗、不要以经济利益来决定治疗方案），通过多学科团队为肝癌患者提供个体化的优化决策。

七、其他需要探索的问题

（一）转化手术后的辅助治疗

转化成功病例，接受 R0 切除术后辅助治疗方案的选择仍缺乏充足的数据和高级别循证医学证据。但是，转化治疗成功不但使初始不可切除的肝癌获得根治性切除的机会，也确切证实了肿瘤对转化治疗方案敏感，术后使用原转化治疗方案进行辅助治疗是合理的。术后治疗方案的选择应本着有效性和安全性并重的原则慎重考虑，若转化治疗方案为药物联合其他局部治疗，如放疗、HAIC 等，因术后靶病灶消失，辅助治疗仅用原方案中药物治疗即可。若转化治疗方案为多种药物的联合，如靶向联合免疫、双免疫联合等，应根据患者的体力状况、不良反应及治疗耐受情况，酌情选择原方案或原方案中的部分药物。

辅助治疗应持续的时间亦缺乏充足的数据，结合既往辅助治疗经验及目前普遍应用的转化治疗方案的无进展生存数据，建议术后辅助治疗应持续时间 > 6 个月。辅助治疗期间应每 3 个月随访 1 次，如果连续两次影像学检查无肿瘤复发转移，肿瘤标记物（AFP，PIVKA- II）连续 3 个月正常且无上升趋势，可考虑停药。辅助治疗过程中应严密观察不良反应，一旦出现严重不良反应或不能耐受，应减药或停药。而对于切除肿瘤标本达到病理学完全缓解的患者，可以采用更简短的术后辅助治疗。

（二）未获转化病例的后续治疗

转化治疗失败的原因包括肿瘤未获得缓解或继续进展、FLR 增长不足和基础肝病恶化等。针对基础肝病恶化的因素（包括系统治疗相关的严重不良事件），可能的后续治疗选择为积极的支持对症治疗和舒缓治疗；而主要的转化治疗失败原因在于系统治疗或者局部治疗未使肿瘤获得缓解，须根据前期的治疗方式和疾病进展的特征制定个体化的后续治疗策略。

部分患者在一线系统治疗后可能会出现疾病快速进展。针对这类患者，需要转化治疗方案。既往应用免疫检查点抑制剂联合 TKI 方案者可考虑选择系统化疗；既往应用免疫检查点抑制剂联合贝伐珠单克隆抗体治疗者可考虑联合兼有抗增殖作用的其他药物（如 TKI 或系统化疗）。而针对缓慢进展的病例，建议根据治疗后进展的方式区别对待：

（1）肝外病灶稳定，仅肝内原靶病灶进展，建议针对肝内病灶进行局部处理，如 TACE 或 HAIC 等；如肝内出现新病灶，但其余病灶稳定者，可以针对新病灶行局部处理，如 RFA 等。

（2）肝内和肝外病灶均进展，建议调整为二线系统治疗方案，可以序贯选择作用机制不同的组合或单药方案。

（3）新出现门静脉癌栓或原有门静脉癌栓进展，而其他靶病灶稳定，建议针对门静脉癌栓进行放疗。值得重视的是，中晚期 HCC 疾病演进过程复杂，在布局转化治疗策略的同时需要密切随访，必要时缩短评估间隔（4 ~ 6 周），同时兼顾患者症状和相应的肿瘤标记物变化。

（三）转化治疗在肝癌合并肝外转移的患者中的应用

肝癌合并肝外转移指淋巴结转移或远处转移，包括肺、骨、脑、膈肌、肾上腺、网膜转移。肺是肝外转移最常见的器官，约占肝外转移的 67.3%，其次是腹腔淋巴结（37.5%）、骨（18.3%）、肾上腺（7.6%）。针对肝外转移的患者，姑息性系统性治疗是目前首选的治疗方案。近年来，多项回顾性研究结果显示：多数（70% ~ 80%）肝癌合并肝外转移患者死于肝内肿瘤进展所导致的肝衰竭，而非肝外转移。根据《原发性肝癌诊疗规范（2019 年版）》对于肝癌切除的适应证的建议，存在肝外转移的肝癌患者，在特定情况下也可接受手术切除。近年来，多项研究结果显示：肺转移灶切除对改善肝癌肺转移患者预后具有一定的作用，尤其是对于肝内原发灶已手术切除、已行肝移植手术或原发灶控制良好、肝外转移仅累及肺且转移灶 < 3 个的患者，肺转移灶切除后中位无瘤生存期为 7 ～ 38 个月，中位总生存期为 16 ～ 52 个月。另外也有关于肝癌合并局部淋巴结转移及肾上腺转移的研究报道，其结果显示：转移灶进行手术切除后，中位生存期分别为 29 个月及 21 个月。但是目前针对肝癌合并远处转移的患者肝外病灶切除的研究大多为小样本研究，并且缺乏专门针对合并肝外转移患者进行转化治疗的相关研究证据。因此，对于合并肝外转移患者，是否适合转化治疗，有待进一步研究探索。

［ 参考文献 ］

［1］Bray F，Ferlay J，Soerjomataram I，et al. Global cancer statistics 2018：GLOBOCAN estimates of incidence and mortality worldwide for 36 cancers in 185 countries［J］. CA Cancer J Clin，2018，68（6）：394–424.

［2］Forner A，Reig M，Bruix J. Hepatocellular carcinoma［J］. Lancet，2018，391（10127）：1301–1314.

［3］Yang JD，Hainaut P，Gores GJ，et al. A global view of hepatocellular carcinoma：trends，risk，prevention and management［J］. Nat Rev Gastroenterol Hepatol，2019，16（10）：589–604.

［4］Chen W，Zheng R，Baade PD，et al. Cancer statistics in China，2015［J］. CA Cancer J Clin，2016，66（2）：115–132.

［5］Zhou J，Sun H，Wang Z，et al. Guidelines for the diagnosis and treatment of hepatocellular carcinoma（2019 edition）［J］. Liver Cancer，2020，9（6）：682–720.

［6］Park JW，Chen M，Colombo M，et al. Global patterns of hepatocellular carcinoma management from diagnosis to death：the BRIDGE study［J］. Liver Int，2015，35（9）：2155–2166.

［7］Kloeckner R，Galle PR，Bruix J，et al. Local and regional therapies for hepatocellular carcinoma［J］. Hepatology, 2021, 73（suppl）: 137–149.

［8］Zhong JH, Ke Y, Gong WF, et al. Hepatic resection associated with good survival for selected patients with intermediate and advanced-stage hepatocellular carcinoma［J］. Ann Surg, 2014, 260（2）: 329–340.

［9］Finn RS, Qin S, Ikeda M, et al. Atezolizumab plus bevacizumab in unresectable hepatocellular carcinoma［J］. N Engl J Med, 2020, 382（20）: 1894–1905.

［10］Finn RS, Ikeda M, Zhu AX, et al. Phase Ib study of lenvatinib plus pembrolizumab in patients with unresectable hepatocellular carcinoma［J］. J Clin Oncol, 2020, 38（26）: 2960–2970.

［11］Xu J, Shen J, Gu S, et al. Camrelizumab in combination with apatinib in patients with advanced hepatocellular carcinoma（RESCUE）: A nonrandomized, open-label, phase II trial［J］. Clin Cancer Res, 2021, 27（4）: 1003–1011.

［12］Yau T, Kang YK, Kim TY, et al. Efficacy and safety of nivolumab plus ipilimumab in patients with advanced hepatocellular carcinoma previously treated with sorafenib: The checkmate 040 randomized clinical trial［J］. JAMA Oncol, 2020, 6（11）: e204564.

［13］He MK, Le Y, Li QJ, et al. Hepatic artery infusion chemotherapy using mFOLFOX versus transarterial chemoembolization for massive unresectable hepatocellular carcinoma: a prospective non-randomized study［J］. Chin J Cancer, 2017, 36（1）: 83.

［14］He M, Li Q, Zou R, et al. Sorafenib plus hepatic arterial infusion of oxaliplatin, fluorouracil, and leucovorin vs sorafenib alone for hepatocellular carcinoma with portal vein invasion: a randomized clinical trial［J］. JAMA Oncol, 2019, 5（7）: 953–960.

［15］Pan YX, Fu YZ, Hu DD, et al. Stereotactic body radiotherapy vs.radiofrequency ablation in the treatment of hepatocellular carcinoma: a meta-analysis［J］. Front Oncol, 2020, 10: 1639.

［16］Mei J, Li SH, Li QJ, et al. Anti-PD-1 immunotherapy improves the efficacy of hepatic artery infusion chemotherapy in advanced hepatocellular carcinoma［J］. J Hepatocell Carcinoma, 2021（8）: 167-176.

［17］Pérez-Romasanta LA, Portillo GD, Rodríguez-Gutiérrez A, et al. Stereotactic radiotherapy for hepatocellular carcinoma, radiosensitization strategies and radiation-immunotherapy combination［J］. Cancers（Basel）, 2021, 13（2）: 192.

［18］Hermann RE, Lonsdale D. Chemotherapy, radiotherapy, and hepatic lobectomy for hepatoblastoma in an infant: report of a survival［J］. Surgery, 1970, 68（2）: 383-388.

［19］Tang ZY, Liu KD, Bao YM, et al. Radioimmunotherapy in the multimodality treatment of hepatocellular carcinoma with reference to second-look resection［J］. Cancer, 1990, 65（2）: 211-215.

［20］Sitzmann J, Abrams R. Improved survival for hepatocellular cancer with combination surgery and multimodality treatment［J］. Ann Surg, 1993, 217（2）: 149-154.

［21］Fan J, Tang ZY, Yu YQ, et al. Improved survival with resection after transcatheter arterial chemoembolization（TACE）for unresectable hepatocellular carcinoma［J］. Dig Surg, 1998, 15（6）: 674-678.

［22］Lau WY, Ho SK, Yu SC, et al. Salvage surgery following downstaging of unresectable hepatocellular carcinoma［J］. Ann Surg, 2004, 240（2）: 299-305.

［23］Zhang Y, Huang G, Wang Y, et al. Is salvage liver resection necessary for initially unresectable hepatocellular carcinoma patients downstaged by transarterial chemoembolization? ten years of experience［J］. Oncologist, 2016, 21（12）: 1442-1449.

［24］Tang ZY, Uy YQ, Zhou XD, et al. Cytoreduction and sequential resection for surgically verified unresectable hepatocellular carcinoma: evaluation with analysis of 72 patients［J］. World J Surg, 1995, 19（6）: 784-789.

［25］赵海涛，桑新亭，芮静安，等. 不能手术切除的晚期肝癌降期后切除疗效分析［J］. 中国医学科学院学报，2009，31（4）: 503-505.

［26］中华人民共和国国家卫生健康委员会医政医管局. 原发性肝癌诊疗规范（2019 年版）［J］. 中国实用外科杂志，2020，40（2）: 121-138.

［27］中国抗癌协会肝癌专业委员会转化治疗协作组. 肝癌转化治疗中国专家共识（2021 版）［J］. 中国实用外科杂志，2021，41（6）: 618-632.

>>>　邱振雄

病例 06 腹腔镜下左半肝切除术

Case six

〔 病历概述 〕

患者男，61岁。

过敏史：否认食物及药物过敏史。

主诉：反复上腹部疼痛偶伴发热8个月。

现病史：患者8个月前来无明显诱因出现上腹部疼痛，呈持续性闷痛，阵发性加重，发作时疼痛向腰背部放射，小便有黄染，无解陶白色大便，无恶心、呕吐，偶有畏寒、发热，最高体温为39.1℃，伴有少许腹胀、无腹泻。曾到多家医院就诊，给予查2017-03-23上腹部CT+增强提示：①肝左叶肝内胆管多发小结石并局部胆管扩张，胆管炎。②胆囊底部改变，注意腺肌症。③脂肪肝，肝S_4小囊肿，右肾小囊肿。④副脾。⑤拟左侧肾上腺增生。⑥主动脉硬化。⑦双肺下叶炎症，左肺下叶内后基底段支气管内黏液栓形成。2017-04-26上腹部MRI提示：① MRCP示左肝内胆管结石，肝内胆管扩张。胆囊炎。②脂肪肝，肝S_4囊肿。入院后给予抗炎、降温、抑酸、解痉等对症处理，现患者要求来我院（深圳市宝安区中心医院）住院手术治疗，故来我院门诊就诊，门诊以"左肝内胆管结石并胆囊炎"收住院。患者自起病以来，精神、胃纳尚可，睡眠一般，体重无明显减轻，大小便正常。

既往史：既往曾因蛛网膜下腔出血行脑部手术（具体不详）。预防接种史不详。有高血压30多年，糖尿病3年多，未自行规律服药。否认"肝炎、结核、伤寒、痢疾"等传染病史，无药物、食物过敏史，无输血史。

查体：T 36.6℃，P 69次/分，R 20次/分，BP 162/82 mmHg。

专科检查：腹部膨隆，未见胃肠型及蠕动波，腹肌软，右上腹部有轻压痛、无反跳痛，肝脾肋下未及，Murphy征阳性，肝肾区叩击痛阴性，移动性浊音阴性，肠鸣音正常。

辅助检查：

2017-03-23 上腹部 CT+ 增强提示：①肝左叶肝内胆管多发小结石并局部胆管扩张，胆管炎。②胆囊底部改变，注意腺肌症。③脂肪肝，肝 S_4 小囊肿，右肾小囊肿。④副脾。⑤拟左侧肾上腺增生。⑥主动脉硬化。⑦双肺下叶炎症，左肺下叶内后基底段支气管内黏液栓形成。

2017-04-26 上腹部 MRI 提示：① MRCP 示左肝内胆管结石，肝内胆管扩张。胆囊炎。②脂肪肝，肝 S_4 囊肿。

【 诊断思路 】

初步诊断：①肝内胆管结石；②慢性胆囊炎；③脂肪肝；④肝囊肿；⑤高血压病；⑥ 2 型糖尿病。

鉴别诊断：

1. 胆道蛔虫

患者反复右上腹疼痛，呈绞痛性质，目前不能完全排除此病，进一步行腹部彩超检查以明确诊断。

2. 胃黏膜疾病

患者反复腹痛，伴恶心，但患者无明显反酸、嗳气，剑突下无明显疼痛，可能性不大，必要时行胃镜检查以进一步明确。

【 治疗经过 】

入院后完善相关辅助检查。上腹部螺旋 CT 平扫 + 增强（图 2-24）：①肝左叶肝内胆管多发结石；②考虑肝 S_8 囊肿。

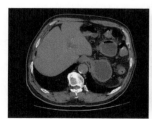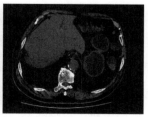

图 2-24　上腹部螺旋 CT 平扫 + 增强

入院后予头孢哌酮钠舒巴坦钠抗炎、补液等对症支持治疗。

患者胆道结石引起胆道梗阻，诊断明确，按照治疗肝内胆管结石的基本原则进行治疗，解除梗阻、去除病灶、通畅引流，肝切除术不仅可以彻底清除结石，同时还切除了胆管狭窄及由结石导致的萎缩、纤维化等肝实质病变，不仅能防止术后结石复发，也消除了可能发生肝胆管细胞癌的潜在危险。

于 2017-07-09 送手术室行全麻下行腹腔镜下左半肝切除术 + 胆囊切除术 + 腹腔引流术，术程顺利，术后安返病房，予抗感染、护肝、补液等对症支持治疗。

术后患者无诉特殊不适，复查 MRCP、血常规及肝肾功能等未见明显异常。

手术经过（图 2-25 ~ 图 2-34）：

麻醉成功后，患者取仰卧位，右侧垫高 15°，常规消毒皮肤，铺无菌巾单，从脐下作 11 mm 切口，插入气腹针，注入 CO_2 到维持腹压 14 mmHg，从此切口插入直径 10 mm 套管针，置入腹腔镜头，探视腹腔情况：腹腔未见明显积液，右半肝质地尚可，颜色红润。左半肝萎缩，肝质地稍硬，并有多发粘连，肝表面可扪及结石，胆囊大小约 8 cm × 4 cm × 2 cm，壁厚约 0.4 cm，胆囊内未扪及明显结石，胆囊颈与周围及胆囊三角轻度粘连，胆囊三角未触及肿大淋巴结，胆总管直径约 7 mm，未触及结石，胰头未触及肿物，胰体尾及脾脏未见异常；腹主动脉周围淋巴结不肿大，盆腔及腹膜无异常。术中诊断为左肝内胆管结石、左半肝萎缩急性胆管炎，遂决定行腹腔镜探查：胆囊切除 + 左半肝切除 + 胆道镜探查取石 + 胆管修补成形 + 肠粘连松解 + 腹腔引流术。

在左上腹及右上腹分别作 4 个切口，从此分别放入 12 mm、5 mm、5 mm、5 mm 套管针，置入操作器械。

仔细解剖胆囊三角，游离并结扎切段胆囊管、胆囊动脉，电刀分离胆囊床至整个胆囊标本完全游离切除，胆囊床创面电凝止血。

离断肝圆韧带、镰状韧带，左侧冠状韧带及左侧三角韧带，解剖肝十二指肠韧带，在第 1 肝门留置一根阻断带，在鞘内解剖出肝左动脉、肝中动脉及左门静脉，分别予切断结扎，在肝表面可见一条因左肝缺血导致的分界线，以这条线作为左肝的预切线，从尾侧沿方肝的预切线、肝中静脉及 Arantius 管确定的平面切除左半肝，全程暴露肝中静脉。切肝期间阻断肝十二指肠韧带 15 分钟后解除阻断休息 5 分钟模式反复进行，大的血管及胆管予 Hemlock 结扎，最后离段左肝管，从离段的胆管中取尽结石。

从左肝管断端置入胆道镜探查，见左肝管开口处呈针尖样狭窄，左侧尾状叶胆管未见明显结石，将离断的胆管整理成喇叭口状，予可吸收线予关闭。

检查肝断面无明显出血及胆漏，留置引流管经文氏孔置于肝断面，自右侧戳孔引出，手术经过顺利，术中出血 800 mL，未输血，取经腹直肌切口约 3 cm，将标本取出体外再予关闭切口；术后检查左半肝标本，见结石、脓性胆汁及扩张增厚的胆管，未见明显肿物，切除之胆囊、左肝及结石标本给家属过目后送常规病理检查。麻醉清醒后，患者生命体征平稳，安返病房。

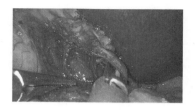

图 2-25　麻醉低中心静脉控制，切肝时采用 Pringle 法第一肝门间断阻断，解剖左肝动脉并结扎离断

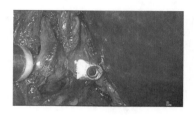

图 2-26　解剖并离断左门静脉

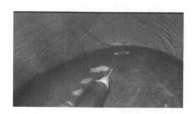

图 2-27　标记左半肝缺血线

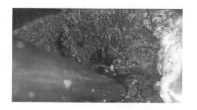

图 2-28　从胆囊床开始沿缺血线劈肝，暴露 V_{4b} 及 V_5 肝静脉，沿肝静脉向背侧及头侧分离，离断左侧静脉

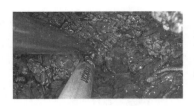

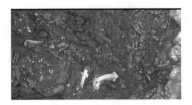

图 2-29 循肝静脉暴露肝中静脉主干，以肝中静脉为路标劈肝

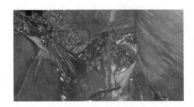

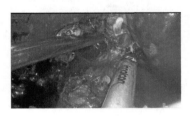

图 2-30 劈开左肝管，直视下离断左肝管

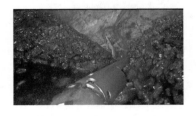

图 2-31 分离至左肝静脉根部，闭合器离断左肝静脉

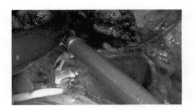

图 2-32 胆道镜探查胆总管，取净结石

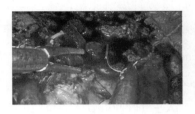

图 2-33 PDS 线或倒刺线缝合左肝管断面。不留置 T 管

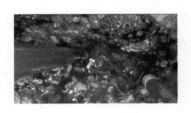

图 2-34 最后断面止血，留置引流

【出院情况】

患者生命体征平稳，巩膜及皮肤无明显黄染；腹部平软，未见肠型及蠕动波，全腹腹肌软，无压痛及反跳痛，未扪及明显腹部包块；肝区叩击痛（−），移动性浊音（−）；腹部戳孔愈合良好。请示上级医师后，准予办理出院手续。

【 讨论与总结 】

　　肝内胆管结石是胆管结石诊疗的难点，治疗上具有复发率高，残石率高，常需多次手术的特点。而手术次数越多，则手术难度越高，手术风险越大，并发症越多。如果不能彻底清除病灶，可能导致反复发生肝内胆管炎、肝脓肿、肝纤维化、胆汁性肝硬化、甚至肝内胆管癌。"去除病灶，取尽结石，矫正狭窄，通畅引流，防治复发"是肝内胆管结石的治疗原则，根据此原则，虽许多肝内胆管结石的治疗取得满意的疗效，但对于复杂肝内胆管结石，如何有效贯彻这 25 字的治疗原则，取得满意的疗效仍是项艰难的工作。

【 知识链接 】

一、复杂肝内胆管结石的范畴

　　目前，对于复杂肝内胆管结石的定义没有明确的界定。研究者认为凡在治疗上不容易一次达到 25 字治疗原则标准的肝内胆管结石，术后结石易残留与复发，都应被看作复杂肝内胆管结石。复杂肝内胆管结石涉及以下几个方面：

　　（1）解剖的复杂性，如肝内胆管结石合并肝门狭窄、多次手术导致肝门封闭，一侧肝叶萎缩致肝门极度旋转。

　　（2）病理生理的复杂性，如肝内胆管结石合并胆汁性肝硬化、门静脉高压、肝脓肿或肝内胆管癌。

　　（3）结石分布的广泛性，如多节段的肝内胆管结石，双侧肝叶弥漫型肝内胆管结石。

　　（4）结石位置的特殊性，右后叶的肝内胆管结石，尾叶的肝内胆管结石，第八段的肝内胆管结石等。

二、复杂肝内胆管结石的治疗策略

1. 全面评估肝内胆管结石的分布范围和胆道解剖变异

详细了解肝内胆管结石的分布范围，对于决定手术方案十分重要。B 超可作为筛选检查，初步了解结石的范围，但有时也是诊断肝内胆管结石的唯一方法。研究者曾遇结石在 CT 与 MRI 中均阴性，唯有 B 超检查出，术中证实是肝内胆管细粒状的胆固醇性结石患者。CT 与 MRI 应同时运用，经常遇到 CT 发现结石而 MRI 无法发现结石或相反情况。CT 一般难以直接显示胆道狭窄部位，也不易发现细小结石以及与肝脏密度相似的结石，MRI 与磁共振胰胆管造影（MRCP）可以多角度显示胆管树全貌，直观显示胆管狭窄的位置。CT 与 MRI 合用能提高结石诊出率，同时通过增强 CT 与 MRI 检查还可以判断肝脏有无萎缩，结石与肝内血管走向的关系，了解胆管的变异，尤其是肝门部胆管的汇合方式，有助于制定正确的手术方案。利用数字医学三维重建技术，可更直观地观察肝内胆管结石的位置、分布范围及其与血管的关系，并可术前推演手术径路。

2. 全面评估肝脏功能与病理情况

复杂肝内胆管结石的患者须进行大范围切肝或多节段解剖性肝切除，其中部分患者先前曾行肝切除手术，因此术前了解肝功能及肝贮备功能，测量各段肝体积占总肝体积的百分比对于手术方案的制定十分重要。肝脏的病理状况决定着手术方式与手术时机的选择，术前应判断是否合并肝硬化、门静脉高压，了解肝十二指肠韧带曲张静脉状况及其程度。合并肝内胆管炎，应先控制炎症。当总胆红素（TBil）> 200 μmol/L，若须行大范围肝切除应经皮肝穿刺胆管引流（PTCD）减黄。合并活动性病毒性肝炎，当 HBV–DNA > 10^5 拷贝 /mL，应先行抗病毒治疗至 < 10^3 拷贝 /mL。肝内胆管结石常因胆泥堵塞 PTCD 管或胆管内充填型结石导致减黄效果较差，当 PTCD 管被胆泥堵塞时，可用适量生理盐水低压冲洗，应行多支肝内胆管 PTCD 引流，不提倡 PTCD 下胆道造影，易引起逆行性胆道感染。

复杂肝内胆管结石成功治疗的核心是如何避免胆管结石的残留与复发，并降低手术并发症发生率。精准肝脏外科技术和内镜技术的合理应用是提高该类疾病治疗成功率的关键，而术前准确全面的肝体积评估和肝功能评估是前提和基础。

3. 术中超声与胆道镜检查是减少残石的保证

进腹后，应用术中 B 超对结石范围进行再评估，可进一步明确结石范围，保障手术的彻底性。手术结束前，联合应用胆道镜与术中超声再次对剩余肝脏与肝内胆道进行残石的检查，可大大提高结石的取净率。

4. 综合应用围肝门等现代外科技术

肝门显露与成形技术，解剖性肝脏切除技术，胆肠吻合技术，胆道镜碎石与取石技术，腹腔粘连与肠粘连分离技术是处理复杂肝内胆管结石的必用技术。应用超声刀（CUSA）进行精准的解剖性肝切除，能够完全按照肝段或肝叶血供和胆管引流范围切除病损肝组织，避免遗漏病变的胆管组织引起术后感染、窦道形成、结石再生与癌变。合并肝门狭窄是肝内胆管结石治疗的难点、对于高位胆管狭窄如不予以切开整形，进行大口径胆肠吻合是术后残石和复发的根源。采用合理的围肝门外科技术，通过降低肝门板、肝方叶切除、肝中裂劈开，能很好地显露狭窄的肝门胆管。有时肝门部胆管被质硬结石嵌压，俗称"挡门石"，若不将狭窄的胆管切开取出嵌压的结石，胆道镜等无法进入进行碎石与取石。因此，利用围肝门技术敞开肝门板，打开狭窄环，既为胆道镜的使用提供路径，又为精确的胆肠吻合提供吻合空间。胆肠吻合必须坚持"黏膜对黏膜"的吻合原则，不遗漏任何一支主要胆管，尽量采用可吸收线连续外翻缝合，胆管腔内不要存留线头。即使胆管管径较细，若能做到高质量的胆肠吻合，胆管支撑管一般可不予放置，因为支撑管本身是引起胆泥与结石的主要原因。胆道镜既是诊断方法又是取石手段，是肝内胆管结石治疗的重要技术手段。胆道镜检查与取石，应以术前 CT、MRCP 影像学为导航，做到全面、细致、不遗漏。胆管开口严重狭窄的胆管支易被遗漏，当看到胆管开口有棉絮状漂浮物，即所谓"彗星征"时，常提示该支胆管有炎症与结石。对于右后叶胆管，由于进镜角度需向右后方向反折，若胆道镜操作不娴熟，有时易被遗漏，应引起注意。

5. 预留再取石通路

复杂肝内胆管结石残留与复发有时难以避免，预留术后取石通路是提高结石取净率的重要手段。对于肝门胆管切开整形和 Oddi 括约肌松弛或狭窄的患者，可行预留皮下盲襻的胆肠吻合。对于无上述情况的，可在胆总管留置 T 管，术后经 T 管窦道进行胆道镜观察与取石。T 管放置应选择 18 号以上，T 管窦道应尽量做到"直、粗、短"，以利于术后胆道镜的进入。

三、几种复杂肝内胆管结石的处理

1. 双侧弥漫性肝内胆管结石

双侧弥漫性肝内胆管结石是肝内胆管结石治疗的难点，由于结石呈多肝段分布，有时呈充填型生长，形成铸型结石，所以结石不易取净，手术时间长。

（1）合并肝门狭窄：首先要通过肝门板降低技术，将胆总管向肝门方向切开至狭窄的胆管环，近端胆管可先用取石钳直视取石。然后看清各支二级胆管的开口，置入导尿管封闭胆管开口后用温水加压冲洗，利用水的灌注压将细小的结石倒灌出该支胆管，此法对于无嵌顿的细小结石往往较胆道镜取石简便快速。大量结石冲出后，再置入胆道镜检查并取石，若结石过大，可碎石后再用导尿管冲洗取石。若肝脏表面也可触摸到结石，结石与肝实质表面十分接近，可切开肝实质，显露该支胆管，用取石钳取石、导尿管冲洗，再插入胆道镜向肝门方向检查并取石，并直视下经胆道镜冲洗，整个取石过程结束后先用可吸收线外翻缝合切开的肝内胆管，再缝合肝实质。对于弥漫性肝内胆管结石不合并肝叶萎缩者，取净结石是关键，不应考虑切肝，为将来治疗预留空间。术中应预留术后取石通路。对于无法通过肝门板降低技术显露肝门部狭窄胆管的患者，可考虑采用肝方叶切除或肝中裂劈开技术。研究者曾遇肝门位置较高，肝门巨型结石嵌顿于左右肝管汇合部，形成"挡门石"，研究者通过肝中裂劈开、切开狭窄环后，用取石钳取出结石，再置入胆道镜碎石取石的案例。结石取净后应将肝门胆管整形，扩大各支胆管开口后再行胆肠吻合。

（2）合并肝段或肝叶萎缩：双侧弥漫性肝内胆管结石同时合并肝段或肝叶萎缩，在评估残肝体积足够的情况下后，解剖性切除该萎缩肝段或肝叶，同时运用上述方法取净其余肝段的结石。肝段切除的胆管残端也可以作为胆道镜逆向肝门进行胆道检查的通道。

2. 多段与特殊位置的肝内胆管结石

多段肝内胆管结石的狭窄环常在肝段的肝蒂，即使该段肝脏没有萎缩，在残肝体积与功能足够的情况下，仍应考虑行肝段切除，这样可达到彻底去除病灶与狭窄环的作用。不连续的多段肝内胆管结石，术中先用超声界定肝段的肝蒂与肝段结石的范围，然后应用精准肝切除技术、解剖性完整切除该段肝脏，彻底去除病灶。第八段、尾叶与肝中叶（Ⅳ、Ⅴ、Ⅷ）的肝内胆管结石，肝段切除较为困难，切除时应注意出血控制。肝内胆管结石的肝脏切除，由于慢性炎症粘连、肝叶萎缩、肝门旋转、肝门封闭，使肝失去正常解剖位置，手术时应更注意精细辨别解剖结构，在肝周韧带游离时，应注意正确的解剖层次，防止损伤膈肌、膈静脉、肾上腺静脉和下腔静脉，切肝对应注意肝内血管的走向。有时因肝段萎缩，切下的肝实质很少，常是充满结石的胆管树。

3. 多次手术后再发肝内胆管结石的处理

多次手术常使肝脏与右上腹和膈肌之间存在严重粘连，第一、二、三肝门显露困难，全肝游离常十分困难。多次胆道手术也常合并肝门极度右转，此时解剖应更细致，避免损伤第一肝门结构。应用小功率电刀，锐性耐心解剖粘连，显露肝门。肝圆韧带可作为显露肝门的指引性标志。然后根据结石位置与分布，肝门胆管及原胆肠吻合口有无狭窄，采用相应的处理方法。解剖性肝段切除与狭窄胆管矫正是治疗成功的关键。

4. 合并肝硬化门静脉高压的肝内胆管结石

合并肝炎后肝硬化门静脉高压的肝内胆管结石，由于存在肝脏增生与萎缩、肝门旋转、肝脏体积减小、质地变硬、肝十二指肠韧存在大量曲张静脉、肝贮备功能差等诸多因素，是胆道外科处置难度与风险极大的手术，出血与术后肝功能衰竭是最主要的并发症。肝功能 Child C 级的患者是肝移植的指征，由肝内胆管结石本身引起的胆汁性肝硬化也是肝移植的指征。对于肝功能 Child A、B 级的患者，应充分评估结石范围、肝体积、肝门胆管狭窄情况及曲张静脉情况。若合并肝门胆管狭窄，通过胆管切开胆道镜不能充分取石、手术操作困难、手术时间长的患者，应先引流胆管，行门体静脉分流降低门静脉压力，二期行肝门胆管狭窄切开整形手术。肝硬化患者肝内胆管结石治疗不求毕其功于一役，应兼顾"取尽结石"与"保证手术安全"的平衡。一个肝脏存在硬化与结石两种病变，此时保证足够的肝功能与体积重于取尽结石，因此此类患者的切肝要极其慎重，尤其是进行大范围切肝和特殊困难肝段的切肝手术。

5. 合并肝内胆管癌的肝内胆管结石

合并肝内胆管癌的肝内胆管结石的处置应同时遵循肿瘤根治原则与结石治疗的 20 字原则。对于局限于一叶的肝内胆管结石合并癌变只需行该叶肝脏切除，保证胆管切除阴性，同时对肝十二指肠韧带进行骨骼化清扫。对于一侧肝叶肝内胆管癌合并对侧肝叶肝内胆管结石，应行患侧肝叶切除，对侧肝叶肝内胆管取石。若合并对侧肝叶萎缩，则只能行肝移植手术。若一侧肝内胆管癌蔓延至肝门，则判断能否保证肝门胆管切缘阴性十分重要，有时须加围肝门切除，即切除至对侧二级胆管开口，将胆肠吻合口建在对侧二级胆管开口上。若胆管阴性切缘需超过 P 点与 U 点，则只能行肝移植手术，但肝内胆管癌肝移植疗效差。

复杂肝内胆管结石的治疗应充分体现精准外科的理念，根据患者的病程、结石分布、肝脏功能、胆管状况和全身状况，术前做出精准的评估，制定精密的手术规划。在"取尽结石，解除梗阻，去除病灶"的前提下，要尽可能保护残肝体积与功能。保证胆肠吻合的质量，建立术后再取石的通路是提高疗效，防止复发的有效手段。

【 参考文献 】

王坚，复杂肝内胆管结石的诊断与处理［J］. 中国实用外科杂志，2016，36（3）：292-295.

>>> 邱振雄

病例07 腹腔镜下肝局部病灶切除术

Case seven

【 病历概述 】

患者女，62 岁。

过敏史：否认食物、药物过敏史。

主诉：间断性右上腹疼痛 3 月余。

现病史：患者及家属诉 3 月余前无明显诱因出现间断性右上腹疼痛，症状无明显加重，一直未做特殊处理，于 2021-02-08 至我院（深圳市宝安区中心医院）门诊就诊，行上腹部螺旋 CT 平扫加增强 2021-02-08 诊断意见：①肝 S_6 异常密度灶，考虑为肝脏血管瘤，建议复查。②肝 S_2、S_7、S_8 多发小囊肿。③肝 S_4 点状钙化灶或肝内胆管结石。未做特殊治疗。患者为求进一步治疗来我院就诊，门诊以"肝占位性病变"收入我科（肝胆胰外科）。自起病以来，患者精神可，食欲可，睡眠可，体重无明显减轻。

既往史：既往健康，否认"结核、病毒性肝炎、肝吸虫病、血吸虫病"等传染病史，无"慢性支气管炎、高血压、冠心病、肾病、糖尿病"等慢性病史，无重大外伤及手术史，无食物及药物过敏史。预防接种史不详。

辅助检查（图 2-35）：

上腹部螺旋 CT 平扫加增强 2021-02-08 诊断意见：①肝 S_6 异常密度灶，考虑为肝脏血管瘤，建议复查。②肝 S_2、S_7、S_8 多发小囊肿。③肝 S_4 点状钙化灶或肝内胆管结石。

彩超肝胆胰脾 2021-02-07 诊断意见：①肝右叶内实质性占位病变，性质待查，建议进一步检查。②肝左内叶强回声光团，考虑肝内钙化。

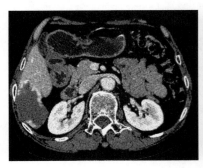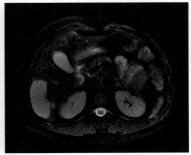

图 2-35 影像结果

【诊断思路】

初步诊断：肝占位性病变：血管瘤？肝肿瘤？

鉴别诊断：

1. 肝血管瘤

①血清 AFP 正常；②上腹部 CT 平扫 + 增强扫描检查一般可明确肝血管瘤；③血管瘤较大或近肛门区时可存在黄疸；肝区多无叩击痛存在。

2. 慢性胆囊炎

①多有胆囊结石病史；疼痛通常与高脂饮食有关；②反复右上腹隐痛不适；③发作时疼痛剧烈，墨菲征（＋）；④影像学多可确诊。

最终诊断：①肝血管瘤；②肝功能异常；③肝多发小囊肿；④肠粘连；⑤低蛋白血症；⑥电解质紊乱；⑦高脂血症。

【治疗经过】

入院后完善相关检查：

生化常规 1：UA 94 μmol/L，GLU 6.2 mmol/L，BUN 2.4 mmol/L，Ca^{2+} 2.10 mmol/L。

生化常规 2：TP 52.7 g/L，ALB 30.6 g/L，TBIL 19.9 μmol/L。

生化常规 3：ALT 311 U/L，AST 252 U/L。

凝血功能检查：D-Dimer 0.92 mg/L。

血常规 +C- 反应蛋白 + 血清淀粉样蛋白 A：SAA 165 mg/L，HGB 99 g/L，HCT

0.30 L/L，中性粒细胞百分比 70.1%，淋巴细胞百分比 16.0%，LYM 0.8×10^9/L，嗜酸性粒细胞占白细胞总数百分比 5.90%，CRP 37.0 mg/L，RDW–CV 11.9%。

心电图诊断意见：窦性心律，T 波改变（$V_1 \sim V_5$）。

胸部螺旋 CT 平扫诊断意见：双肺少许纤维灶。可见肝 S_6 不规则片状稍低密度灶，腹主动脉硬化。

彩超双肾输尿管膀胱诊断意见：双肾、输尿管、膀胱未见明显异常。

彩超子宫附件诊断意见：子宫卵巢萎缩声像。

上腹磁共振增强扫描诊断意见：①肝右叶 S_6 肿块，考虑为肝海绵状血管瘤。②肝内多发小囊肿。

心脏彩超 + 室壁运动分析 + 左心功能测试 + 组织多普勒显像诊断意见：静息状态下左室壁运动未见异常，左心室舒张功能减低，主动脉瓣反流（轻度）。

2021–02–18 行腹腔镜探查：肝 S_6 占位性病变切除 + 肝血管瘤消融 + 肠粘连松解 + 腹腔引流术。

手术经过（图 2–36）：

麻醉成功后，患者取仰卧位，右侧垫高 30 度，常规消毒皮肤，铺无菌巾单；从平脐右侧约 2 cm 作 11 mm 切口，插入气腹针，注入 CO_2 到维持腹压 14 mmHg，从此切口插入直径 10 mm 套管针，置入腹腔镜头，探视腹腔情况：腹腔未见明显积液，肝脏质地尚可，颜色红润，肝脏 S_6 见一大小约 7 cm×6 cm×3.5 cm 的血管瘤，形态不甚规则，部分突出肝脏，质中，在 S_6 表面还可见一直径约 6 mm 的肿物，胆囊内无结石，胆总管直径约 6 mm，其内未扪及结石；胰头未扪及肿物，胰体尾及脾脏未见异常；腹主动脉周围淋巴结不肿大，盆腔及腹膜无异常。

术中诊断为肝 S_6 占位病变：肝血管瘤？遂决定行腹腔镜探查：肝 S_6 占位性病变切除 + 肝血管瘤消融 + 肠粘连松解 + 腹腔引流术。

在右上腹分别作 4 个切口，分别放入 11 mm、5 mm、5 mm、5 mm 套管针，置入操作器械。

离断肝圆韧带、镰状韧带，在第一肝门处留置阻断带，沿肿物包膜切除肿物，切肝期间阻断肝十二指肠韧带 15 分钟后解除阻断休息 5 分钟模式反复进行，断面大的血管及胆管予 hemolok 夹闭；断面双极电凝止血。

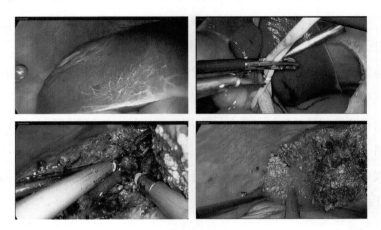

图 2-36 手术经过

检查肝断面无明显出血及胆瘘，留置引流管于肝表面从右上腹戳孔引出，手术经过尚顺利，术中出血 50 mL，未输血；肝标本给家属过目后送常规病理检查；麻醉清醒后，患者生命体征平稳，安返病房。

[**出院情况**]

患者生命体征平稳，巩膜及皮肤无明显黄染；腹部平软，未见肠型及蠕动波，全腹腹肌软，无压痛及反跳痛，未扪及明显腹部包块；肝区叩击痛（-），移动性浊音（-）；腹部戳孔愈合良好。复查血常规及肝功能及上腹 CT 未见明显异常。

病理回报：

大体所见：灰褐组织一块，大小 7 cm×5 cm×1.3 cm，切面暗红，质中，见有出血。

镜下所见：肿瘤由不规则扩张的血管组成，血管间有数量不等的纤维结缔组织，伴血栓形成。

病理诊断：（肝 S_6 段）海绵状血管瘤。

[**讨论与总结**]

目前常用的方法是碘油联合平阳（或博莱）霉素。平阳霉素是一种抗肿瘤抗生素，同时也是血管硬化剂，具有破坏血管内皮细胞，抑制内皮细胞再生并产生纤维化的作用。碘化油是碘与植物油的合成产物，黏稠度大，可沉积在肝血管瘤瘤体内，并且其在瘤体内的清除速度较正常肝细胞慢，可作为良好的载体将平阳霉素送达瘤体内，持续发挥作用。TAE 是通过碘化油将平阳霉素带入并聚集于血管瘤血窦内，使血管瘤内血窦持续栓塞，最终因血窦腔闭塞导致瘤体缺乏营养逐渐硬化纤维化。另外，碘化油可在 X 线检查下显影，利用这一特点可在透视下行栓塞剂释放，并且术后可通过 CT 检查随访复查。介入栓塞治疗能有效地使患者供血动脉末梢小分支闭塞，血管瘤纤维化，终止肿瘤生长，促使瘤体缩小，临床症状改善，达到治疗目的。但 TAE 也可能造成异位栓塞导致各种并发症的发生。TAE 的近期疗效比较确切，但远期复发率相对较高。当肝血管瘤内存在动脉和（或）静脉短路、多支血管供血等情况时，介入治疗应根据瘤体具体造影情况选择栓塞血管，精准、全面的血管瘤供血血管的栓塞可能降低血管瘤复发率。

　　成人肝血管瘤是最常见的肝脏良性肿瘤。随着人群健康体检的普及和影像学检查手段的进步，其检出率日益增多，致使愈来愈多的肝血管瘤患者需要诊断与治疗。近年来，国内外对肝血管瘤的病因、发病机制、临床和影像学特点、诊断及治疗的研究取得一定进步，但尚缺乏高级别的临床研究证据。当前，国内外学界对肝血管瘤的临床特征与诊断、治疗指征界定、风险评估以及治疗方法选择等问题尚缺乏统一的认识，从而使肝血管瘤的误诊和"过度治疗"事件时有发生，甚至导致患者身心利益严重受损。因此，联合多学科专家共同参与制订肝血管瘤诊断和治疗的专家共识势在必行。本共识旨在规范肝血管瘤的临床诊断与治疗，提高相关专业领域医务人员对肝血管瘤的认识和诊断与治疗水平，进而造福于患者。

〖 知识链接 〗

　　成人肝血管瘤是最常见的肝脏良性肿瘤。一般与正常肝组织间有正常包膜，手术可在肝门阻断下沿包膜解剖剥离，中间可见被推压呈菲薄肝静脉及 Glisson 蒂结构，均予妥善剥离及结扎夹闭。避免手术平面进入瘤体是关键，进入瘤体可能引起弥漫性出血。

以下内容为国际肝胆胰协会中国分会肝血管瘤专业委员会 2019 年发布的《肝血管瘤诊断和治疗多学科专家共识》：成人肝血管瘤是最常见的肝脏良性肿瘤。随着人群健康体检的普及和影像学检查手段的进步，其检出率日益增多，致使愈来愈多的肝血管瘤患者需要诊断与治疗。近年来，国内外对肝血管瘤的病因、发病机制、临床和影像学特点、诊断及治疗的研究取得一定进步，但尚缺乏高级别的临床研究证据。当前，国内外学界对肝血管瘤的临床特征与诊断、治疗指征界定、风险评估以及治疗方法选择等问题尚缺乏统一的认识，因此肝血管瘤的误诊和"过度治疗"事件时有发生，甚至导致患者身心利益严重受损。因此，联合多学科专家共同参与制订肝血管瘤诊断和治疗的专家共识势在必行。本共识旨在规范肝血管瘤的临床诊断与治疗，提高相关专业领域医务人员对肝血管瘤的认识和诊断与治疗水平，进而造福于患者。

一、肝血管瘤的诊断

1. 临床表现

肝血管瘤通常无症状，以单发病灶最为常见（61%），生长较慢，病程较长，且患者肝功能无明显异常。临床表现与肿瘤直径、部位相关。若肿瘤直径 > 5 cm，可因对邻近组织和脏器的压迫导致产生临床症状。腹部症状主要表现为右季肋区不适感或胀痛，偶有因左肝巨大血管瘤压迫胃肠道产生消化不良、恶心、呕吐等，极少数因自发破裂或外伤情况下破裂而并发腹腔出血，出现严重腹部症状。也有少数患者因为巨大血管瘤或肝门部血管瘤对胆道的压迫引起胆道梗阻，出现黄疸，或压迫肝静脉和（或）下腔静脉导致布加综合征。肿瘤内若有血栓形成或坏死可致发热及全身消耗性凝血等严重并发症。部分患者会产生焦虑，主要表现为对肿瘤继续增大的担心、手术风险的恐惧以及治疗费用的顾虑。

2. 诊断标准

肝血管瘤的诊断目前主要依赖于影像学检查。多种检查手段的联合应用，可极大提高肝血管瘤诊断准确率。其中常规首选超声检查，再结合 CT、MRI 以及数字减影血管造影（DSA）检查等综合判断。肝血管瘤可有典型和不典型的影像学表现。超声、CT 和 MRI 检查的肝血管瘤诊断准确率分别为 61%、77% 和 92%。对疑似患者常规进行多普勒超声加超声造影、MRI 或 CT 检查可提高诊断准确率。在有乙肝病史或肝硬化的情况下尤其应注意不典型血管瘤与血供丰富肝癌的鉴别，以及不典型血管瘤与肝转移瘤的鉴别。

（1）超声检查：腹部超声检查诊断肝血管瘤有很高的灵敏度和特异度，是首选的影像学检查方法。超声检查多表现为圆形或椭圆形，边界清晰的高回声，加压变形，呈低回声者多有网状结构，较大的血管瘤呈混合回声，内部回声仍以高回声为主，可呈管网状或出现不规则的结节状或条块状低回声区，有时可出现钙化强回声及后方声影，系血管腔内血栓形成、机化或钙化所致。彩色多普勒超声检查通常为周边型血流信号，大血管瘤内部以低速静脉血流为主，很少见动脉频谱，即使偶见，血流阻力指数均低下。对影像学表现不典型的患者，可考虑选择肝脏超声造影检查。典型的血管瘤超声造影表现为动脉期周边结节状或环状强化，随时间延长，增强范围逐渐向中心扩展，病灶在门静脉期及延迟期仍处于增强状态，回声 ≥ 邻近正常肝组织，这种"快进慢出"的增强特点与 CT 检查增强表现类似。有部分非典型肝血管瘤的超声造影表现为低回声。

（2）CT 检查：常规采用平扫 + 增强扫描方式（常用对比剂为碘）。其检出和诊断肝血管瘤的灵敏度和特异度略逊于 MRI 检查。CT 检查表现为：①平扫呈圆形或类圆形低密度影，边界清晰，密度均匀。②增强扫描动脉期病灶边缘点状、斑点状、半环状、环状强化，密度与主动脉接近。③随后的门静脉期对比剂向心性扩展，强度逐渐降低。④延迟扫描病灶呈等密度完全充填，与肝脏密度相同，病灶越大等密度充填的时间越长，一般 > 3 分钟，"快进慢出"是其特征。⑤少数动脉期整体高密度强化，多见于直径 < 3 cm 的病灶。⑥部分病变中央由于血栓形成、瘢痕组织或出血而出现更低密度区，对比剂始终不能填充。

（3）MRI 检查：常规采用平扫 + 增强扫描方式（常用对比剂为二乙烯三胺五乙酸钆）。其在肝血管瘤的诊断上灵敏度和特异度最高。T_1 加权成像呈低信号，T_2 加权成像呈高信号，且强度均匀，边界清晰，随回波时间延长，信号强度递增，在重 T_2 加权成像其信号更高，称为"灯泡征"；瘤内的血栓、瘢痕组织在 T_1 加权成像和 T_2 加权成像均呈更低信号。MRI 检查动态扫描的增强模式与 CT 检查相似，呈"快进慢出"。肝细胞特异性造影剂钆塞酸二钠增强 MRI 在肝胆期可查及直径 < 1 cm 的血管瘤，并能提高其诊断准确率。T_2 加权成像时间的延长是成人肝血管瘤的特征。T_1 加权成像弱信号、T_2 加权成像高强度信号是与肝癌鉴别的重要特征。

（4）DSA 检查：较少用于肝血管瘤诊断。一般若瘤体巨大则出现"树上挂果征"。动脉期早期出现，持续时间长，可达 20 s 甚至更长，呈现颇有特征的"早出晚归"。其在鉴别肿瘤性质（良性、恶性）或并行栓塞治疗时有较好的应用价值。

无症状患者应结合 2 ～ 3 种影像学检查综合判定。如不能确诊，可考虑影像引导、腹腔镜下活组织检查或手术切除以确诊。经皮活组织检查不推荐，因其可致出血风险且较难获得具诊断价值的病理学检查结果。有症状患者结合临床表现及 2 ～ 3 种影像学检查，一般均可诊断，但应常规行 MRI 或 CT 增强扫描检查，以区别小血管瘤与小肝癌，多发血管瘤与肝转移肿瘤。

3. 肝血管瘤临床分型的建议（表 2-1）

肝血管瘤相关研究结果显示，肝血管瘤的直径及数目是其临床分型的最主要依据。国外多推荐以肿瘤直径 4 cm 作为分型分界点，而国内多以肿瘤直径 5 cm 作为分型分界点。根据瘤体直径，建议将肝血管瘤分为 3 级：小血管瘤（直径 < 5.0 cm）、大血管瘤（直径为 5.0 ～ 9.9 cm）和巨大血管瘤（直径 ≥ 10.0 cm）。从有无临床症状分析，直径 < 5.0 cm 的患者多无临床表现。因此，根据肝血管瘤的临床表现及特点，肿瘤直径、肿瘤数目、病理学类型，推荐国内的临床分型及亚型见表 2-1。该分型是基于建立一个讨论研究的基础平台为目的。诊断与治疗的基础必须基于肿瘤特征分析，如果没有共同的分类标准，结论就无从谈起。

表 2-1 肝血管瘤的临床分型

临床分型	表现形式	肿瘤数目（个）	肿瘤直径或直径之和或肿瘤体积
Ⅰ a 型	单个	1	< 5 cm
Ⅰ b 型	单个	1	5 ~ 10 cm
Ⅰ c 型	单个	1	>10 cm
Ⅱ a 型	多个	2 ~ 5	< 10 cm
Ⅱ b 型	多个	2 ~ 5	10 ~ 20 cm
Ⅱ c 型	多个	2 ~ 5	> 20 cm
Ⅲ a 型	弥漫	>5	>50% 肝体积
Ⅲ b 型	弥漫	>5	>50% 肝体积

二、肝血管瘤的治疗指征

肝血管瘤作为一种良性肿瘤，大多无症状，且无恶变倾向，原则上以随访观察为主。这是目前国内外普遍接受的观念。当血管瘤较大且合并以下危险因素时，建议酌情治疗。

1. 伴发症状或者出现严重并发症的肝血管瘤

一项纳入 5143 例的全国多中心真实世界研究结果表明，肝血管瘤住院患者中有症状者占 44.23%，无症状者占 55.77%，其中症状的轻、中和重度分级分别为 71.87%、23.93% 和 4.21%。肝血管瘤引起的腹痛、腹胀、消化不良等不适症状并无特异性，导致 0 ~ 37% 的肝血管瘤患者经治疗后症状持续存在，甚至治疗后出现新的临床症状。大部分患者的不适症状由其他消化道病变所致，如消化道溃疡、慢性胃肠炎、慢性胆囊炎和胆管炎等，也有部分是因为患者被诊断血管瘤后而出现的心理因素。虽然目前多数临床医师将明显症状作为肝血管瘤的治疗指征，但治疗前应排除其他病变所致的非特异性表现。另外，肝血管瘤相关严重并发症发生率很低，但自发或外伤性破裂和 Kasabach-Merritt 综合征等却能给患者带来致命后果，是血管瘤治疗的绝对指征。其他并发症如梗阻性黄疸、门静脉高压、布加综合征等也被认为是肝血管瘤治疗的适应证。肝血管瘤破裂出血的病死率高达 35% 左右，是外科手术的绝对适应证。Medline 数据库 1898—2010 年的文献资料显示，共报道肝血管瘤破裂出血 97 例，其中自发性破裂出血 46 例，提示其极为罕见。Kasabach–Merritt 综合征又称血管瘤血小板减少综合征，文献中也仅见于个别病例报道。其表现为血细胞过度消耗导致血小板下降、凝血功能障碍、出血性紫癜等，是威胁患者生命的少见血管瘤并发症。我国多中心真实世界研究结果显示，仅有数例该综合征的疑似患者。因此，界定伴发症状的肝血管瘤患者应该为具有明确因果关系的中、重度症状，影响正常生活，以及发生了严重并发症或者存在明显发生严重并发症风险的患者，建议对这部分患者给予治疗。

2. 进行性增大的肝血管瘤

国内外多项研究结果显示：大多数肝血管瘤的生长速度非常缓慢，持续增大者占 5% ~ 35%，且瘤体增大量也很少。另外，肝血管瘤直径大小与疼痛等症状无必然关系，肿瘤增大也不一定会出现症状。肝血管瘤增大通常有阶段性，可能与生理阶段和内分泌有关。如年龄 < 30 岁和妊娠期可有明显增大，其他阶段大多比较稳定。直径 < 5 cm 的肝血管瘤即使有少许增大一般也不会产生明显的症状和并发症，但直径 > 10 cm 的肝血管瘤如继续增大，甚至短时间内快速增大，则可能诱发症状和相关并发症的发生。全国多中心真实世界研究结果显示，25% 的患者是因为血管瘤进行性增大而接受治疗。一般观点认为，每年增速直径 > 2 cm 的情况为快速增长，如初始发现的瘤体已较大，则可能存在并发各种症状的风险，建议酌情治疗。

3. 诊断不明确的肝血管瘤

虽然大部分血管瘤都能通过典型影像学特点而确诊，但一些非典型影像学特点的疑似肝血管瘤包块仍困扰着医师和患者。因此，临床上对诊断不确定的疑似血管瘤也被认为是治疗的指征，特别是具有肝炎、肝硬化、肝癌或其他恶性肿瘤病史的情况。已有的研究结果显示，诊断不明确的肝血管瘤占总治疗患者的 6.3% ~ 38.0%。近年来恶性肿瘤的发病率持续上升，当诊断不明确时，建议密切随访，适当时果断治疗。

4. 肝血管瘤导致的严重焦虑等精神症状

患者因担心血管瘤的诊断是否有误、快速增大、恶性变和瘤体破裂出血等严重并发症的发生，产生不安和焦虑或其他不良心理症状通常也成为治疗原因。全国多中心真实世界研究结果显示，28% 的患者是基于此原因接受治疗。心理因素能否成为肝血管瘤的手术指征在国内外学术界尚无定论。原因是心理因素评估较复杂，一些疑虑可能简单解释即可解决，而严重者可能会导致恶性后果。已有的研究结果显示，因心理因素实施治疗者中仅有部分患者的心理症状在术后得到缓解，也有部分患者焦虑症状在术后缓解后再次复发，但这同时也将患者置于手术可能带来的风险中。因此，一般不主张把心理焦虑作为血管瘤的手术治疗指征。如果确实有必要，心理因素的评估必须非常慎重和严格，最好建议患者咨询心理医师后再综合判断。建议对有明确因果关系的焦虑患者，且症状较严重者慎重治疗。

5. 预防性治疗的肝血管瘤

基于肝血管瘤自然进程中严重并发症发生率低，权衡瘤体自然进程可能出现的风险与治疗造成的损伤及可能出现并发症的风险，部分研究认为，无症状的肝血管瘤不应将直径大小作为治疗指征，更不建议实施预防性切除。然而，以下少见的状况尚存在争议：

（1）当准备怀孕的妇女伴有巨大肝血管瘤，妊娠可能导致瘤体快速增长进而影响胎儿发育或引起破裂出血。

（2）肝血管瘤巨大突出到肋弓以外且患者较瘦弱，腹部可扪及瘤体。

（3）巨大肝血管瘤患者为重体力劳动者或运动员等情况。针对以上特殊情况建议医师和患者双方充分协商和权衡后利弊再决定是否治疗。

三、肝血管瘤治疗方式的选择

鉴于肝血管瘤的临床生物学特征，应严格把握治疗指征。在伴有以上危险因素的情况下，应该以最小的创伤达到最满意的治疗效果为原则。成人肝血管瘤的治疗路径推荐为：第一步，明确血管瘤的诊断，根据临床分型进行病情评估。第二步，严格把握治疗指征，权衡利弊。第三步，综合考量，制订治疗方案，见图2-37。

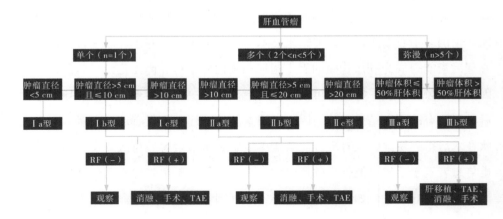

图2-37 成人肝血管瘤治疗路径

目前，治疗肝血管瘤有多种手段，专科医师应根据患者情况，严格把握指征，制订个体化治疗方案。不伴有危险因素的Ⅰ、Ⅱ、Ⅲ型患者，无论肿瘤直径大小、位置，原则上以随访观察为主，建议半年或1年定期复查。直径 < 5 cm诊断明确的肝血管瘤绝大部分无症状，不应以治疗风险小而轻易治疗，原则上建议观察。

四、手术切除

对于Ⅰ、Ⅱ型肝血管瘤患者，原则上均可以行手术治疗。手术切除治疗肝血管瘤是目前认为最为确切的治疗手段，但应严格把握切除指征，对于无症状，但强烈要求手术治疗的患者不推荐手术。手术切除有开腹切除和腹腔镜下切除两种，可根据肝血管瘤的位置和直径大小及各医院的技术熟练情况选择，以尽量降低创伤、达到治疗目的、确保安全、有效。手术方式包括血管瘤剥除，不规则肝切除、肝段或半肝以及扩大的半肝切除。肿瘤直径大小和部位、肝组织切除量、术中出血量以及输血情况等是影响肝血管瘤术后并发症的危险因素，但手术风险主要与术中失血量有关。已有研究结果显示，采用肝固有动脉持续阻断下行巨大肝血管瘤剥除术，可减少术中出血量和手术并发症发生率，安全、有效。肝移植术适用于Ⅲ型肝血管瘤伴有上述各种危险因素或巨大肝血管瘤伴严重肝功能损害的患者。因并发肝内多发动、静脉短路的患者，也可行肝移植治疗。

1. 局部消融术

RFA 是目前应用较多的肝血管瘤微创治疗方法，其疗效确切，并发症发生率低，但应把握好指征：

（1）伴有危险因素的Ⅰ、Ⅱ型肝血管瘤，位于肝脏实质内，有经肝脏实质的进针路径，周围无大血管、胆管及重要脏器，凝血功能良好的患者。

（2）伴有全身其他脏器功能损害，不适合手术切除的肝血管瘤。

治疗方式包括经皮肝血管瘤 RFA、腹腔镜下或开腹肝血管瘤 RFA。治疗中采用预先毁损血管瘤主要动脉供血区的方法，尽可能彻底毁损血管瘤，减少病灶残留。既往研究结果显示，RFA 治疗效果满意，肿瘤出现体积缩小，症状缓解。术后须密切注意有无出血倾向，坏死组织感染等并发症发生。RFA 易发生的严重并发症包括出血、脓肿形成、胃肠道穿孔、肝功能衰竭、胆管损伤、门静脉血栓、需要引流的血气胸等，发生率为 $0.6\% \sim 8.9\%$，烧灼面积过大、时间过久易并发血红蛋白尿，应积极有效预防和处理血红蛋白尿对肾功能的损害。其手术操作建议参考相关的肝血管瘤的射频消融治疗（国内）专家共识。也有部分中心应用微波消融治疗肝血管瘤的报道，其治疗原则与 RFA 相似。

2. 肝动脉介入栓塞术（transhepatic arterial embolization，TAE）

介入治疗具有创伤小、花费少、术后恢复快等优点，但复发率相对较高。手术指征包括：

（1）Ⅰ、Ⅱ型肝血管瘤合并危险因素。

（2）有手术切除指征但肿瘤巨大，可经 TAE 缩小瘤体为二期手术切除创造条件。

（3）肿瘤周围有重要结构，手术切除风险较大。

（4）伴黄疸或消耗性凝血病。

（5）不能耐受手术或不愿接受外科手术的患者。

〔参考文献〕

国际肝胆胰协会中国分会肝血管瘤专业委员会. 肝血管瘤诊断和治疗多学科专家共识（2019 版）〔J〕. 中国实用外科杂志，2019，39（8）：761–765.

>>> 邱振雄

病例08 胆囊结石行保胆取石术

【 病历概述 】

患者男，54岁。

过敏史：否认食物及药物过敏史。

主诉：间断反复右上腹隐痛、腹胀3年。

现病史：患者于3年前无明显诱因间断反复出现右上腹部闷胀、隐痛、腹胀不适，呈持续性隐痛，无进行性加剧，疼痛不随体位的改变而缓解或加重，不伴右腰部及肩背部放射性疼痛，无畏寒、发热，无恶心、呕吐胃内容物，皮肤无黄染，无伴尿黄，无心悸、胸闷，无反酸、嗳气，无尿频、尿急、尿痛等，于我院（深圳市宝安区中心医院）就诊时，诊断为"胆囊结石"，未特殊处理，门诊复查，现复查结石增大，不适较前有所加重，再次来院复查，门诊以"胆囊结石、幽门螺旋杆菌感染"收入肝胆外科。患者自起病以来，精神、睡眠、饮食可，肛门排气、排便畅，小便正常，体重无明显减轻。

既往史：既往有"胆囊结石、幽门螺旋杆菌感染、高尿酸血症"病史；有"泌尿系结石微创手术"病史。无"高血压、冠心病、糖尿病"病史，否认"肝炎、结核、伤寒、痢疾"等传染病史，否认其他手术及外伤史，无药物、食物过敏史，无输血史。预防接种史不详。无疫区接触史。

查体：T 36.2℃，R 20次/分，P 81次/分，BP 127/79 mmHg。

专科检查：腹部平坦，无腹壁静脉曲张，无肠型及蠕动波，全腹无腹肌紧张，右上腹轻微压痛，反跳痛（-），肝、脾肋缘下未触及，墨菲征（+）；未扪及腹部包块，肝区叩击痛（-），脾区及双肾区无叩击痛，移动性浊音（-）；未闻及腹部血管杂音，肠鸣音3次/分。

辅助检查：

彩超肝胆脾胰、门静脉2020-11-16诊断意见：胆囊多发性结石。

胃镜（普通）2020–11–16 诊断意见：慢性非萎缩性胃炎伴胃窦糜烂。生化常规 UA 437 μmol/L。

胃肠镜组织活检病理（每部位）2020–11–17 诊断意见："胃窦"慢性轻度活动性炎，Hp（++）。

〔诊断思路〕

初步诊断：①腹痛查因：胆囊结石合并慢性胆囊炎？②幽门螺旋杆菌感染；③高尿酸血症。

鉴别诊断：

1. 肾绞痛

①有肾、输尿管结石病史；② B 超提示肾、输尿管结石和（或）尿常规中潜血阳性；③疼痛多为阵发性绞痛，并向会阴部及大腿内侧放射；④肾区存在叩击痛，腹膜炎体征不典型。

2. 急性胃肠炎

①有不洁饮食史；②恶心呕吐及腹泻等消化道症状明显；③腹痛不固定，多为阵发性隐痛，间歇性发作；④腹膜炎体征不典型。

最终诊断：①胆囊结石合并胆囊炎；②肠粘连；③高胆红素血症；④双肾结石；⑤直肠炎；⑥混合痔；⑦慢性胃炎；⑧高尿酸血症；⑨肝功能异常；⑩幽门螺旋杆菌感染。

〔治疗经过〕

入院后完善相关辅助检查：

上腹部螺旋 CT 平扫（图 2–38）：①胆囊结石。②双肾结石。③肝 S_8 高密度影。需注意肝内胆管结石与钙化灶鉴别。

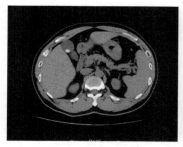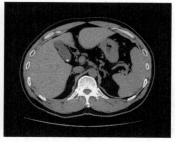

图 2-38　上腹部螺旋 CT 平扫

入院后予对症支持治疗，主任查房后组织手术组医生进行术前讨论。讨论结果：患者胆囊结石，胆囊收缩功能良好，诊断明确，有手术指征，无明显手术禁忌，将病情向患者家属交代清楚，可行手术治疗，经患者及家属同意后，于 2021-11-09 送手术室行全麻下行腹腔镜探查：胆囊切开 + 胆道镜探查 + 一次性网篮取石 + 胆囊缝合 + 肠粘连松解 + 腹腔引流术，术程顺利，术后安返病房，予抗感染、护肝、补液等对症支持治疗。术后患者无诉特殊不适，复查 MRCP、血常规及肝肾功能等未见明显异常。

手术经过（图 2-39）：

腹腔镜进腹后，右上腹用直针荷包线提吊胆囊，采用电刀或超声刀切开胆囊壁，妥善止血。切开胆囊壁放入胆道镜，探查胆囊，取出胆囊结石。

如有胆囊壁胆固醇结石，可加用胆道镜前端透明帽，予以取出，如有出血，可采用胆囊内灌注 5% 葡萄糖注射液，采用网篮前端导丝通电后电凝止血。最后需要检查胆囊管通畅度，必须直视下可见到黄色胆汁从胆囊管反流回来。

止血彻底后采用倒刺线连续外翻缝合，保持胆囊黏膜连续及防止组织翻入胆囊内，可减少复发。外加浆肌层缝合第 2 遍，防止负压引流。

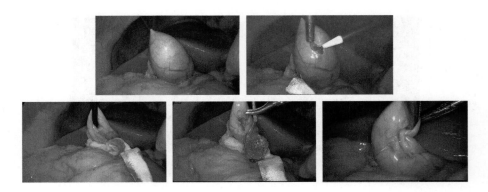

图2-39 手术步骤

【出院情况】

患者生命体征平稳，巩膜及皮肤无明显黄染；腹部平软，未见肠型及蠕动波，全腹腹肌软，无压痛及反跳痛，未扪及明显腹部包块；肝区叩击痛（-），移动性浊音（-）；腹部戳孔愈合良好。

嘱口服熊去氧胆酸加金钱胆通颗粒半年，定期随访。

【讨论与总结】

保胆手术后应终生随访，每次随访的资料应详细记录并妥善保存。术后第一年，建议随访2或3次，分别于术后3个月、6个月和1年进行。以后每年至少随访1次。

随访内容包括但不限于：①症状、体征变化情况；②肝胆胰B超，主要了解胆囊结石、息肉有无复发，胆囊大小、形态、壁厚，胆囊腔内胆汁透声情况，胆总管有无扩张，有无肝内外胆管结石等；③必要时行MRCP、B超下胆囊收缩率测定及ECT肝胆显像检查。

【知识链接】

胆囊结石是常见病多发病，保胆取石有一定需求。但要严格掌握适应证，对1～3个结石，胆囊壁无明显增厚，胆囊收缩功能良好者可试行保胆取石。

因胆囊结石形成原因是胆囊内胆汁浓缩，胆固醇浓度异常升高，导致胆固醇析出结晶形成结石，慢性胆囊炎时胆囊浓缩功能增强，不吃早餐也会导致胆汁在胆囊内停留时间过长，引起胆囊内胆固醇浓度升高。固术后生活习惯纠正也是预防结石复发关键。如有高胆固醇血症也需要及时治疗。

保胆取石手术关键是要完全取干净结石，包括胆囊及胆囊管内结石。对胆囊壁上的胆固醇沉积胆固醇结晶也要清除干净。缝合胆囊壁前需要止血彻底，胆囊内遗留血块也是复发因素，缝合时采用可吸收线，胆囊黏膜对黏膜缝合可减少复发。

以下为中国医师协会内镜医师分会内镜微创保胆专业委员会 2018 年发布的《 内镜微创保胆 手术治疗胆囊良性疾病专家共识》可参考：

胆囊结石、胆囊良性息肉是临床常见的胆囊良性病变，近年来其发病率逐年升高。全球成年人胆囊结石总患病率已达 10% ~ 20%。胆囊息肉在我国的患病率也逐年升高。自从 1882 年 LANGENBUCH 完成了世界第一例胆囊切除术，此后的 100 多年，胆囊切除术已成为胆囊良性疾病的主要治疗手段，随着腹腔镜胆囊切除术的逐渐普及，胆囊切除的指征不断扩大，而胆囊切除术后胆囊生理功能的缺失却长期得不到应有的重视。随之而来的是大量的近远期并发症，包括胆管损伤、血管损伤、胆总管结石、十二指肠胃反流、腹泻以及消化道肿瘤发病率的升高。近年来，由张宝善教授倡导的内镜微创保胆手术（choledochoscopic gallbladder-preserving surgery，CGPS）日趋成熟，已经成为治疗胆囊良性疾病的手术方式之一。中国医师协会内镜医师分会内镜微创保胆专业委员会已经制定了《内镜微创保胆手术指南（2015 版）》（以下简称《指南》），但作为一个新的手术方式，手术指征的把握及手术操作的规范程度尚需不断改进。

一、内镜微创保胆手术的分类

CGPS 主要包括内镜微创保胆取石术（choledochoscopic gallbladder-preserving cholecystolithotomy，CGPC）和内镜微创保胆取息肉术（choledochoscopic gallbladder preserving polypectomy，CGPP），分别适用于治疗胆囊结石和胆囊良性息肉。

CGPS 根据手术入路不同，包括三种常用的术式：小切口内镜微创保胆手术（minilaparotomy CGPS，M-CGPS）、腹腔镜辅助内镜微创保胆手术（laparoscopy-assisted CGPS，La-CGPS）、腹腔镜下内镜微创保胆手术（laparoscopic CGPS，L-CGPS）。

M-CGPS 采用右上腹肋缘下斜行小切口，是基本术式。此种术式相对简单，操作难度较小，不足是肥胖或胆囊位置偏高者，需延长切口。

L-CGPS 和 La-CGPS 均属于双镜联合手术。La-CGPS 是在腹腔镜下找到胆囊，并协助自右上腹小切口将胆囊底部提出腹壁外，即可撤除腹腔镜，胆囊底部的切开和缝合均在腹壁外进行，胆道镜可直接在腹壁外进入胆囊。L-CGPS 则是所有手术操作均在腹腔镜下完成。

双镜联合手术的优点是将腹腔镜技术与胆道镜保胆技术相结合，相较于小切口手术，进一步减轻了腹壁创伤，术后恢复快。L-CGPS 可方便地中转为腹腔镜下胆囊切除术。La-CGPS 的缺点是肥胖或胆囊位置偏高者，胆囊无法提出腹壁外，此时多需延长右上腹切口。而 L-CGPS 不受肥胖和胆囊位置的影响，但需要在腹腔镜下完成胆道镜治疗及胆囊的切开缝合，对胆道镜及腹腔镜的操作技术提出了更高的要求，手术时间也略有延长。另外，和其他的腹腔镜手术一样，若患者存在严重的腹腔粘连、心肺功能不全等情况，均影响手术的施行。

以往主要以 M-CGPS 为主，随着技术的进步，L-CGPS 日趋成熟，具有更加微创、术后恢复更快和近远期并发症更少的优点。而在部分体型瘦、胆囊位置低、胆囊周围无粘连和胆囊结石较小的病例，也可把 La-CGPS 作为首选。

根据使用胆道镜种类的不同，CGPS 可分为软性胆道镜手术和硬性胆道镜手术。两种胆道镜各有其操控特点，只要是规范的操作，都能完成保胆手术。需要强调的是，专业的软性或硬性胆道镜是 CGPS 的基本设备，均要求能在镜下完成取石、取息肉、冲洗、吸引和止血等操作，不能用其他非胆道内镜替代。不使用胆道镜的旧式保胆手术，由于无法保证取净结石及探查胆囊管，更无法取出息肉及处理其他胆囊壁病变，是不符合保胆手术原则的。

建议 1：具体采用哪种术式，应结合技术能力和患者的实际情况，在腹腔镜及胆道镜技术较成熟的单位，建议以 L-CGPS 为主，根据患者的具体情况，也可采用 M-CGPS 和 La-CGPS。

建议 2：必须具备软性或硬性胆道镜，并能熟练的操作，才能开展 CGPS。

二、内镜微创保胆手术的术前检查

CGPS 的术前检查包括全身检查及胆道专科检查两部分。全身检查主要了解患者身体一般情况，有无手术禁忌证。胆道专科检查包括肝胆 B 超、磁共振胆胰管水成像（magnetic resonance cholangiopancreatography，MRCP）、CT 及 ECT 肝胆显像（以下简称 ECT）。

B 超：空腹肝胆 B 超为 CGPS 的基本检查，对胆囊结石及胆囊息肉的诊断率较高，简便易行，能够了解胆囊大小、形态、壁厚、胆囊黏膜情况及胆汁透声情况，能够明确胆囊结石和息肉的大小、位置、形态和活动情况等。B 超下可动态测量胆囊的收缩功能，是术前评价胆囊功能的一种方法。但对于胆囊结石的患者，做胆囊收缩试验有诱发胆绞痛的风险。对于胆囊息肉的患者，超声造影检查有助于鉴别息肉性质。

MRCP：能比 B 超更加直观地了解胆囊大小、形态和壁厚等信息，对于可能合并的胆总管结石，尤其胆总管下端结石，诊断率高于 B 超，有助于发现胆道变异及胆胰合流异常。MRCP 对于胆囊息肉的诊断率较低，对于单纯的胆囊息肉患者，无须行 MRCP 检查。

ECT：本检查包括静态显像及动态显像，静态显像可直观地了解胆囊管的通畅程度、胆囊容积和胆囊的浓缩功能。动态显像可比 B 超更精确地了解胆囊的收缩功能。值得指出的是，由于部分患者胆囊管纤细迂曲，对于胆囊管的小结石，MRCP 及 B 超诊断较困难，而 ECT 多表现为胆囊不显影或延迟显影。因胆囊息肉对胆囊功能几乎无影响，故胆囊息肉患者术前无须行 ECT 检查。以往采用口服碘番酸胆囊造影检查，其意义同 ECT，但受消化道吸收功能等的影响较大，精确性较差。

CT：对于 X 线阳性结石，CT 可起到补充诊断作用，B 超及 MRCP 难于发现的胆囊或胆总管的细小阳性结石，可能被 CT 发现。但对于 B 超及 MRCP 已明确诊断的病例，CT 检查并非必要。对于胆囊可疑恶变的病例，增强 CT 有助于鉴别胆囊癌。

建议 3：所有拟行 CGPS 的患者必须行肝胆 B 超检查。对于胆囊结石的患者，推荐行 MRCP 及 ECT 肝胆显像检查。对于胆囊息肉的患者，若 B 超已明确诊断，且未发现恶性或可疑恶性病变，无须进一步行 MRCP、CT 及 ECT 检查。

建议 4：ECT 肝胆显像及 B 超下胆囊收缩率测定可从不同方面评估胆囊功能。而 ECT 肝胆显像相比 B 超更具有优势，建议有条件的单位采用 ECT 的方法，胆囊收缩试验存在诱发胆绞痛的可能，建议谨慎选择。

三、内镜微创保胆手术的适应证及禁忌证

1. 内镜微创保胆取石术

（1）无症状胆囊结石或胆囊结石伴慢性胆囊炎 CGPC 主要适用于胆囊结石伴或不伴慢性胆囊炎者。由于节段型、弥漫型胆囊腺肌症和Ⅲ度罗 - 阿氏窦结石可能提示较高的术后胆囊结石复发风险，故严重的慢性胆囊炎，合并下列情况者，不建议行 CGPC，包括：①胆囊壁厚大于 5 mm；②胆囊壁弥漫罗 - 阿氏窦结石或弥漫型腺肌症；③胆囊体部狭窄，分隔孔小于 5 mm；④胆囊腔消失。

对于有典型胆道症状的胆囊结石患者，应尽早手术治疗，这一点在学术界早已达成共识，这一点也适用于 CGPC。但无症状的胆囊结石或仅有轻微非典型症状的胆囊结石，是否手术，则需要依具体情况综合判断。

以往很多学者已经认识到，不能忽视胆囊切除术及术后的胆囊功能缺失所带来的近远期并发症。因此，对无症状的胆囊结石患者是否行预防性胆囊切除术持相当谨慎的态度。但无症状结石患者实际上并非所谓的"静止性结石"，在长期的随访观察中，急性发作及胆囊癌仍有一定的发生率。上述问题困扰

了学术界多年，而 CGPC 很好地解决了上述问题。对无症状胆囊结石患者行 CGPC，在保留胆囊功能的前提下，即可治愈胆囊结石，显著减少日后胆囊急性炎症发作及胆囊癌的风险，又避免了胆囊切除术的多种近远期并发症。而且无症状胆囊结石患者大多胆囊炎症轻微，胆囊功能良好，适合行 CGPC。

无症状胆囊结石伴有下列危险因素者，发生急性胆囊炎或其他并发症的风险相对较高，早期行 CGPC 可在保留胆囊功能的同时解除上述风险。包括：①胆囊多发细碎结石；②胆囊充满或几乎充满型结石，尚有保胆条件者；③影像学检查提示胆囊颈部结石嵌顿；④ ECT 检查提示胆囊不显影；⑤胆囊结石直径较大；⑥经定期随访观察，胆囊结石增多、增大较快；⑦合并肝外胆管结石。

建议 5：对于有典型胆道症状且无保胆手术禁忌的胆囊结石患者，建议行 CGPC。对于无症状胆囊结石，患者有手术意愿，可以行 CGPC。无症状胆囊结石伴有上述危险因素者，建议限期行 CGPC。

（2）胆囊结石伴急性胆囊炎相当部分患者出现胆绞痛、急性胆囊炎后，才发现胆囊结石，部分无症状胆囊结石患者平时采用保守治疗，急性发作后才同意手术治疗。

对于胆囊结石伴急性胆囊炎的患者，若能通过适当的保守治疗措施，控制急性炎症的进展并逐渐恢复，治疗后复查 B 超提示胆囊炎症水肿消退，胆囊壁厚 ≤ 5 mm，可按照《指南》的要求行 CGPC。值得指出的是，长期以来很多医生待急性炎症缓解后 3 个月再择期手术。但部分患者在 3 个月内急性炎症反复发作，由于主动或被动的饮食限制，出现体重下降及营养不良，这些都对即将施行的择期手术有不利影响。而实际上经严格的饮食控制及适当的消炎利胆治疗，胆囊的急性炎症水肿可在一个月内消退，达到手术标准。中药胆宁片在消炎利胆治疗方面，起到了重要的作用，其疗效优于熊去氧胆酸（ursodeoxycholic acid，UDCA）。

当然，合并胆囊壶腹部或胆囊管结石嵌顿的急性胆囊炎患者，其胆囊张力高，症状重，不易缓解，感染重，易出现感染中毒性休克。此时可行胆囊造口术或经皮经肝胆囊穿刺引流术。待胆囊炎症缓解后再经引流管窦道行胆道镜治疗，取出结石，或行 CGPC。

部分急性胆绞痛患者早期胆囊壁无明显炎症水肿，胆道镜下显示胆囊黏膜完整，胆囊管通畅，也可考虑行 CGPC，一期缝合胆囊，酌情留置腹腔引流管。

急性化脓性胆囊炎、坏疽性胆囊炎或伴胆囊穿孔，为 CGPC 的禁忌证，不建议行 CGPC。

建议 6：胆囊结石伴急性胆囊炎患者，经临床综合评估，认为保守治疗可控制炎症进展者，建议给予严格的饮食控制，并早期给予消炎利胆治疗。症状控制 2～4 周后复查 B 超，若符合保胆手术的要求，即可行 CGPC。

建议 7：胆囊结石伴急性胆囊炎保守治疗无效者，可根据实际情况选择胆囊造口术或经皮经肝胆囊穿刺引流术，以后择期酌情行 CGPC 或经窦道取石。急性胆囊炎直接行 CGPC 有较大风险，须谨慎选择，不建议作为常规手术方案。

（3）合并胆总管结石或肝内胆管结石胆囊结石合并胆总管结石或肝内胆管结石，符合保胆条件者仍可行 CGPC。

对于胆囊结石合并胆总管结石患者，可采用的治疗方案有：①先行或术中先行内镜下乳头括约肌切开术（endoscopic sphincterotomy，EST）取出胆总管结石，再行 CGPC；②行 CGPC+ 胆总管探查术。可根据患者具体情况选择。值得指出的是，胆总管探查术后无论是一期缝合还是留置 T 管，胆总管切口要充分考虑胆囊管汇入部的位置，一期缝合或留置 T 管后不能影响胆囊管的通畅。

对于胆囊结石合并有治疗指征的肝内胆管结石患者，可采用的治疗方案有：①行 CGPC+ 胆总管探查术，术中或术后经窦道胆道镜治疗，取出肝内胆管结石；②经皮经肝穿刺治疗肝内胆管结石，再行 CGPC。由于肝内胆管结石患者可能合并肝叶萎缩和（或）Caroli 病，需行肝部分切除术。此时应考虑肝切除范围对胆囊的影响，若肝切除的范围较小，不影响胆囊的血运及对肝脏的附着，仍可考虑行 CGPC。

建议 8：胆囊结石合并肝内、外胆管结石不是 CGPC 的禁忌，根据患者实际情况选择合适的治疗方案，仍可以保留胆囊。

（4）合并胆胰汇合部疾病胆胰汇合部疾病包括：胰胆合流异常、十二指肠乳头旁憩室和 Oddi 括约肌功能障碍等。胆胰汇合部疾病可引起胰液 – 胆汁反流、肝胆管及胆囊胆汁淤积等病理改变，继而发生胆囊及胆管结石、胆道系统肿瘤等良恶性疾病。术前超声、CT 及 MRCP 检查常能发现异常。此类患者 CGPC 术后结石复发率可能升高，可行十二指肠镜下胆胰分流术，解除胰胆反流，降低胆囊结石复发率。

2. 内镜微创保胆取息肉术

胆囊息肉（胆囊息肉样病变）又称为胆囊隆起性病变，是对胆囊壁病变向胆囊腔内局限性突起的一类病变的总称。按病理性质可分为非肿瘤性息肉（包括胆固醇性息肉、炎性息肉、胆囊腺肌症）和肿瘤性息肉（包括腺瘤、平滑肌瘤、脂肪瘤、血管瘤和神经纤维瘤等）。虽然胆囊息肉绝大多数为良性病变，但仍有癌变的可能，尤其是胆囊腺瘤，是公认的癌前病变。有学者将胆囊息肉分为胆固醇性息肉、良性非胆固醇性息肉和息肉型早期胆囊癌。随着 B 超检查的普及，胆囊息肉的诊断率越来越高，但对其良恶性的判断仍较困难。公认的恶变危险因素有：单发息肉直径大于 10 mm，合并胆囊结石，胆囊息肉快速增大，宽基底息肉，年龄 > 50 岁等。但这些指征是以概率为基础的，不能作为胆囊息肉良、恶性的判断标准。因此，对于胆囊息肉是否需行胆囊切除术常常难以判断。实际上，因胆囊息肉行胆囊切除术的患者中，恶性病变小于 5%。诊断胆囊息肉性质的金标准是病理检查，而 CGPP 术中可将切除的息肉送检做术中冰冻病理检查，术后可行常规石蜡病理检查，从而获得胆囊息肉的病理诊断。因此，CGPP 在胆囊息肉的诊治中具有独特的优势：①胆道镜下将胆囊息肉完整取出，能够获得胆囊息肉的病理诊断，几乎可以做到对诊断的绝对准确；②诊断的同时起到治疗作用，尤其对于肿瘤性息肉，切除息肉后杜绝了其以后恶变的可能性；③切除病灶的同时得以保留胆囊功能。

以往将胆囊息肉大于 10 mm 作为胆囊切除的手术指证，但仅有 88% 的恶性息肉直径大于 10 mm，故将胆囊息肉大于 10 mm 作为手术标准并不可靠，但鲜有小于 5 mm 的胆囊息肉恶变的报道。因此，本共识将大于 5 mm 作为 CGPP 的手术适应证。

临床所见的胆囊息肉患者，实际上包括了息肉型早期癌，CGPP 不适用于此类患者。CGPP 术中冰冻病理若证实为良性息肉，则可保留胆囊。若病理回报为胆囊癌，应根据具体情况，中转行胆囊切除术或胆囊癌根治术。若术中冰冻提示可疑癌变、腺瘤 Ⅲ 级或高级别上皮内瘤变，则中转胆囊切除术更为安全可靠。因术中冰冻病理存在一定的误诊率，可能出现术中冰冻病理报告胆囊良性息肉，而术后石蜡病理提示胆囊癌的情况，必要时须二次手术（行胆囊癌根治术）。

建议 9：大于 5 mm 的胆囊息肉，患者有手术意愿，可行 CGPP。若单发息肉大于 10 mm 或息肉呈进行性增大者，建议限期手术。

建议 10：CGPP 术中必须做快速冰冻病理检查，根据术中快速病理结果决定是否保留胆囊。术后必须再行常规石蜡病理检查。

建议 11：对于术前影像学及其他检查可疑癌变者，建议行胆囊切除术，根据术中冰冻病理及术后病理诊断，决定是否进一步行胆囊癌根治术。

四、内镜微创保胆手术的操作规范与技巧

规范地开展 CGPS 很重要。若手术操作不规范，可能造成胆囊结石（息肉）残留，复发的风险增加。因此，开展 CGPS 一定要有规范的手术操作。

1. 内镜微创保胆手术的原则

（1）取净结石（息肉），CGPS 术中胆道镜检查一定要充分，覆盖胆囊内所有区域。下列情况较易发生结石或息肉的残留，应特别注意：①胆囊底部狭窄合并反折，可能误将反折近端的胆囊体部当作胆囊底切开，此时胆道镜进入胆囊后应分别向近端（胆囊颈部）和远端（胆囊底部）探查，若仅按常规向近端方向探查，则很可能遗漏远端的结石、息肉等病变；②胆囊管 Heister 瓣的螺旋状黏膜后方可能残余小结石，此时胆囊管可能是通畅的，胆道镜下仍可见到胆汁流入胆囊内；③胆囊体部狭窄常常合并罗 – 阿氏窦结石，罗 – 阿氏窦结石多分布于狭窄远端，胆道镜下可轻松辨识。但偶见罗 – 阿氏窦结石位于狭

窄处甚至狭窄近端，胆道镜自远端迅速通过狭窄时，远端近狭窄处的胆囊壁易成为胆道镜观察的盲区。胆囊底部切口周围的胆囊壁也易成为胆道镜观察的盲区。这些部位若存在小息肉或罗 – 阿氏窦结石，易造成遗漏。

（2）正确处理胆囊壁病变，局限型胆囊腺肌症多表现为胆囊底部的结节样增厚，局部切除病变部位的胆囊壁，术中冰冻病理除外胆囊癌后，仍可行保胆手术。

节段型腺肌症表现为胆囊壁的节段性增厚，致病变部位胆囊腔环形狭窄。近胆囊底部的狭窄，若近端胆囊良好，可切除狭窄远端部分胆囊，行保胆手术。但剩余的近端胆囊长度不能过小。

罗 – 阿氏窦结石是胆囊壁罗 – 阿氏窦形成后胆泥积聚所形成的继发性病变。以往有壁间结石、黏膜下结石等多种名称，鉴于其与罗 – 阿氏窦的密切关系，本共识将其称为罗 – 阿氏窦结石。CGPS 术中应常规按一定顺序检查全部胆囊壁，发现罗 – 阿氏窦，应仔细观察，若窦内存在胆泥沉积，应予以清除，发现罗 – 阿氏窦结石，可用活检钳将其逐一取出。

（3）保证胆囊管通畅，保证胆囊管的通畅是 CGPS 的另一重要原则。常见的影响胆囊管通畅的因素有胆囊管炎症闭塞、壶腹部结石嵌顿和胆囊管结石。术中应综合应用胆道镜下的各种操作技巧，取净结石，对于胆囊管炎症闭塞者，建议切除胆囊。

术中可通过多种方法证实胆囊管的通畅，本共识依据胆囊管残余结石的概率分为 3 个等级。Ⅰ级标准（金标准）：胆道镜或超细胆道镜通过胆囊管全程到达胆总管。达到Ⅰ级标准，胆囊管结石残留的概率几乎为零。但由于胆囊管纤细迂曲，多数患者无法达到此标准。Ⅱ级标准：胆道镜下取石网或超细胆道镜下导丝可通过胆囊管到达胆总管。或术中 B 超证实无残余胆囊管结石。达到Ⅱ级标准，仅极个别患者可能残留胆囊管小结石。Ⅲ级标准：取石网或导丝未能通过胆囊管，但胆道镜下可见胆汁流入胆囊内，回吸胆囊管无结石细小碎屑流入，胆道镜注水可通畅流入胆囊管。或术中造影证实胆囊管通畅。对于胆囊多发细碎结石，尤其是术前 ECT 检查胆囊不显影或显影延迟者，达到Ⅲ级标准，仍有可能残余胆囊管小结石。Ⅲ级标准为 CGPS 的基本标准，达不到此标准，不建议保留胆囊。

2. 内镜微创保胆手术操作技巧

（1）术中胆囊黏膜出血的处理 CGPS 术中胆囊黏膜出血是常见情况。可能由下列情况导致：①钳取息肉时，息肉根部的滋养血管出血；②钳取罗-阿氏窦结石后，破损黏膜出血；③胆道镜的刮吸操作损伤胆囊黏膜导致渗血。

黏膜出血常用的止血方法：①胆道镜压迫止血；②局部药物止血；③电凝止血。前两种方法适用于黏膜渗血及少量出血，第三种方法适用于较粗血管的快速出血。需要指出的是，在不使用电凝设备的情况下，几乎所有的胆囊息肉切除后创面都要发生出血，故应使用高频电切除设备切除胆囊息肉。对于较粗的息肉滋养血管，建议先电凝滋养血管，然后再摘除息肉。

止血后必须仔细清除胆囊腔内的所有血凝块和絮状物，否则这些异物，可能成为核心，形成结石。

（2）碎石 CGPC 术中有时需要应用碎石技术，需要碎石的情况主要有：①胆囊壶腹部结石嵌顿，常规取石方法无法取出；②胆囊体部狭窄，狭窄近端胆囊腔内较大结石无法取出；③胆囊管结石应用常规方法无法取出。

目前常用的碎石机有等离子碎石机、液电碎石机和激光碎石机等。等离子及液电碎石安全性较高，但对于质硬的结石，碎石能量及效率略低。激光碎石能量集中，碎石效率较高，但对术者的胆道镜操作要求较高。因超细胆道镜活检孔较细，故激光碎石是目前唯一可在超细胆道镜下应用的碎石方法。

值得指出的是，无论哪种碎石方法，操作都应格外谨慎，否则都存在胆囊穿孔的可能。

（3）减少胆汁污染 CGPS 的 3 种术式中，La-CGPS 胆汁对腹腔的污染很小，而 L-CGPS 和 M-CGPS 均会对腹腔造成一定程度的胆汁污染。术中可用纱布保护胆囊周围，利用负压吸引漏出的胆汁，减少对腹腔的污染。关腹前用纱布蘸净腹腔内的胆汁。

建议 12：熟练、精准的胆道镜技术是 CGPS 的基础，在开展 CGPS 之前，术者必须能够精准操作胆道镜，做到镜下观察无死角，熟练掌握镜下的各种操作，包括是冲洗、吸引、套取、碎石、活检、止血、刮除、加压和切开等。

建议 13：CGPS 术中胆囊管探查应力求达到 I 级标准。对于胆囊多发细碎结石，至少应达到 II 级标准。其他情况至少应达到 III 级标准。

建议 14：CGPS 术中胆道镜操作应尽量轻柔，减轻对胆囊黏膜的损伤，应做到充分止血后才能结束手术。

五、内镜微创保胆手术的术后处理

CGPC 术后有一定的胆囊结石复发率，经大量病例的长期随访，复发率为 9.76% ～ 10.11%。故术后采用一定的预防措施降低复发率显得尤为重要。

UDCA 对胆囊胆固醇结石的治疗作用已得到公认，但其疗程长，疗效不尽人意，而牛磺熊去氧胆酸（tauroursodeoxycholic acid，TUDCA）溶解胆固醇的能力有较大的增加，表现出了比 UDCA 更好的疗效及更高的安全性。CGPC 术后证实为胆固醇结石者可应用 TUDCA，起到预防胆固醇结石复发的作用。

具有消炎利胆作用的中药在胆囊结石、慢性胆囊炎的治疗中已有广泛应用。中药胆宁片在这方面有较好的作用，胆宁片对 CGPS 术后的作用有：①松弛胆道括约肌，预防胆绞痛及胆漏；②加快术后胆囊创伤性炎症的消退，促进术后胆囊功能的恢复。

胆宁片能改变胆汁中胆固醇的成石趋势，具有预防胆固醇性结石的作用。动物实验证实，胆宁片能明显降低肝脏、胆汁中 β- 葡萄糖醛酸酶的活力，降低胆汁中游离胆红素和钙离子含量，从而逆转成石趋势，具有预防胆囊胆色素结石形成的作用。故该药具有预防胆固醇及胆色素结石形成的双重功效。

建议 15：CGPC 术后应用牛磺熊去氧胆酸胶囊或中药胆宁片至少 6 个月，可有效降低胆囊结石复发率。胆宁片的应用有助于术后胆囊炎症水肿的消退及胆囊功能的恢复。

六、内镜微创保胆手术的随访

CGPS 治疗胆囊良性疾病，其优势已得到越来越多的认可。但是，作为一种新的手术方式，尚需不断完善。因此，术后随访显得尤为重要。

〖 **参考文献** 〗

中国医师协会内镜医师分会内镜微创保胆专业委员会. 内镜微创保胆手术治疗胆囊良性疾病专家共识（2018 版）［J］. 中国内镜杂志，2018，24（9）：106-112.

>>> 邱振雄

腹腔镜胆总管切开取石、T管引流术

【病历概述】

患者男，31 岁。

过敏史：否认食物及药物过敏史。

主诉：反复上腹部疼痛 1 年，再发 1 天。

现病史：该患者于 1 年前无明显诱因出现上腹部闷胀、疼痛不适，呈持续性隐痛，进行性加剧，疼痛不随体位的改变而缓解或加重，不伴右腰部及肩背部放射性疼痛，无畏寒、发热，无恶心、呕吐，皮肤无黄染，无伴尿黄，无心悸、胸闷，无反酸、嗳气，无尿频、尿急、尿痛等，到当地医院就诊，行 B 超提示：胆囊结石，诊断为"胆囊结石合并胆囊炎"，予抗感染、解痉止痛治疗后症状缓解。1 年来上述症状反复发作，均予对症治疗后缓解。当再次出现右上腹痛时，到当地医院予对症治疗后症状无明显缓解，现为求进一步治疗来我院（深圳市宝安区中心医院）就诊，门诊以"胆囊结石合并胆囊炎"收入肝胆外科。患者自起病以来，精神、胃纳、睡眠可，大小便正常，体重无明显减轻。

既往史：既往健康，否认"结核、病毒性肝炎、肝吸虫病、血吸虫病"等传染病史，无"慢性支气管炎、高血压、冠心病、肾病、糖尿病"等慢性病史，无重大外伤及手术史。预防接种史不详。

查体：T 36.8℃，P 86 次 / 分，R 20 次 / 分，BP 112/64 mmHg。

专科检查：腹部平坦，无腹壁静脉曲张，无肠型及蠕动波，全腹无腹肌紧张，右上腹明显压痛，反跳痛（－），肝、脾肋缘下未触及，墨菲征（＋）；未扪及腹部包块，肝区叩击痛（－），脾区及双肾区无叩击痛，移动性浊音（－）；未闻及腹部血管杂音，肠鸣音 5 次 / 分。

辅助检查：

上腹部螺旋 CT 平扫 2020-11-19 诊断意见：①胆总管胰腺段结石；②胆囊

结石，胆囊炎；③肝 S_8、S_4 肝内胆管结石或钙化灶。

【诊断思路】

初步诊断：①胆囊结石合并胆囊炎；②胆总管结石；③胰腺炎？

鉴别诊断：与肾绞痛、急性胃肠炎相鉴别，具体见病例 07 鉴别诊断内容。

最终诊断：①胆囊结石伴急性胆囊炎；②胆总管结石；③局限性腹膜炎；④肠粘连。

【治疗经过】

入院后给予完善相关检查。

彩超肝胆脾胰、门静脉 2020–11–19 诊断意见：胆囊结石合并胆囊泥沙状结石。肝右叶内异常强回声光团，考虑肝内钙化灶。

彩超双肾、输尿管 2020–11–19 诊断意见：右肾小结石。

胸部螺旋 CT 平扫 2020–11–19 诊断意见：胸部 CT 平扫未见异常。考虑胆囊结石并炎症。

磁共振水成像（MRCP，MRM，MRU）2020–11–19 诊断意见（图 2–40）：①肝、胰、脾 MRI 平扫未见异常。②胆囊多发结石、慢性胆囊炎。③胆总管末端结节状低信号影，考虑胆总管结石，请结合临床。

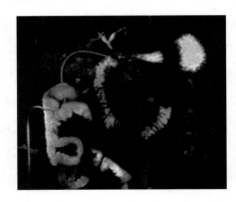

图 2–40 磁共振水成像

凝血四项、术前八项、胰腺炎二项、肝肾功能、电解质基本正常。患者肝胆 B 超及 MRCP 均提示有胆囊结石。

有手术指征，无重大手术禁忌证，于 2020-11-23 送手术室行全麻下行腹腔镜下胆囊切除 + 胆总管切开胆道镜探查 + 胆道镜取石 +T 管引流 + 肠粘连松解 + 腹腔引流术。术程顺利，术后安返病房，予抗感染、补液等对症支持治疗。于 2021-01-23 送手术室在局麻下行胆道镜探查 +T 管拔除术，患者恢复良好，复查 MRCP、血常规及肝功能等未见明显异常。

〖 出院情况 〗

患者生命体征平稳，巩膜及皮肤无明显黄染；腹部平软，未见肠型及蠕动波，T 管固定良好，全腹腹肌软，无压痛及反跳痛，未扪及明显腹部包块；肝区叩击痛（-），移动性浊音（-）；腹部戳孔愈合良好。

〖 讨论与总结 〗

大部分胆总管结石可以安全行腹腔镜联合胆道镜下胆总管切开取石一期缝合术，可以减少患者留置 T 管的不便。但以下情形建议留置 T 管：

（1）胆总管结石不确定完全取干净，留置 T 管可留待 2 月后行胆道镜检查。

（2）胆总管末端通畅性无法完全确定者，建议网篮能顺利通过乳头进入十二指肠来验证乳头通畅性。

（3）胆总管有损伤者，特别是碎石过程可能造成的管壁损伤，建议留置 T 管减压。

手术注意事项（图 2-41）：

常规切除胆囊，胆总管充分游离前壁，采用尖刀锐性切开胆总管前壁。避免使用能量器械切开导致管壁损伤。

胆道镜置入胆总管，探查上端及下端，取净结石，嵌顿结石可采用激光碎石或微电极液点碎石打碎去除。最后把网篮直视下经过乳头放入十二指肠，保证下端通畅。

T 型橡胶管一般 T 臂后壁剪除，交叉处修建小牙口，有利于 T 管以后拔除。上端 T 臂一般较短，避免压迫胆管汇合部，修剪后 T 型橡胶管完全置入胆总管，确保不要置入假道内。

采用 5-0 PDS 线全层缝合 T 管上下缘的胆总管壁，必须保证上下均需有缝合，避免胆漏。可采用 8 字缝合或单纯间断缝合。没问题后文氏孔留置负压引流。

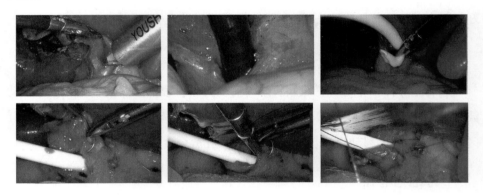

图 2-41 术中要点

[参考文献]

［1］Ye M，Shen J，Kong M，et al. Video-assisted thoracoscopic surgery right upper lobectomy in a situs inversus totalis patient ［J］. J Thorac Dis，2017，9（11）：1018-1020.

［2］Gindes L，Hegesh J，Barkai G，et al. Isolated levocardia：prenatal diagnosis，clinical importance，and literature review ［J］. J Ultrasound Med，2007，26（3）：361-365.

［3］Nursal TZ，Baykal A，Iret D，et al. Laparoscopic cholecystectomy in a patient with situs inversus totalis ［J］. J Laparoendosc Adv SurgTech A，2001，11（4）：239-241.

［4］Haruki T，Maeta Y，Nakamura S，et al. Advanced cancer with situs inversus totalis associated with KIF3 complex deficiency：report of two cases ［J］. Surg Today，2010，40（2）：162-166.

［5］Kishan J，Bhargava RK，Kalani BP，et al. Situs inversus abdominus with intestinal atresia［J］. Indian Pediatr，1985，22（5）：384-387.

　　［6］Blegen HM. Surgery in situs inversus［J］. Ann Surg，1949，129（2）：244-259.

　　［7］张秋涛，壮麟，何伟，等. 腹腔镜下胆总管切开取石术中一期缝合与 T 管引 流治疗效果对比［J］. 肝胆胰外科杂志，2017，29（6）：449-452.

>>> 邱振雄

病例10 腹腔镜胆总管探查一期缝合术
Case ten

【 病历概述 】

患者女，37 岁。

过敏史：否认食物及药物过敏史。

主诉：上腹部疼痛不适 6 小时。

现病史：患者 6 小时前无明显诱因出现右上腹部疼痛，呈持续性闷痛，阵发性加重，发作时疼痛向腰背部放射，小便无黄染，无解陶白色大便，无恶心、呕吐，无畏寒、发热，无腹胀、腹泻。遂来我院（深圳市宝安区中心医院）急诊科就诊，予急查上腹部螺旋 CT 平扫 2021-03-27 诊断意见：①考虑胆囊多发结石合并胆囊炎。②胆总管扩张，胆总管下段泥沙样结石待排，建议 MRCP 检查。血常规 +C- 反应蛋白：白细胞 13.75×10^9/L，中性粒细胞百分比 90.5%，中性粒细胞 12.5×10^9/L，淋巴细胞百分比 6.0%，嗜酸性粒细胞占白细胞总数百分比 0.00%，嗜酸性粒细胞 0.00×10^9/L。予止痛处理后腹痛稍缓解，现为求进一步诊治，患者要求来我院住院治疗，故急诊以 "腹痛查因：胆囊结石并胆囊炎？胆总管结石？" 收住院。患者自起病以来，精神、胃纳尚可，睡眠一般，体重无明显减轻，大小便正常。

既往史：既往健康，否认 "结核、病毒性肝炎、肝吸虫病、血吸虫病" 等传染病史，无 "慢性支气管炎、高血压、冠心病、肾病、糖尿病" 等慢性病史，无重大外伤及手术史，预防接种史不详。

查体：T 36.4℃，P 87 次 / 分，R 20 次 / 分，BP 97/62 mmHg。

辅助检查：

彩超肝胆胰脾 2021-03-27 诊断意见：考虑急性胆囊炎合并胆囊结石。上腹部螺旋 CT 平扫 2021-03-27 诊断意见：①考虑胆囊多发结石合并胆囊炎。②胆总管扩张，胆总管下段泥沙样结石待排，建议 MRCP 检查。

血常规 +C- 反应蛋白：白细胞 13.75×10^9/L，中性粒细胞百分比 90.5%，中性粒细胞 12.5×10^9/L，淋巴细胞百分比 6.0%，嗜酸性粒细胞占白细胞总数百分比 0.00%，嗜酸性粒细胞 0.00×10^9/L。

〖 诊断思路 〗

初步诊断：腹痛查因：胆囊结石伴慢性胆囊炎？胆总管结石？

鉴别诊断：

1. 胆道蛔虫

患者反复右上腹疼痛，呈绞痛性质，目前不能完全排除此病，进一步行腹部彩超检查以明确诊断。

2. 胃黏膜疾病

患者反复腹痛，伴恶心，但患者无明显反酸、嗳气，剑突下无明显疼痛，此病的可能性不大，必要时行胃镜检查以进一步明确。

最终诊断：①胆总管结石；②胆囊结石伴慢性胆囊炎；③肠粘连；④肾结石；⑤肝功能异常。

〖 治疗经过 〗

入院后完善相关辅助检查。

螺旋 CT 平扫：①右中肺纤维增殖灶；②胆囊结石；③右肾小结石。

磁共振水成像（MRCP）（图 2-42）：①胆囊多发结石并胆囊炎；②胆总管可疑结石并稍扩张。

入院后予抗炎、解痉、补液等对症支持治疗，副主任查房后组织手术组医生进行术前讨论，讨论结果：患者胆道结石引起胆道梗阻，诊断明确，有手术指征，无明显手术禁忌，将病情反复向患者家属交代清楚，需手术治疗，经患者及家属同意后，于 2021-04-07 送手术室行全麻下行腹腔镜下胆囊切除 + 胆道镜探查 + 胆总管切开取石 + 胆总管一期吻合 + 胆道整形 + 罗派卡因神经阻滞 + 腹腔引流术，术程顺利，术后安返病房，予抗感染、护肝、补液等对症支持治疗。术后患者无诉特殊不适，复查 MRCP、血常规及肝肾功能等未见明显异常。

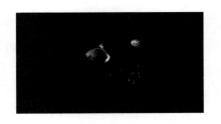

图 2-42 磁共振水成像

【出院情况】

患者生命体征平稳，巩膜及皮肤无明显黄染；腹部平软，未见肠型及蠕动波，全腹腹肌软，无压痛及反跳痛，未扪及明显腹部包块；肝区叩击痛（−），移动性浊音（−）；腹部戳孔愈合良好。请示上级医师后，准予办理出院手续。

【讨论与总结】

十二指肠乳头的奥狄氏括约肌属于平滑肌，其收缩、舒张，决定了胆汁的有序排泄，也防止了富含细菌的肠道食物反流进胆道。它的功能非常重要。乳头的破坏相当于丢失了一个器官，伴随而来的就是无穷无尽的食物反流进胆道，引发反复发作的胆管炎、胆管结石。

可是十二指肠乳头为什么会破坏呢？这就要提到十二指肠镜技术的发展。为了避免开刀治疗胆总管结石，十二指肠镜被引入，在侧视镜下，进行十二指肠乳头插管，行乳头小切开、中切开，甚至行大切开取出达 2 cm 的胆总管结石。中大切开乳头意味着奥迪狄氏括约肌的彻底断裂破坏，胆道失去了一个重要的守门员，肠道细菌不可避免会反流进入胆道。

传统的开腹胆总管切开取石 T 管引流，切口大，留置 T 管要 2 个月，腹腔镜胆总管探查也要留置 T 管 2 个月，相对于十二指肠镜取石对患者而言没有足够吸引力。如果通过一个微创手术，我们能同时完成胆囊切除，胆总管结石取出，而又无须留置 2 个月的 T 形管，而且术后无痛，这样是不是就很有吸引力呢？

而这个就是我们引进开展的新技术——快速康复技术下的腹腔镜胆总管切开探查胆总管一期缝合术了。可以顺利完成胆总管直径 6 mm 以上的胆总管探查术，适合用于 90% 的胆总管结石病例。关键技术要点（图 2-43 ~ 图 2-45）：

（1）胆总管壁保护技术。采用不带电的胆总管切开刀切开胆总管，不使用能量器械切开胆管壁，防止管壁的电烧伤耗损。胆管壁锐性切开后可能有出血，可以不处理，后续胆道镜操作后会自然停止。

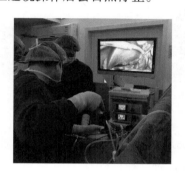

图 2-43 胆总管壁保护技术

（2）采用胆道镜取出结石，上下探查取干净后，网篮还需要直视下通过胆总管开口进入十二指肠。

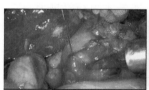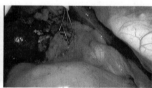

图 2-44 胆道镜取结石

（3）超细单股线 5-0 PDS 线或 4-0 倒刺线连续缝合胆总管切口。单层从上至下缝合后再反针往上缝合 2 ~ 3 针，可以大大减少术后胆漏可能。文氏孔留置负压引流。

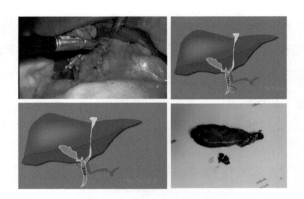

图 2-45 缝合

（4）快速康复技术。采用腹壁神经直视下阻滞，术后有效止痛，使患者术后早期在无痛状态下下床活动，快速恢复。

（5）术后常规采用静脉泵持续推注间苯三酚48小时，后续口服匹维溴铵一个月，松弛括约肌，降轻胆道压力。

本组400例胆总管一期缝合病例，只有2例术后有轻微胆漏，均3天内停止，无胆道狭窄发生，胆总管管径耗损非常少。本技术可行性非常高。

〖 参考文献 〗

［1］黄博，陈一帆，翟敏，等. 胆总管结石术后一期缝合与T管引流的疗效对比及复发因素分析［J］. 中国医刊，2021，56（9）：980-984.

［2］王强，孔新亮，徐衍杰，等. 胆总管结石的外科治疗进展［J］. 中国医刊，2020，55（11）：1168-1171.

［3］严培虎，马延龄，白玉玲，等. 术中置入胆道减压管在腹腔镜胆总管切开探查术 后一期缝合的临床研究［J］. 中华普通外科杂志，2018，33（10）：861-864.

［4］周泽，王国泰，杨兴武. 腹腔镜胆总管切开取石一期缝合与T管引流疗效比较的Meta分析［J］. 临床肝胆病杂志，2018，34（7）：1502-1507.

［5］Khaled YS，Malde DJ，de Souza C，et al. Laparoscopic bile duct exploration via choledochotomy followed by primary duct closure is feasible and safe for the treatment of choledocholithiasis ［J］. Surg Endosc, 2013, 27（11）: 4164–4170.

［6］Yin Z, Xu K, Sun J, et al. Is the end of the T–tube drainage era in laparoscopic choledochotomy for common bile duct stones is coming?A systematic review and meta–analysis ［J］. Ann Surg, 2013, 257（1）: 54–66.

［7］李华林，陈安平，胡铤，等. 腹腔镜胆总管探查鼻胆管引流与 T 管引流的疗效比较 ［J］. 中国内镜杂志，2016，22（5）: 12–16.

［8］房全党. 腹腔镜下胆总管结石一期缝合临床效果分析 ［J］. 中外医疗，2019，38（24）: 56–58.

［9］应江波，李立波. 胆总管结石的治疗进展 ［J］. 肝胆胰外科杂志，2010，22（6）: 522–524，528.

［10］何耀鹏，焦文萍，邓睿，等. 腹腔镜联合胆道镜胆总管切开取石一期缝合术治疗肝外胆管结石的临床效果 ［J］. 广西医科大学学报，2017，34（10）: 1502–1504.

［11］王学国，黎东明，吴雷，等. 腹腔镜下胆总管切开取石一期缝合与 T 管引流对比研究 ［J］. 肝胆外科杂志，2019，27（3）: 194–197.

［12］廖波，母齐鸣，彭兵. 两种缝合方式在腹腔镜胆总管探查一期缝合中的临床疗效比较 ［J］. 实用医院临床杂志，2018，15（5）: 232–234.

［13］高鹏. 腹腔镜下胆总管切开探查一期缝合术后胆漏的影响因素分析 ［J］. 当代医学，2021，27（27）: 163–164.

［14］刘学礼，吴卫国，张玉豹，等. 胆总管一期缝合治疗胆总管结石疗效及术后胆危险因素分析 ［J］. 肝胆胰外科杂志，2017，29（3）: 196–200.

［15］吴涛，熊廷刚，高绪照，等. 腹腔镜胆总管切开取石胆总管一期缝合的疗效与安全性分析 ［J］. 肝胆胰外科杂志，2019，31（8）: 486–488.

［16］尹飞飞，孙世波，李志钰，等. 双镜联合胆总管探查胆道一期缝合术后胆漏的防治 ［J］. 中华肝胆外科杂志，2015，21（2）: 113–116.

>>> 邱振雄

腹腔镜经胆囊管行胆总管探查、取石术

【病历概述】

患者男，54 岁。

过敏史：否认过敏史。

主诉：反复右上腹痛 3 天。

现病史：患者约 3 天前始无明显诱因出现右上腹疼痛，呈持续性胀痛，未向他处放射，无畏寒发热、无恶心呕吐、无胸闷胸痛、无心悸气短、无嗳气反酸、无腹痛腹胀、无呕血黑便、无黄疸等不适症状，休息后腹痛无明显缓解，遂至我院急诊就诊，完善腹部 CT 提示胆囊颈部结石，为进一步诊治，急诊以"胆囊结石伴有急性胆囊炎"收入我院（南京市江宁医院）。病程中，患者无畏寒发热、无胸闷胸痛、无心悸气短、无头晕头痛、无尿频尿急、无呕血黑便、无黄疸、无腰酸腰痛等伴随症状，精神可，食纳、睡眠尚可，大小便正常，近期体重无明显减轻。

既往史：平素健康状况一般。有高血压病史，近期每日口服苯磺酸左氨氯地平片，调控血压欠平稳。否认传染病史。预防接种史不详。约 30 年前因左侧输尿管堵塞行开腹手术治疗（具体不详），否认外伤史、输血史。

查体：全腹软，中上腹部压痛，无明显反跳痛、肌紧张，未扪及明显包块，肝、脾肋下未及，胆囊未及，Murphy 征阳性，双肾及输尿管点无压痛，肝肾区无叩击痛，移动性浊音阴性，肠鸣音正常。

辅助检查：

腹盆 CT 平扫（2023-05-20 本院）：①胆囊颈部结石。②十二指肠憩室的可能。③左肾萎缩，双肾多发结石，左侧肾盂扩张、积水。④肝内低密度影，随诊复查或增强检查。⑤左腹股沟疝（内容物少许系膜组织）。

MRCP 示：胆囊管、胆囊小结石，急性胆囊炎伴周围多发渗出性改变。左肾萎缩伴肾盂、肾盏积液扩张，左肾结石，左肾复杂性囊肿；双肾周围渗出改变。肝左叶囊肿。扫及两下肺少许渗出。

【诊断思路】

初步诊断：①胆囊结石伴有急性胆囊炎；②胆囊管结石；③高血压病 2 级（高危）；④双肾结石；⑤左肾盂积水；⑥肺部感染。

鉴别诊断：

1. 胆总管结石

症状多同胆囊结石，梗阻时可出现黄染，彩超、CT 可见胆总管扩张伴结石。

2. 上消化性溃疡穿孔

有慢性周期性节律性上腹痛，伴反酸嗳气病史，突然全腹痛，板状腹，全腹压痛、反跳痛，肠鸣音消失，腹部立位平片示膈下游离气体。

3. 泌尿系结石

症状多为阵发性绞痛，伴后腰部放射，泌尿系彩超可鉴别。

4. 急性心肌梗死

有冠心病史，有运动、激动、用力病史，心前区压榨感，或上腹疼痛，心电图及急查心肌酶谱可鉴别。

5. 肝癌破裂出血

有肝区疼痛、消瘦、乏力等肝炎病史，突然全腹痛伴休克，板状腹，全腹压痛、反跳痛，腹部 CT 及腹穿可鉴别。

最终诊断：①胆囊结石伴有急性胆囊炎；②胆囊管结石；③高血压病 2 级（高危）；④双肾结石；⑤左肾盂积水；⑥肺部感染。

【治疗经过】

上腹部 MRI 平扫（图 2-46）：①胆囊管、胆囊小结石，急性胆囊炎伴周围多发渗出性改变。②左肾萎缩伴肾盂、肾盏积液扩张，左肾结石，左肾复杂性囊肿；双肾周围渗出改变。③肝左叶囊肿。④扫及两下肺少许渗出。

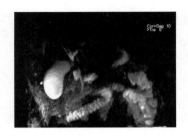

图 2-46 上腹部 MRI 平扫

术前讨论：

结合患者病史、体检及辅助检查，目前"①胆囊结石伴有急性胆囊炎；②胆囊管结石；③高血压病 2 级（高危）；④双肾结石；⑤左肾盂积水；⑥肺部感染"诊断明确，手术指征：胆囊管及胆囊颈部小结石、急性胆囊炎发作，不排除小结石掉入胆总管的可能。入院后予抗感染、补液、解痉、抑酸等对症支持治疗后患者症状体征缓解，各项辅助检查未见明显手术禁忌证，拟行手术治疗，经与患者及其家属沟通病情后要求行手术治疗，拟择期在全麻下行腹腔镜下胆总管探查 + 胆囊切除术。完善术前准备，告知患方手术方式及相关风险，加强围手术期管理。

虽然术前心肺检查无明显异常，但在手术应激及麻醉过程中，发生呼吸、循环意外的可能，所以，需加强麻醉过程及术后的生命体征检测，并加强镇痛处理。

手术取头高脚低位，三孔法进腹，术中注意解剖胆囊三角，辨清胆总管，胆囊管，肝总管三者关系，避免误伤。术中根据情况，若胆囊周围粘连明显，水肿明显，则无法行胆囊切除，必要时仅行胆囊造瘘术或胆囊部分切除术。胆囊三角区可能有右副肝管，门静脉右支，肝动脉右支，操作须注意，切勿损伤。胆囊床仔细电凝，避免毛细小胆管瘘。术后予吸氧、心电监护、补液、抑酸、抗感染等对症支持治疗，改善肺功能，鼓励患者咳嗽咳痰减少肺部感染，加强床上及床边活动，减少肠粘连及深静脉血栓形成。做好健康宣教，加强围手术期管理。

手术经过：

麻醉成功后，手术区域碘伏常规消毒 3 次，逐层铺放无菌巾单呈无菌布局。沿脐上缘做一弧形切口，长约 1 cm，经切口插入 Chocar，向腹腔内注入二氧化碳压力 12 mmHg。气腹成功后放入腹腔镜，观察到腹腔有少许淡黄色渗液，胆囊被大网膜、横结肠及十二指肠粘连包裹，肝脏大小正常，质软，暗红色，未及结节。仔细分离粘连，见胆囊明显充血水肿，大小约 8 cm×4 cm×3 cm，壁厚，质韧，胆囊三角解剖欠清晰，胆总管未见明显扩张，直径约 6 mm。于剑突下做一约 1 cm 切口，插入 Chocar，右肋缘下锁骨中线做一切口，插入 Chocar，置入器械。仔细解剖胆囊三角，分出胆囊管，辨清胆囊管、胆总管、肝总管关系，见胆囊管直径约 0.3 cm，可触及结石，将胆囊管结石用分离钳推夹至胆囊内，胆囊管远端以锁扣夹夹闭，于胆囊管后方分离胆囊动脉，分离胆总管见直径约 6 mm，近端切开胆囊管，长 1 cm，见溢出棕黄色胆汁，胆道镜探查发现远近端胆管无狭窄及结石。此时将胆囊管开口近端以锁扣夹夹闭，两夹间切断胆囊管，提起胆囊底部，切开胆囊浆膜层，沿胆囊床将胆囊完整切下，胆囊床电凝止血。将胆囊用取物袋自剑突下切口取出，检查腹腔无活动性出血及胆漏，以术泰舒冲洗创面，清点器械纱布无误后，于小网膜孔放置十字引流管一根，自右锁骨中线戳孔处引出并固定，接引流袋。2-0 可吸收线缝合肌层，3-0 可吸收线缝合皮下脂肪层，医用胶水胶合皮肤，外以无菌敷料包裹。

术中麻醉满意，出血少，手术顺利。胆囊剖检：内见泥沙样小结石多枚，最大直径约 0.5 cm。切除胆囊标本予家属过目后送检病理检查。

〔 出院情况 〕

患者一般情况可，未诉特殊不适症状，精神、睡眠可，食纳可，大小便正常。查体：神志清，心肺听诊未见明显异常，腹平，腹腔镜切口对合良好，无红肿渗出，腹软，无压痛、反跳痛、肌紧张，肝脾肋下未触及，移动性浊音阴性，肠鸣音正常。

〔 讨论与总结 〕

传统的胆总管切开取石、T 管引流术可导致术后胆汁丢失、食欲不振、消瘦、生活不便。T 管本身的并发症如脱落、漏胆、出血、感染、狭窄、拔 T 管时短臂断留、瘘道不愈等也不能忽视。尤其是胆总管探查阴性放置 T 管引起上述并发症更难以令人接受。开腹胆道探查术与腹腔镜胆道探查术在保留括肌功能上有很大优势。无论是开腹还是腹腔镜下胆道探查术，都应首选经胆囊管途径探查取石，因解剖因素或结石因素无法先经胆囊管途径，再经胆总管途径。

〔知识链接〕

继发性胆总管结石是胆囊结石的常见并发症之一，也是胆总管结石的最常见原因，常见于胆囊多发结石，结石直径较小，和（或）胆囊管直径相对较宽，小的结石能够经胆囊管进入胆总管，导致相应的临床症状，常常表现为严重的胆绞痛，并可伴有黄疸、发热甚至血、尿淀粉酶增高等胆源性胰腺炎的临床表现。

其传统的治疗方法是胆囊切除、胆总管探查取石，近年来多数学者主张十二指肠镜行 EST 取石术，其优点是创伤小，成功率达 90% 以上，疗效确切，但是 EST 破坏了 Oddi's 括约肌功能，并可引起胰腺炎或某些长期并发症，对操作人员的技术水平和仪器设备条件的要求都比较高。

1. 经胆囊管胆总管探查的可能性

胆囊结石通过相对狭长的胆囊管是一较为漫长的过程，反复的炎症及机械刺激导致胆囊管增厚和扩张，内径扩张，使结石通过胆囊管到达胆总管。胆囊内的结石只要能通过胆囊管到达并在胆总管存留，多数情况下都能通过胆囊管把胆总管内的结石取出。一般小于 0.3 cm 的继发胆总管结石在胆绞痛发作中可自然排除结石，这也是术中常常出现胆总管探查阴性的主要原因。大于 0.4 cm 以上的胆总管内结石自然排出的可能性较小，这是因为继发性胆总管结石的患者胆管括约肌及乳头功能都基本正常，收缩功能较好，结石难以通过。

2. 经胆囊管胆总管探查的意义和价值

不必要的胆总管阴性探查，增加了手术的风险及患者的痛苦，延长了住院时间，增加了手术并发症。我们采用的经胆囊管胆总管探查，是一相对安全途径，避免了胆总管不必要的切开探查。术中对胆囊结石及胆囊管、胆总管扩张情况的了解对于判断继发胆总管结石具有实用性。经扩张胆囊管的胆总管探查取石，对于尽可能缩短胆石性胰腺炎患者治愈时间不失为一种可行的方法。

3. 适应证与禁忌证

胆囊管直径在 0.3 cm 以上的继发胆总管结石都可采用经胆囊管行胆总管探查及取石技术。以下几点应为本术式的禁忌证：

（1）胆囊管直径在 0.3 cm 以下的继发胆总管结石，此类结石因胆囊管直径太小，即使扩张了胆囊管，取石也困难。

（2）合并原发性胆总管结石。

（3）合并原性肝胆管结石。

（4）疑胆总管下端及胆管口括约肌有狭窄者。

4. 注意问题

（1）由于胆囊管内黏膜存在 Heister 瓣，此瓣为螺旋状的黏膜皱裂，在胆囊管小于 0.5 cm 时可直接影响经胆囊管途径探查胆总管及取石的进行。当用蚊式血管钳扩张时，动作要轻柔，切忌粗暴，以免撕破胆囊管。用探子从小到大扩张时也不能过度用力。

（2）应尽可能地避免用金属探条经胆囊管盲目通胆总管下端及胆管口括约肌，否则很容易通出假道，造成不必要的副损伤。夹取完结石后，用导尿管经胆囊管通胆总管下端及胆管口括约肌是最安全的。总之，根据胆囊管解剖特点及个体情况采用经胆囊管行胆总管探查取石的术式是有实用意义的，是一种可靠、有效的方法，可降低胆总管阴性探查率，缩短住院时间，减轻患者痛苦。

【 参考文献 】

［1］López-Cossio JA，Murcio-Pérez E，López Arce-Ángeles G，et al. The efficacy and safety of endoscopic sphincterotomy in patients with Sphincter of Oddi dysfunction：a systematic review and meta-analysis［J］. Surg Endosc，2023，37（12）：9062-9069.

［2］Moreaux J. Traditional surgical management of common bile ductstones：a prospective sdudy during a 20-year experience［J］. Am J Surg，1995，169（2）：220.

［3］Bekheit M，Smith R，Ramsay G，et al. Meta-analysis of laparoscopic transcystic versus transcholedochal common bile duct exploration for choledocholithiasis ［J］. BJS Open，2019，3（3）：242-251.

［4］Feng Q，Huang Y，Wang K，et al. Laparoscopic transcystic common bile duct exploration： advantages over laparoscopic choledochotomy ［J］. PLoS One，2016，11（9）：e0162885.

［5］Pang L，Zhang Y，Wang Y，et al. Transcystic versus traditional laparoscopic common bile duct exploration： its advantages and a meta-analysis ［J］. Surg Endosc，2018，32（11）：4363-4376.

>>> 赵国平

B 超引导下经皮肝期造瘘胆道镜治疗胆内胆管结石

【病历概述】

患者女，38 岁。

过敏史：无食物、药物过敏史。

主诉：反复右上腹痛 1 年，再发 1 个月。

现病史：患者 1 年前因"右上腹痛伴发热 1 天"来我院（广州医科大学附属第一医院）就诊，查上腹平扫 CT 示"肝内胆管多发结石伴胆管炎"。急诊予抗感染治疗后症状缓解。后腹痛时有发作，可自行缓解。1 个月前饱餐进食油腻食物后出现上腹痛，疼痛位于右上腹，呈持续性的钝痛，无放射痛，无加重缓解因素，无发热、无身目黄染、有恶心呕吐（胃内容物性质），无头晕，无头痛，无腹泻、四肢湿冷。患者自服止痛药物后可缓解。1 天前因腹痛加重于我院急诊就诊，予抗感染、解痉止痛等治疗后病情缓解。为进一步诊治收入我科（肝胆胰外科）。患者自起病以来，有腹痛、腹胀、呕吐、头晕，无呕血、黑便、发热等症状，精神尚可、胃纳、睡眠尚可，大小便正常，体重逐渐减轻 2 kg。

既往史：平素健康状况良好，无糖尿病、高血压等。无抗凝药物使用史。2006 年因"胆囊结石伴慢性胆囊炎"于 ×× 县人民医院行"胆囊切除术"。2012 年因"胆总管结石"于当地市级医院行微创手术治疗（具体不详）。2016 年再因"肝内胆管结石"于 ×× 市人民医院行"胆肠吻合术"。

查体：T 36.7℃，P 82 次 / 分，R 19 次 / 分，BP 105/61 mmHg，Wt 47 kg。

专科检查：腹平坦，可见右侧经腹直肌纵行手术疤痕。未见胃形，肠形，无腹壁静脉曲张，腹壁柔软，右上腹轻压痛，无反跳痛，未触及包块，肝脏肋下未触及，脾脏肋下未触及，墨菲征阴性。叩诊呈鼓音，肝区无叩击痛，移动性浊音阴性，双肾区无叩击痛。肠鸣音无亢进或减弱，3 ~ 4 次 / 分，无气过水音，未闻及血管杂音。

辅助检查：

2022-08-01 上腹部 CT 示（图 2-47）：肝左右叶内胆管见多发结节状稍高密度影，结石沿着肝内胆管呈铸型改变，较大者大小约 33 mm×13 mm，相应肝内胆管扩张。胆总管未见明确扩张，内未见异常密度影。胆囊结构未见显示，胆囊窝区可见链状高密度影；左上中腹部小肠壁亦见链状高密影。脾脏体积增大。未见肿大淋巴结；未见腹腔积液。结论：肝内胆管多发结石，伴肝内胆管扩张。

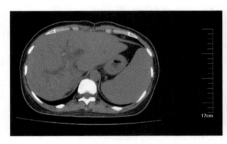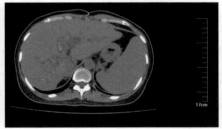

图 2-47 上腹部 CT

2022-08-01 我院血常规结果：血红蛋白 54 g/L，白细胞 $4.96×10^9$/L，中性粒细胞百分比 87.1%。

【 **诊断思路** 】

初步诊断：①肝内胆管结石伴胆管炎；②重度贫血；③脾功能亢进？

鉴别诊断：

1. **急性梗阻性化脓性胆管炎**

多有肝内或肝外胆管结石，一般有上腹痛、发热、黄疸等明显症状，上腹压痛明显。一般有体温 39℃以上；心率超过 120 次/分；血压下降等表现。严重者有神志改变。查肝功能呈梗阻性黄疸改变。

2. **急性胰腺炎**

有上腹痛。早期阶段查血淀粉酶、尿淀粉酶可有升高。中后期逐步回落；

查上腹 CT 可伴胆管结石；但主要改变为胰腺肿胀、胰周积液等急性炎症改变。

〖 治疗经过 〗

入院后完善术前检查。

血常规（2022-08-03）：白细胞 1.90×10^9/L，中性粒细胞百分比 42.0%，红细胞 2.93×10^{12}/L，血红蛋白 49 g/L，血小板 75×10^9/L。

肝功能（2022-08-03）：谷草转氨酶 103.8 U/L，谷丙转氨酶 113.2 U/L，白蛋白 32.3 g/L，γ - 谷氨酰转肽酶 151.0 U/L，总胆红素 57.3 μmol/L，直接胆红素 31.8 μmol/L。患者无乙肝、丙肝。血清淀粉酶无异常。

查上腹增强 CT 示（图 2-48）：肝左、右叶内胆管见多发结石，呈铸型改变，较大者大小约 33 mm × 13 mm，相应肝内胆管扩张，管腔内新增少许积气，胆管壁稍增厚，增强明显强化，动脉期扩张胆管周围肝实质可见斑片状异常强化。门静脉及脾静脉管腔稍增粗，门静脉最宽处约 14 mm。脾脏体积增大。胰腺形态密度正常，胰管无扩张。腹主动脉旁及肠系膜根部可见多发小淋巴结。未见腹腔积液。结论：①肝内胆管多发结石伴肝内胆管扩张，其中肝右叶肝内胆管扩张明显并有少许积气，合并胆管炎。②动脉期扩张胆管周围肝实质异常强化，拟胆管炎所致。③脾大，门静脉及脾静脉稍增宽，请结合临床排除肝硬化。

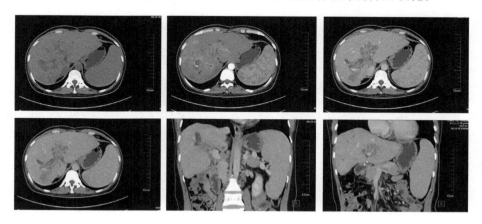

图 2-48　上腹增强 CT

患者脾亢明显，考虑胆源性肝硬化所致。入院后先予抗感染治疗，并予多

次小量输血，改善贫血。完善术前
准备后于在全麻下行"B超引导下经
皮肝胆管穿刺胆道镜探查取石术"。
患者取右侧卧位。术中B超探查肝
内胆管，以肝内胆管结石右叶为著，
右前叶、右后叶、左内叶多支胆管
均见多发结石。

术中使用器械（图2-49～图
2-51）：

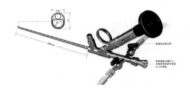

图2-49 12 F/33 cm wolf 硬质胆
道镜

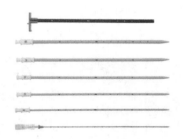

图2-50 18G 胆管穿刺针、扩张器
及鞘管

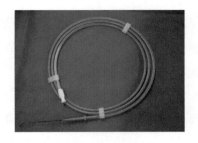

图2-51 0.035inch/150 cm 超滑导丝

手术经过（图2-52～图2-56）：

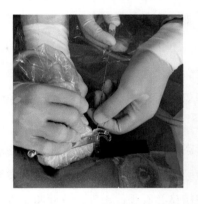

图2-52 B超定位穿刺点，引导穿刺
针命中目标胆管，回抽胆汁
确认位于胆管内

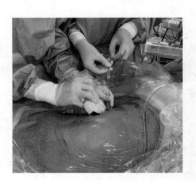

图2-53 沿穿刺针置入超滑导丝，B
超监视导丝进入肝内胆管

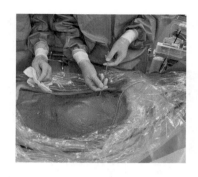

图 2-54　退出穿刺针,沿导丝置入扩张器扩张经皮经肝窦道,自8 F 逐步扩张至 16 F

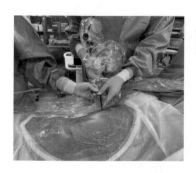

图 2-55　拔除扩张器,保留鞘管,胆道硬镜沿鞘管进入胆管探查胆管

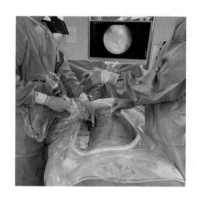

图 2-56　取石网篮逐步取出胆管结石

术中胆道镜探查:B 超首先定位肝右叶右前叶胆管,逐步扩张窦道至 16 F 后胆道镜进入胆管探查。取出胆管内结石。但继续探查发现该支胆管近端开口狭窄,几乎闭锁,由远端难以进入右肝管或其他右叶胆管。遂再定位左叶胆管,同样方法扩张至 16 F 鞘管后胆道镜自左叶胆管探查取石。取出左叶胆管结石,探查至左肝管时发现因左肝管汇入肝总管角度近乎垂直,难以探查胆管吻合口。遂继续探查右叶诸胆管并取出右叶部分结石。手术时间控制在 2 小时内或冲洗液少于 9000 mL,结束第一次取石手术。两叶胆管各置入 16 F 引流管引流胆汁。术后恢复顺利。术后两天患者出院。出院后拔除右叶引流管,保留左叶引流管。

2022-09-05 再次复查上腹增强 CT 示(图 2-57):腹腔内见引流管影,首端位于肝右叶胆管内;肝左、右叶内胆管多发结节状稍高密度影较前减少,相应肝内胆管扩张较前稍减轻,肝右叶胆管管腔见少许积气较前减少,胆管壁稍增厚较前改善,增强扫描强化程度较前减轻,动脉期扩张胆管周围肝实质可见斑片状异常强化较前减少。结论：①经皮肝穿刺取石术后，肝内胆管多发结石较前减少；②胆管炎较前改善、减轻；③脾大，门静脉及脾静脉稍增宽同前。

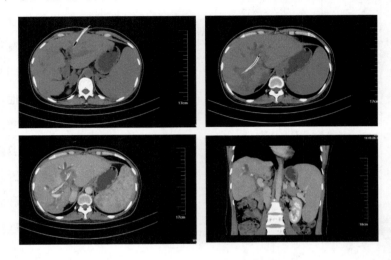

图 2-57　2022-09-05 复查上腹增强 CT

2022-09-05 检查胆道造影示（图 2-58）：胆总管 - 肠管吻合口通畅，可见对比剂进入小肠。肝内胆管仅见少许分支显影，大部分未见显影。

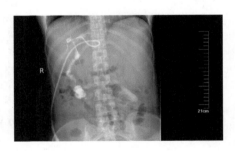

图 2-58　胆道造影

完善术前准备后，2022-09-06 再次行"经肝左叶窦道胆道镜探查取石术"。术中探查见：右前叶胆管开口膜性狭窄，导丝可通过。右后叶胆管开口无明显狭窄。肝总管可见多发结石，胆肠吻合口尚通畅。导丝通过右前叶胆管狭窄处，再以扩张器沿导丝缓慢钝性扩张狭窄。扩张成功，胆道镜可通过狭窄进入右前叶胆管继续取石，继而再探查右后叶胆管取石。手术顺利，术后患者恢复良好。

2022-09-07 行上腹部 MR 示（图 2-59）：肝内胆管见多发结节状低信号充盈缺损，相应肝内胆管多发扩张积液；胆肠吻合口未见明显狭窄，胰管通畅，无局限狭窄及扩张。

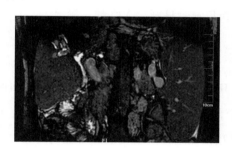

图 2-59　上腹部 MR

2022-09-25 复查上腹部增强 CT 示（图 2-60）：经皮肝穿刺取石术后，肝内胆管多发结石较前减少；脾脏体积增大。

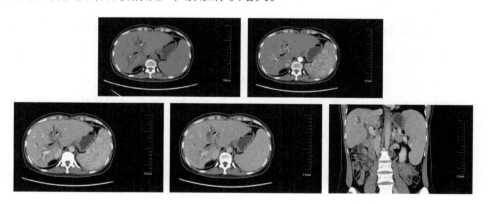

图 2-60　2022-09-25 复查上腹部增强 CT

完善术前准备后，于 2022-10-10 行第三次手术"经肝左叶窦道胆道镜探查取石术"。术中探查肝右叶、肝左叶可见多发残留结石。右前叶胆管开口处经扩张已恢复通畅。肝总管通畅，无明显结石残留。术中结合 B 超实时引导，取净所见肝内胆管结石。手术顺利，术后拔除胆道引流管。至此，整个疗程圆满结束。

【 出院情况 】

患者一般情况良好，无发热、咳嗽，无呕吐、腹痛、腹胀等不适，精神、饮食、睡眠好，大小便如常。查体：全身皮肤黏膜无明显黄染，腹平软，无压痛；敷料干燥固定，伤口愈合良好，无红肿、渗出。

【 讨论与总结 】

肝内胆管结石（IHC）往往容易伴发慢性胆管炎，而胆管长期反复炎症又会导致胆管疤痕狭窄，胆管狭窄又将促进胆管结石的发生发展。结石、胆管炎、胆管狭窄三者间互相促进，可谓慢性胆石症的死亡循环。长此以往，肝脏将出现慢性萎缩，乃至胆源性肝硬化，更有甚者出现胆管癌变也不足为奇了。胆管结石的发病部位常见于左外叶及右后叶，其病理基础为肝叶中的肝管狭窄导致胆汁形成淤积，生成结石。目前胆管结石的基本治疗原则是彻底清除结石，解除梗阻，纠正胆管狭窄，通畅引流胆汁。

肝内胆管由于分支众多，呈"胆道树"分布，因此传统的外科取石手段很难取净结石。传统方法多从第一肝门向肝内方向取石，即按照"由宽到窄"的方向进行取石。因此对一级胆管乃至二级胆管的结石尚可取出，但对三级胆管以及更细小的胆管内结石往往无能为力。这是胆管的特定解剖结构所决定的。因此要尽可能的清除肝内胆管结石，只能另辟蹊径。经皮肝胆道镜取石术因此应运而生。

随着技术的不断发展和进步，经皮肝胆道镜取石术（PTCS）衍生出了很多种不同的手术方式。我科近 20 年来一直致力于改良并推广该技术，率先提出了经皮肝 I 期胆道造瘘（Percutaneous transhepatic one-step biliary fistulation，PTOBF）取石手术这一理念。即在 B 超引导下经皮肝穿刺胆管成功后，不需等待 1 周的时间，而是术中直接扩张瘘道至 14/16 F 大小，置入保护性鞘管建立手术通道，联合硬质胆道镜进行取石等手术。经多年来大量的临床实践证实，该技术安全可靠，手术简便快捷，取石效率高，值得进一步推广。

与传统的经皮肝胆道镜手术相比，PTOBF 技术在完成经皮肝胆管穿刺

（PTC）之后，不再等待 1 周以上的时间，而是即刻沿导丝逐步扩张窦道，胆道镜在鞘管内操作也就是利用鞘管取代传统胆道镜手术中的窦道壁，可以大大缩短手术周期，减少患者带管时间，提高依从性，利于该技术的进一步推广。基于鞘管的支撑保护作用，胆道镜在术中全程避免直接接触穿刺窦道和胆管黏膜，明显降低手术出血的风险，同时也降低了术中术后胆漏等并发症的风险。鞘管很大程度上把窦道和胆管都相对捋直，从而缩短了自体表到胆管结石的路径，便于硬质胆道镜进出操作通道，进一步缩短了手术时间；而网篮取石过程中也无须担心结石脱落，因为结石此时依然位于鞘管内，易于再次套取结石并取出。基于鞘管还可使用冲 - 吸技术，便于碎石的取出；手术时将碎石套入鞘管内并局限于鞘管内，冲洗液持续冲洗，再沿鞘管慢慢退出胆道镜，碎石将随着胆道镜被水流冲出。冲 - 吸技术联合气压弹道道碎石或钬激光碎石等技术可以大大缩短巨大胆道结石的取出时间。鞘管的使用使得胆管和体表直接联通，便于冲洗液的及时排出，进入肠道的冲洗液大大减少。术后患者出现肠道水肿、呕吐乃至水中毒的风险明显降低。

超声引导技术是 PTOBF 的关键。肝内胆管解剖本就复杂，穿刺路径上又可能遇到很多血管，可谓危机重重。而很多结石患者因病史长久，肝脏局部萎缩、变形，胆道又出现狭窄、扩张等改变，导致胆道解剖进一步复杂化。因此传统的二步法造瘘虽然完成胆道穿刺，但是穿刺的路径和结石所在部位往往有较大的角度，二次扩张窦道后取石很困难。PTOBF 使用彩超实时引导一期扩张窦道优势很多，常规搭配穿刺架，进一步提高穿刺效率，精准穿刺目标胆管。尤为重要的是，B 超可以实时观察穿刺路径，进针时随时微调进针角度，躲开路径上的血管，避免损伤血管，减少胆道出血。使用 B 超可避免患者及术者暴露于 X 线下。

B 超导航的关键在于选择最理想的目标胆管进行穿刺，应首选扩张的三级胆管，尽量避开肝内大血管及肝周脏器，穿刺针指向汇管区。对于无肝脏手术史又合并弥漫性肝内胆管结石的患者，穿刺路径应遵守左右交叉原则：即穿刺肝左叶取右叶结石，左叶穿刺点首推以剑突下和左右肋弓围成的"黄金三角"，对应肝Ⅱ（B_2）、肝Ⅲ段（B_3）胆管位置进行穿刺。此处血管相对较少，出血、胆漏风险小。穿刺右叶取左叶结石，右叶穿刺一般定位于右腋中线肋间隙进针，对应 B_5、B_7、B_8 胆管处。对于局限于肝段以内的特殊部位的结石可采取对应结石单独进行穿刺（如 B_1、B_6 胆管处）。患者合并胆总管结石的时候，为兼顾肝内外结石的取出，常选择左、右叶一级或二级胆管进行穿刺。若为肝左叶结石合并胆总管结石，宜首选穿刺肝右叶胆管，因为右肝管与胆总管夹角小，从右叶肝管往往容易进入胆总管探查取石。而左肝管与胆总管角度较大，从左肝管进入胆总管较困难，易撕裂胆管出血，尤其是在第一次穿刺造瘘取石的时候。左叶穿刺窦道成熟后再次手术时，胆道镜一般可进行角度较大的操作，此时经左肝管探查胆总管容易取得成功。本病例为两侧叶均有结石，且有探查胆肠吻合口的需求，因此我们先选取右叶穿刺点，但又因胆管狭窄，未能探查到其他胆管，后再次穿刺左叶，实现左右交叉的效果。而且首次手术的时候自左叶胆管探查未能探查肝总管，第 2 次手术的时候就比较容易地探查了肝总管并取出结石。

穿刺时患者的呼吸运动会带动肝脏上下移动，干扰穿刺，甚至引发出血。因此需要暂停机械通气，使肝脏处于静止状态下进行穿刺，避免损伤肝内血管以及临近组织、器官，提高穿刺成功率，避免多次穿刺增加损害。一旦穿刺针进入胆管并能回抽到胆汁，超声监视下迅速置入导丝进入胆管后则可恢复机械通气。从穿刺开始到置入导丝，所需时间一般不超过 30 秒，对患者没有明显影响。扩张窦道时也需下调呼吸机潮气量或暂停机械通气，从而减少肝脏动度，避免由于膈肌的活动导致导丝脱落、窦道扩张失败，甚至损伤肝脏引发出血。必要时可间歇重复以上操作，直至穿刺完成。

穿刺时目标胆管不宜太细，内径超过 3 mm 以上者较易成功。若胆管扩张不显著，可选择结石为穿刺靶点。有突破感后回抽到胆汁，则证明已进入胆管。但有时结石堵塞胆管或胆管狭窄导致该胆管内胆汁较少，回抽未见胆汁；此时可向单胆管内注入少量生理盐水，若 B 超可见胆管扩张或管腔内液体流动，则证明已进入胆管。穿刺路径应指向第一肝门并尽量与目标胆管呈锐角，可避免针尖穿透胆管，并利于后续胆道镜进出胆管的操作。

取石应当根据结石与鞘管的相对大小选取合适的方法。碎小的结石可以套入鞘管内，使用"冲－吸"的技巧取出结石。结石较大，网篮难以套入取出时应联用气压弹道碎石、液电碎石或钬激光碎石等方法碎石后再取出，切忌暴力牵拉结石损伤胆管黏膜引发出血。一旦出血可用 2 ∶ 100 的去甲肾上腺素稀释液冲洗局部胆管，严重者中止手术，以鞘管或相应管径的引流管压迫胆管止血。

胆道狭窄是结石的主要成因，而结石又会引发并加重狭窄。肝内胆管结石炎症的患者往往都合并不同程度的胆管狭窄。胆管狭窄又增大了手术取石的难度。严重者仅见胆管黏膜上一个不起眼的小孔，即为狭窄的胆管开口，其后方往往隐藏着很多结石堵塞胆管。"彗星征"是发现肝内胆管狭窄和结石的重要线索。发现胆管狭窄的开口后，可尝试先取出开口附近的结石，就能逐渐显露胆管腔，胆道镜再逐步深入该支胆管取石。若狭窄严重，仅能通过导丝，无法探查，可尝试用钬激光切开胆管狭窄，再置入普通或超细胆道镜进入胆管取石。即使取石完成后，也要纠正肝内胆管的狭窄，否则术后结石极易复发，使得事倍功半。对膜性狭窄的情况，可先用导丝或网篮探明胆管走向，再以胆道镜镜身循导丝直接扩张狭窄。若狭窄严重，胆道镜无法进入，可尝试以扩张器沿导丝缓慢扩张狭窄；但此时并非胆道镜直视下扩张，所以切记动作轻柔，以免扩张期穿破胆道导致假道。本病例就是出现肝右前支胆管狭窄，自远端探查未见明显开口。继而自左叶穿刺，沿右肝管探查才发现右前支严重狭窄的开口处。导丝通过狭窄后，经胆道镜直接扩张解除了膜性狭窄。而对胆管柱型狭窄的处理就更需谨慎。通常先以电刀切开狭窄环，镜下 3 点、6 点、9 点、12 点处多点切开胆管黏膜，切口范围不宜过深，否则将引发胆道出血及术后瘢痕性狭窄。切开狭窄环后再以球囊扩张器扩张，术后留置相应管径的引流管支撑狭窄段 6 ～ 8 个月。

PTOBF 穿刺时的并发症主要是胆漏和出血。胆漏多因穿刺膈面顶部胆管所致，可导致右侧脓胸、右侧胸腔积液或膈下脓肿。B 超定位前应详细分析术前影像，制定穿刺路径。引导时暂停机械通气，减少呼吸动作的扰动；尽量避开肝内血管，减少出血。抵达目标胆管时固定针尖，迅速将导丝置入胆管内并固定导丝，防止导丝滑出胆管。窦道扩张、取石、碎石、狭窄扩张等操作可能导致窦道出血、腹腔积液、胆管损伤等并发症。手术并发症总体发生率不低，非严重并发症 20.0% ~ 33.3%。有报道 PTCS 死亡率 1.5% ~ 2.1%。

为减少并发症，取石碎石操作应动作轻柔，避免撕裂胆管、破坏窦道、损伤肝实质。术中巧妙使用导丝的引导作用及鞘管的保护作用，从而减少胆管、窦道的损伤。值得注意的是，术中冲洗液的总量要注意控制，避免大量生理盐水流入肠道导致术后呕吐、腹胀、电解质失衡等。我科经验冲洗液总量控制在 9000 ~ 10 000 mL 为宜。另外，冲洗液可能造成胆道内细菌的扩散，术后容易出现一过性发热，一般在 2 ~ 3 天内恢复。年老体弱者或术前胆道感染控制不佳者可能诱发较严重的胆道感染，因此对这类患者尤其注意控制冲洗液的使用量和手术时长。胆道感染严重者，应先行 PTCD 控制感染后再行 PTOBF。术后引流管要固定牢靠，防止其滑脱，保持引流通畅，利于预防胆道感染。严格遵守操作规程，这些并发症是可以有效防治的。

结论：针对反复发作的肝内胆管结石或弥漫分布的胆管结石，经皮肝一期胆道造瘘胆道镜取石术是安全高效的手术疗法，简便快捷，取石效率高，残留结石少，值得大力推广。

〖知识链接〗

长期以来，肝内胆管结石治疗效果不佳，而且严重影响患者的生活质量。我国华南、西南、东南沿海地区是该病的高发区域。该病起病隐匿，病程长且易反复发作，很多患者在病程后期进展为胆源性肝硬化、门静脉高压、脾功能亢进等，从而对肝脏造成不可逆损害。最终患者进展为终末期肝病甚至胆管细胞癌，预后极差。

目前肝内胆管结石的主要治疗方法是手术治疗。肝内胆管结石具有个体化、多样性的疾病特点，目前全球尚无统一的手术治疗标准。传统的外科手术包括胆总管探查取石术、规则性肝段切除、胆管空肠吻合术等。1957 年黄志强院士首次提出肝部分切除术治疗肝胆管结石，随着研究不断深入，肝切除手术术式也不断改进，规则性肝段切除甚至肝叶切除被认为是胆管结石最有效的治疗措施。许多学者认为采用肝切除手术尤其有助于降低术后残余结石和预防结石复发。文献报道肝叶切除术治疗肝胆管结石病的结石清除率在 95% 以上，随访 5 年结石复发率约 5%。Nuzzo 等认为肝切除术能有效去除病变的肝段及狭窄的胆管，从而降低了结石复发概率及并发迟发性肝脏胆管细胞癌的风险。

胆管空肠吻合术也是肝内胆管结石常用术式，尤其用于那些肝门部胆管出现严重狭窄的患者。该手术解除了肝门部狭窄胆管的同时，还实现了胆汁的通畅引流，能有效预防肝胆管结石复发。对于那些经历了多次常规外科手术治疗，已经出现终末期胆病（如肝硬化、门静脉高压症）的复杂胆道结石病例，肝移植技术提供了最后治愈的有效方法。

尽管手术治疗已经发展出这么多手段，但是复杂的肝内胆管结石治疗依旧困难，术后并发症发生率较高，结石易残留复发。反复多次胆道肝脏手术史的患者再次行肝部分切除术，出血、肝功能衰竭等风险较高。文献报道残石率可高达 30.4%，结石复发率 35%，需再次手术者高达 37.1%。因此肝内胆管结石患者中约 40% 的病例需接受多次手术治疗，有的甚至施行 3 次以上手术。患者因多次手术和肝功能受损，再次手术难度很大，手术并发症和死亡率都很高。即便如此，这些带来巨大创伤的手术的取石效率却又十分低下；甚至为了取石而切除正常肝脏，牺牲了宝贵的肝储备功能而导致肝功能衰竭，最后不得不行肝移植手术。而胆肠吻合术由于手术破坏了关键的 Oddi 括约肌，术后易导致胆汁反流，增大了胆道感染的风险，反复发作的胆道感染又会诱发胆管结石合胆管狭窄。对肝移植手术而言，即使抛开其固有的手术风险不谈，肝源紧缺也是短时间内无法解决的难题。

近年来，内镜手术已成为治疗胆道疾病的重要手段。利用内镜技术，可以实现直视下碎石、取石，显著减少手术损伤，降低手术风险。但是肝内胆管分支极多，且迂回曲折，越往末端方向胆管越细，使得胆管远端结石很难发现。传统的自肝总管或者胆总管向肝内胆管探查取石的路径往往不能完全取净结石；而且取石效率低下。

基于以上种种原因，经皮肝胆道镜技术得以发展。即为经皮肝胆道穿刺并造瘘，使用内镜经造瘘的窦道进入肝内胆管系统，从胆道远端探查并取出肝内胆管结石。这项技术改变了传统的从肝门部进入肝内胆道的"由宽到窄"的取石路径，具有独特的取石优势。尤其对那些合并心肺功能不全、多次手术后腹腔广泛粘连合并胆汁性肝硬化、门脉高压症、凝血功能异常的肝胆管结石患者，经皮肝胆道镜手术创伤小，适用范围广，手术风险低，易被广大患者接受。

早在 1937 年 Huard 等人首次开展了经皮肝胆道造影术（Percutaneous transhepatic cholangiography，PTC）。1974 年 Takada T 报道了全球首例经皮肝胆管引流术（Percutaneous Transhepatic Cholangial drainage，PTCD）。1981 年 Nimura 正式报道了经皮肝胆道镜手术（Percutaneous Transhepatic Cholangioscopy，PTCS）治疗肝内胆管结石。我国张宝善教授于 1985 年将 PTCS 技术引进国内。PTCS 的临床应用，无疑给肝内胆管结石的治疗带来很大便利。以往对位于胆道树较末梢的位置的结石往往无能为力，无法取出，唯一的办法就是肝部分切除，但又会切除很多肝组织，PTCS 的应用改变了这一窘境。但是 PTCS 需要多次扩张窦道等待窦道成熟，方可进行胆道镜操作，导致手术周期长，住院次数多，住院时间较长。无论对患者还是术者来说，不光是对身体方面有考验，对两者的心理负担也不小。因此近 30 年来，外科医师不断在改良 PTCS，以求缩短手术时间和次数，提高患者依从性。

广州医科大学附属第一医院自 2003 年开始，在 PTCS 的基础上持续优化穿刺取石方案。刘衍民等先后借鉴经皮肾造瘘取石方法并对传统经皮肝胆道镜技术做了进一步改进，提出经皮肝胆道造瘘术的概念，利用硬质胆道镜辅助碎石取石手术，取得了一定疗效。PTC 完成后，间隔 1 周开始扩张窦道，进行胆道镜手术。已经明显缩短了手术时间。继而再发展到经皮肝一期胆道造瘘（percutaneous transhepatic one-step biliary fistulation，PTOBF）取石术的理念，即在 B 超引导下经皮肝穿刺胆管成功后，直接扩张瘘道至 14 F/16 F 大小，置入保护性鞘管建立手术通道，联合硬质胆道镜进行取石手术。该技术的特点是无须瘘道组织完全长好，缩短传统分期窦道建立的时间，减少患者手术次数，减少住院时间及费用。研究证实该方法并没有像部分研究者认为的那样增加手术出血及风险。该方法可操作性强，安全性高，疗效明显提升，获得广大医护及患者的一致认可。

在治疗肝内胆管结石方面，PTOBF 对某些情况已成为最佳的治疗手段。首先，无肝叶萎缩的弥漫型肝内胆管结石应首选 PTOBF 治疗。其次，肝右叶多发胆管结石也很适宜。右叶肝管变异较多，右后叶胆管迂曲且角度不佳，如行肝部分切除需切除较多的肝组织，手术困难。而 PTCS 经鞘管插入硬性胆道镜可直达Ⅲ～Ⅳ级目标胆管，遇到转弯角度大的胆管可改用纤维胆道镜。有多次手术史的胆管结石患者也应首选 PTOBF 治疗。众所周知，多次手术后腹腔粘连极大地提升了手术的难度，而 PTOBF 可以避免经腹解剖胆总管，有效降低了手术风险。此外，还可结合气压弹道碎石技术或钬激光碎石技术等治疗巨大结石、紧密性结石。

另一方面，PTOBF 对于胆管狭窄的诊治也能发挥关键性作用。胆道镜可直达胆管狭窄部位直视下扩张狭窄段，安全可靠。还可以镜下活检鉴别良恶性病变，直视下活检保证了阳性率。对于胆管癌的情况，PTOBF 的诊治优势显得尤为重要。胆道镜可以直视下对病变部位定位、活检，大大提高了胆管癌的诊断率和手术成功率。PTOBF 联用导管内超声（IDUS）可进一步提高对早期胆管癌的诊断率，两种技术联用后诊断胆管癌准确率可达 95%。不仅如此，对于不能手术切除或不耐受手术的患者可以在胆道镜下进行局部治疗如微波凝固治疗、光动力等。

彩超、CT、MRCP 等影像检查方法已经广泛应用于肝胆管结石疾病诊治。彩超能辨别血管、胆管，实时引导将穿刺针引入胆管，但易受胃肠气体的影响妨碍穿刺操作。X 线透视与超声相比不受气体、肋骨等因素的综合影响，能准确判断导丝、导管的走行，但仅能显示二维平面图像，缺乏整体的三维立体结构的空间图像。CT 胆道系统的造影对无或部分胆管梗阻病例效果好，但对长期完全胆管梗阻及肝脏功能严重障碍病例效果差。MRCP 具有很高的诊断价值，但是对于充填性结石无胆汁充盈的胆管成像较差。几种影像方法可谓各有利弊。如能结合不同检查的图像，构建立体图像信息，则能进一步提高诊治的精准性，提高手术效率。得益于医学影像的发展，CT/MR 图像的三维重建技术已经可以在术前重构患者的血管、胆道系统，有助于术者规划手术路径，从而指导临床治疗，提供理想的个体化治疗方案，具有极大的临床意义。

PTOBF 具有精准、微创的手术优势，可谓目前精准外科、微创外科的集大成者，可以在直视下对肝内胆管病变开展诊疗。随着三维成像技术的不断发展和临床应用，PTOBF 技术将进一步凸显其精准、高效的特色，在肝胆疾病中散发出更璀璨的光芒。

〔 参考文献 〕

〔1〕LI JG，SEE TC，WISEMAN O，et al. Salvage of liver transplant with hepatolithiasis by pereutaneeus transhepatic cholangioscopic hepatolithotomy〔J〕. Transpl Int，2014，27（12）：e126-128.

〔2〕WANG P，TAOH，SUN B，et al. New technique of percutaneous transhepatic rigid cholangioscopic lithotripsy applied in the treatment of complicated hepatolithiasis〔J〕. J Hepato Gastroenterol，2018，2（1）：4-9.

〔3〕王平，刘成成，陶海粟，等. 经皮肝Ⅰ期胆道造瘘取石治疗有胆道手术史患者的肝内胆管结石〔J〕. 中华肝胆外科杂志，2019，25（2）：106-110.

〔4〕朱灿华，王平，孙北望，等. 超声引导经皮肝Ⅰ期胆道造瘘联合硬质胆道镜治疗复杂肝胆管结石〔J〕. 中华肝胆外科杂志，2020，26（2）：103-107.

〔5〕JAN YY，CHEN MF. Percutaneous transhepatic cholangio-scopic lithotomy for hepatolithiasis：long-termresults〔J〕. Gastrointest En-dosc，1995，42：1-5.

〔6〕MORI T，SUGIYAMA M，ATOMI Y. Gallstone disease：management of intrahepatic stones〔J〕. Best Pract Res Cl Ga，2006，20：1117-1137.

〔7〕OR-SUZUKI Y，MORI T，YOKOYAMA M，et al. Hepatolithiasis：

analysis of Japanese nationwide surveys over a period of 40 years［J］. J Hepato bil pan sci, 2014, 21: 617-622.

［8］窦炜. 肝胆管结石诊治研究进展［J］. 中国实用内科杂志, 2014, （S2）: 53-55.

［9］NUZZO G, CLEMENTE G, GIOVANNINI I, et al. Liver resection for primary intrahepatic stones: a single-center experience［J］. Arch Surg, 2008, 143 （6）: 570-573.

［10］KIM HJ, KIM JS, SUH SJ, et al. Cholangiocarcinoma risk as long-term outcome after hepatic resection in the hepatolithiasis patients［J］. World J Surg, 2015, 39（6）: 1537-1542.

［11］TAKADA T, KOBAYASHI S, YAMADA A, et al. A new technique for the diagnosis and therapy of cholangitic hepatic abscesses, percutaneous transhepatic cholangial drainage［J］. Nihon Shokakibyo Gakkai zasshi, 1974, 71（7）: 657-665.

［12］NIMURA Y, SHIONOYA S, HAYAKAWA N, et al. Value of percutaneous transhepatic cholangioscopy（PTCS）［J］. Surg Endosc, 1988, 2 （4）: 213-219.

［13］刘衍民, 曾可伟, 王纯忠, 等. 改良的经皮经肝胆道镜术治疗肝内胆管结石（附 15 例报告）［J］. 外科理论与实践, 2004（06）: 485-486.

［14］KIM HM, PARK JY, KIM KS, et al. Intraductal ultrasonography combined with percutaneous transhepatic cholangioscopy for the preoperative evaluation of longitudinal tumor excent in hilar cholangiocarcinoma［J］. J Gastroenterol hepatol, 2010, 25（2）: 286-292.

>>> 赵超尘

腹腔镜术前 EST 取石联合腹腔镜胆囊切除术

【病历概述】

患者男，78 岁。

过敏史：过敏原为头孢类药物。

主诉：上腹部不适 24 小时。

现病史：约 24 小时前，患者无明显诱因感上腹部隐痛不适，右上腹甚，无右肩背部放射痛，持续性胀痛。伴恶心，呕吐 1 次胃内容物，无发热、寒战，无胸痛心悸等不适。患者于外院就诊，查 CT：胆总管下段结石，建议 MRCP 检查；胆囊结石、胆囊炎；右肾低密度影，囊肿可能；前列腺增生伴钙化。肝功能：总胆红素（TBIL）46.9 μmol/L，直接胆红素（DBIL）11.5 μmol/L，丙氨酸氨基转移酶（ALT）350 U/L，天门冬氨酸氨基转移酶（AST）163 U/L。患者为进一步治疗，至我院（南京市江宁医院）就诊，急诊拟"腹痛"收住入院。病程中患者食纳、睡眠差，体重无明显减轻消瘦，小便色黄，大便未见异常。

既往史：平素健康状况一般。慢性阻塞性肺病病史。否认传染病史。预防接种史不详。2021-10-26 胸腔镜下右上肺癌根治术 + 右下肺楔形切除术 + 肋间神经阻滞术，否认外伤史、输血史。

查体：神清，巩膜稍黄染，皮肤色正常，腹部平坦，未见胃、肠型蠕动波，未见腹壁静脉曲张，腹肌柔软，上腹部压痛，右上腹甚，反跳痛无，未触及包块，Murphy 征阴性，肝肋下未及，脾肋下未及，移动性浊音（−），肠鸣音正常。

辅助检查：

CT（2023-04-21 外院）：胆总管下段结石，建议 MRCP 检查；胆囊结石、胆囊炎；右肾低密度影，囊肿可能；前列腺增生伴钙化。

肝功能：总胆红素（TBIL）46.9 μmol/L，直接胆红素（DBIL）11.5 μmol/L，丙氨

酸氨基转移酶（ALT）350 U/L，天门冬氨酸氨基转移酶（AST）163 U/L。

【诊断思路】

初步诊断：①急性胆管炎；②胆总管结石；③胆囊结石伴有急性胆囊炎；④肝功能不全；⑤肺恶性肿瘤个人史。

鉴别诊断：与胆总管结石、上消化性溃疡穿孔、泌尿系统结石、急性心肌梗死、肝癌破裂出血相鉴别，具体同本章病例 11。

最终诊断：①急性胆管炎；②胆总管结石；③胆囊结石伴有急性胆囊炎；④肝功能不全；⑤肺恶性肿瘤个人史。

【治疗经过】

术前 CT（2023-04-21 外院）（图 2-61）：胆总管下段结石，建议 MRCP 检查；胆囊结石、胆囊炎；右肾低密度影，囊肿可能；前列腺增生伴钙化。

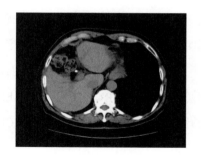

图 2-61　术前 CT

术前 MRCP（图 2-62）：①胆囊管小结石，胆囊炎；胆总管末端小结石可能。②结合 CT 增强，拟肝脏 S_8 段小血管瘤；肝脏小囊肿。③双肾囊肿；双肾周少许渗出；脾周微量积液。

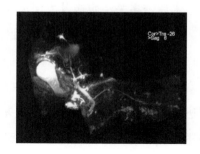

图 2-62　术前 MRCP

（1）EST 取石术术前讨论：结合病史，腹痛、查体、辅助检查 MRCP，"①急性胆管炎；②胆总管结石；③胆囊结石伴有急性胆囊炎；④肝功能不全；⑤肺恶性肿瘤个人史"诊断明确。依据 ERCP 指南，胆总管结石可能引发胆管炎、胰腺炎等。目前患者辅助检查完善，无明确心肺及凝血功能障碍，手术指征明确，无明确手术禁忌，可行 ERCP 治疗。

患者伴腹痛，需手术解除胆道梗阻，清除结石。治疗方式主要分为外科胆总管探查及 ERCP 微创治疗，ERCP 指南建议胆囊切除术后患者首选 ERCP 治疗，患者家属亦愿意选择 ERCP 治疗。应积极完善术前检查，及时 ERCP 治疗。

目前针对胆总管结石行 ERCP+EST 术是可行的，该手术可能存在插管困难，若手术不成功，术中及术后并发肠穿孔，胆道或肠道出血，术后胰腺炎，胆管炎、胆漏、网篮坎顿、结石残留需再次手术及其他不可预料的心脑意外等事件。此外若发现结石较大，取石困难需转外科开放手术治疗的可能，严重并发症如穿孔也需手术治疗。需充分告知家属手术风险，术前注意签字及完善术前检查，术中仔细操作，减少手术并发症可能。

患者行 ERCP 术前做好手术前健康宣教，减少患者紧张情绪，完善术前护理，术后需多关注腹痛及大便情况，注意有无术后胰腺炎，出血、穿孔等并发症，妥善固定鼻胆管，注意观察胆汁引流情况，做好术后护理工作。

手术经过：

2023-04-23 行 ERC+EST+ 取石 + 胆管塑料支架置入。十二指肠镜经食管、胃进入十二指肠降部，乳头呈乳头状，绒毛状开口，切开刀导丝插管，导丝顺利进入胆总管，造影见胆总管扩张，直径约 10 mm，内见充盈缺损 1 枚，大小约 6 mm，切开刀切开乳头 5 mm，取石球囊取出结石 1 枚，反复清理胆道无明显结石残留，留置 7 F 胆道支架，和谐夹 1 枚预防出血，术毕退镜。

（2）腹腔镜下胆囊切除术术前讨论：患者目前诊断明确为急性胆管炎、胆总管结石，患者伴腹痛，需手术解除胆道梗阻，清除结石。治疗方式主要分为外科胆总管探查及 ERCP 微创治疗，ERCP 指南建议胆囊切除术后患者首选 ERCP 治疗，患者家属亦愿意选择 ERCP 治疗。应积极完善术前检查，及时 ERCP 治疗。目前针对胆总管结石行 ERCP+EST 术是可行的，该手术可能存在插管困难；手术不成功；术中及术后并发肠穿孔、胆道或肠道出血；术后胰腺炎、胆管炎、胆漏、网篮坎顿、结石残留等需再次手术的风险及其他不可预料的心脑意外等事件，手术采用小切开 + 气囊扩张术，有利于减少手术并发症。此外若发现结石较大，取石困难需转外科开放手术治疗的可能，严重并发症如穿孔也需手术治疗。需充分告知家属手术风险，术中仔细操作，减少手术并发症可能。

手术经过：

麻醉成功后，患者仰卧于手术台上，手术区域碘伏常规消毒 3 次，逐层铺放无菌巾单呈无菌布局。沿脐下缘做一弧形切口，长约 1 cm，经切口插入气腹针，向腹腔内注入二氧化碳压力 14 mmHg，气腹成功后放入腹腔镜。于剑突下做一约 1 cm 切口，插入 Chocar，右肋缘下锁骨中线及右腋前线平脐各做一 5 mm 切口，插入 Chocar，置入器械。观察腹腔，无腹水，肝脏及胃大小正常，质软，未见结节，胆囊周围粘连，分离粘连后见胆囊约 3 cm×3 cm×8 cm 大小，胆囊壁充血水肿，胆囊三角解剖尚清晰，胆总管直径约 6 mm，决定行 LC 术。仔细解剖胆囊三角，分出胆囊管，辨清胆囊管、胆总管、肝总管关系，见胆囊管直径约 0.3 cm，长约 1.0 cm。胆囊管近端以锁扣夹夹闭，远端以锁扣夹夹闭，两夹间切断。于胆囊管后方分离胆囊动脉，近端以锁扣夹夹闭，切断远端。切开胆囊浆膜层，创面渗出多，沿胆囊床将胆囊完整切下，胆囊床电凝止血。以标本取物袋将胆囊自剑突下切口取出，观察无活动性出血及胆漏，拔出各切口 Chocar，缝合皮下组织，康派特黏合切口，外以敷料包裹。

术中患者麻醉满意，出血量少，约 5 mL，安返病房。胆囊剖检：内见泥沙样结石，最大约 0.5 cm×0.5 cm 大小，交予患者家属过目后送检。

〖 出院情况 〗

患者无畏寒发热、无恶心呕吐、无心悸气短、无咳嗽咳痰、无腹痛腹胀等不适症状，精神、睡眠、食纳可，大小便正常。查体：全身皮肤巩膜无黄染，心肺听诊未见明显异常，腹平，腹腔镜切口对合良好、无红肿渗出，腹软，无压痛、反跳痛、肌紧张，肝脾肋下未触及，肝肾区无叩击痛，移动性浊音阴性，肠鸣音正常。

〖讨论与总结〗

LC 目前已经成为胆囊切除的"金标准"。LC 具有手术创伤小、患者痛苦小、对全身及局部的干扰少，术后恢复快及手术视野更清晰等优点。EST 联合LC 更符合微创治疗的原则。

1. EST+LC 优势

（1）手术创伤小。术后恢复快，明显缩短住院时间及手术后住院时间。

（2）避免开腹手术后长期带"T"管造成的生理功能及水电解质紊乱。降低胆道逆行感染的可能性。提高术后生活质量。

（3）EST 重复性较好，可多次进行。

（4）EST 成功后，即使 LC 中转开腹，仍可避免胆总管探查和术后"T"管引流。

2. EST+LC 缺点

（1）由于多数单位手术室与内镜介入室是分离的，EST+LC 需分二次手术，增加操作的复杂性，并且有手术失败后再次开腹手术的可能，部分患者不易接受。有文献报道 EST+LC 的成功率为 87.8% ~ 100%。

（2）2 种手术的并发症发生率叠加，文献报道其并发症总发生率为7.41% ~ 12.5%。

（3）适应证相对较窄，胆总管结石较大较多、胆总管下段狭窄段较长、BⅡ胃大切术后、十二指肠乳头旁憩室等为手术的禁忌证。随着 EST 和 LC 技术的发展和设备的完善，手术的适应证将逐渐扩大。

（4）由于 EST 和 LC 均需要使用大量复杂的医疗设备，可能导致治疗费用的增加。

（5）十二指肠 Oddi's 括约肌切开有利于胆汁引流及取出结石。但 EST 术后乳头功能可能遭到破圈，可能会增加胆道逆行感染的机会及胆管结石再发概率。此观点尚需长期的观察和研究。

3. EST 与 LC 的先后顺序

目前关于 EST 与 LC 的操作的先后顺序，尚存争议，一般认为先行 EST 再行 LC，因为即使 EST 手术失败仍有机会在腹腔镜下或开腹行胆总管探查、取石。其次 ERCP 可明确肝外胆管解剖及变异，放置鼻胆管于胆总管有助于 LC 手术中提示胆总管的位置，有利于腹腔镜下操作。先行 LC 后 EST 虽避免 ES 术后胆囊结石进入胆总管形成继发性胆总管结石，但如果 EST 取石失败必须再次麻醉、手术。我们认为一般情况下以先行 EST 再行 LC 为宜。由于鲜有先行 LC 再行 EST 的报道，再次手术发生率尚不能确定。有前瞻性随机对照研究表明两种手术顺序在手术失败率、并发症发生率等无明显差异。

4. EST 与 LC 的间隔时间

目前尚无定论。有报道 EST 后即刻或 1 天内，胆囊壁无因 EST 操作造成的明显水肿；EST 后 3 ~ 7 天，胆囊壁水肿明显，增加了 LC 手术难度，由 EST 胆囊结石可能进入胆总管，所以 EST 与 LC 间隔时间越长，继发性胆总管结石发生的可能性越大。我们认为在 EST 后没有并发症发生，应该尽早进行 LC。由于 LC 是由外科医师完成，而 EST 则多由内镜医师进行，致使 EST 联合 LC 需要各临床科室及手术室之间协调进行，可能造成 EST 与 LC 间隔时间的延长。EST 与 LC 同时进行是今后发展方向，并可以缩短手术时间，避免一些并发症的发生，值得进一步研究。

开腹胆总管探查取石术（OCHTD）作为一种成熟的手术方式，治疗效果明确，适应证范围广。有上腹部手术史、再次甚至多次胆道手术、胆总管狭窄或者胆总管结石较大、心肺功能不全不能耐受气腹的患者必须行 OCHTD。在胆道外科向微创化发展的今天，仍具有不可替代的地位。通过本研究，我们认为 EST+LC 治疗胆囊结石合并胆总管结石具有创伤小、恢复快的优点，是一种治疗胆囊结石合并胆总管结石安全、有效、可行的微创手术方式。

目前，LC 已取代传统开腹手术成为治疗胆囊结石的"金标准"，而单纯应用 LC 治疗胆囊合并胆总管结石有一定的结石残留概率，因此，单独使用 LC 已不能彻底解决胆囊合并胆总管结石。90% 的肝外胆管结石可通过 EST 清除。EST 联合 LC 治疗胆囊合并胆总管结石无须 T 管引流，尽可能保留 Oddi's 括约肌功能和消化道完整性，创伤小，恢复快，成为治疗该病的较好选择。

【参考文献】

［1］Cianci P, Restini E. Management of cholelithiasis with choledocholithiasis: Endoscopic and surgical approaches［J］. World J Gastroenterol, 2021, 27（28）: 4536-4554.

［2］Lai KH, Lin LF, Lo GH, et al. Does cholecystectomy after endoscopic sphincterotomy prevent the recurrence of biliary complications?［J］. Gastrointest Endosc, 1999, 49（4）: 483-487.

［3］Barreras-González JE, Torres-Peña R, Ruiz-Torres J, et al. Endoscopic versus laparoscopic treatment for choledocholithiasis: a prospective randomized controlled trial［J］. Endosc Int Open, 2016, 4（11）: 1188-1193.

［4］Li ZQ, Sun JX, Li B, et al. Meta-analysis of single-stage versus two-staged management for concomitant gallstones and common bile duct stones［J］. J Minim Access Surg, 2020, 16（3）: 206-214.

［5］Reinders JS, Goud A, Timmer R, et al. Early laparoscopic cholecystectomy improves outcomes after endoscopic sphincterotomy for choledochocystolithiasis［J］. Gastroenterology, 2010, 138（7）: 2315-2320.

>>> 赵国平

病例 14 腹腔镜胰十二指肠切除术
Case fourteen

【病历概述】

患者男，68 岁。

过敏史：无食物药物过敏史。

主诉：全身皮肤黏膜及巩膜黄染 4 个月。

现病史：患者 4 个月前发现巩膜黄染，继而逐渐出现全身皮肤黏膜黄染，呈亮黄色，进行性加重，伴有皮肤瘙痒，尿色黄，有时呈茶色尿。无诉腹痛、腹胀，无畏寒、发热，无恶心、呕吐，无纳差、乏力，无陶土样大便。至当地医院就诊，行上腹 CT 检查，结果提示"胆总管下段占位"，查血清总胆红素 320 μmol/L。为求进一步诊治，再来我院（广州医科大学附属第一医院）就诊。考虑黄疸严重，遂先予胆总管支架置入术。手术顺利，术中于胆胰壶腹部取活检送病理。支架置入后黄疸有所减退。为求进一步手术治疗，来我院就诊。门诊以"壶腹部肿物；梗阻性黄疸"收入我科（肝胆胰外科）。自起病以来，患者无明显腹胀、腹痛，无畏寒、发热，精神、睡眠、饮食等一般情况良好，体重较前无明显下降。

既往史：平素健康状况良好。有 2 型糖尿病和原发性高血压病史，目前规律口服降糖、降压药物治疗，血糖、血压控制平稳。无抗凝药物使用史。

查体：T 36.6℃，P 67 次 / 分，R 18 次 / 分，BP 126/72 mmHg，Wt 64 kg。

辅助检查：

2020-06-23 肝功一组：谷丙转氨酶 258.2 U/L，谷草转氨酶 357.8 U/L，白蛋白 32.3 g/L，γ - 谷氨酰转肽酶 575.1 U/L，总胆红素 320.1 μmol/L，直接胆红素 243.4 μmol/L。

2020-06-27 病理活检：（胆总管下端壶腹部）黏膜慢性炎伴局部糜烂，其中见小灶鳞状上皮伴轻 - 中度异型增生。免疫组化：CK5/6（＋）、CK7（弱

+）、P40（－）、CK8（－）、Villin（－）、P53（个别＋）、Ki-67（个别＋）。

【诊断思路】

初步诊断：①壶腹部肿瘤；②梗阻性黄疸；③2 型糖尿病；④高血压，2 级高危。

鉴别诊断：

1. 胰头癌

虽然也可出现梗阻性黄疸，但 CT 或 MR 多提示胰头部位占位，胆总管末段移行变细甚至中断，胆管内无明显肿物；查 CA-125 等肿瘤指标可有异常升高。

2. 胆总管下段结石伴梗阻

CT 或 MR 可观察到胆总管下段结石，且结石伴梗阻的病例往往有胆管炎的表现如腹痛、发热等。

最终诊断：胆总管下段鳞癌。

【治疗经过】

入院后完善检查。实验室检查提示黄疸较前明显下降。

2020-06-29 肝功能：谷草转氨酶 77.8 U/L，谷丙转氨酶 54.4 U/L，白蛋白 36.6 g/L，γ-谷氨酰转肽酶 355.1 U/L，总胆红素 202.2 μmol/L，直接胆红素 102.4 μmol/L。

消化道肿瘤四项：癌胚抗原 4.97 ng/mL，甲胎蛋白 2.62 ng/mL，糖类抗原 199 37.28 U/mL，糖类抗原 724 3.44 U/mL。

上腹部增强 CT 显示（图 2-63）：胆总管下段见一结节状异常信号影，约 1.4 cm×0.8 cm，呈等 T_2 信号影，增强似见轻度延迟强化；胆总管上段轻度扩张，直径约 1.1 cm。胆囊不大，胆囊壁稍增厚，厚约 3 mm，腔内未见异常信号影。腹腔及腹膜后未见确切肿大淋巴结影。胆总管下段结节，胆总管上段轻度扩张，考虑恶性肿瘤性病变可能。

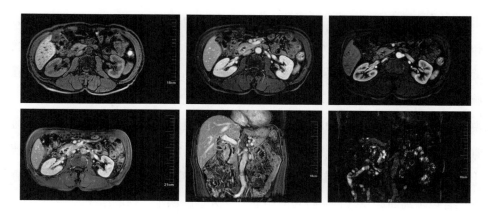

图 2-63　上腹部增强 CT

手术经过:

术前检查无明显手术禁忌证,完善准备后于 2020-07-06 在全麻下行腹腔镜胰十二指肠切除术。患者取人字位。于肚脐下行纵行切口 1 cm 长,术后扩大该切口取出肝脏标本。气腹针建立人工气腹,建立气腹,将控制腹内压于 12 mmHg 水平。采用 Trocar 五孔法扇形布置,脐下 Trocar 孔作为观察孔置入腹腔镜。左、右锁骨中线切口处放置 12 mm Trocar 作为主操作孔,另于左、右肋缘下分别置入 5 mm Trocar 作为辅助操作孔。术中探查:腹腔少量淡黄色腹水。腹膜及网膜未见明显转移结节。肝脏呈淤胆样改变,边缘锐利,质软,无明显硬化结节。胆汁黄绿色,稍浑浊。胆囊 8 cm×6 cm 大小,未见结石。胆总管内径约 1.2 cm,壁厚,未见结石及寄生虫;中下段可见塑料支架。胆总管下段壶腹部可见约 1.5 cm 肿物,质硬,堵塞胆管末端开口。硬质胆道镜可勉强进入十二指肠。肝门部未见明显肿大淋巴结。其余脏器未见明显异常。

探查腹腔后,纵行切开胆总管约 0.5 cm,置入 16 F 鞘管。胆道硬镜沿鞘管进入胆总管探查如前述。考虑壶腹部肿瘤,最终决定行胰十二指肠切除术。沿横结肠边缘打开胃结肠韧带,显露胰头及十二指肠。打开 Kocher 切口,游离十二指肠降部和水平部,完全游离胰头后侧缘。松解横结肠系膜,循结肠中静脉至根部,游离肠系膜上静脉。松解该静脉与胰腺下缘的间隙。再于胰腺中段上缘解剖腹腔干,清扫 7、9 组淋巴结,沿肝总动脉向肝门游离,清扫 8a、12a

组淋巴结，于胰腺上缘水平游离门静脉，注意保护门静脉。打通胰后隧道，清扫肝胰十二指肠韧带淋巴结，离断胃右动脉及胃十二指肠动脉并以 Prolene 线缝扎。使用直线切割闭合器于胃窦近端离断胃壁，翻起近端胃。超声刀于门静脉前方离断胰腺，剪刀剪开胰管，直径约 3 mm，胰液清亮。离断屈氏韧带，游离十二指肠末段。于空肠起始处离断空肠，缝闭空肠断端，离断肠系膜血管。牵开门静脉，紧贴肠系膜上动脉，沿钩突边缘逐步离断门静脉侧支及胰十二指肠血管，完整游离钩突，并向上清扫 12p 组淋巴结。于胆总管上段胆囊管汇合以上离断胆总管，顺行切除胆囊，一并移除胰十二指肠组织。

胰肠吻合采用胰管 – 空肠黏膜的吻合方法。胰腺断面止血，U 形间断缝合胰腺断端。修剪胰管断端，胰管内置入 8 F 硅胶引流管 15 cm，距空肠断端 3 cm 处空肠浆肌层与胰腺断端下缘以 4-0 Prolene 缝线连续缝合，空肠侧壁做一小切口，内径与胰管相当，用 5-0 Prolene 行胰管与空肠黏膜连续缝合。胰管支架管置入空肠祥。最后以 4-0 Prolene 缝线行胰腺断端上缘与空肠浆肌层连续缝合，完成胰肠吻合。

距胰肠吻合口 10 cm 处以 5-0 PDS 线行前后壁连续缝合完成胆肠端侧吻合，距胆肠吻合口 50 cm 用 Endo-GIA 完成结肠前胃空肠侧侧吻合，胃肠吻合口以远 10 cm 处再行 Braun 吻合。术后常规予抗感染、抑酸、保肝及营养支持治疗。使用生长抑素维持治 5 天。第 4 天拔除胆肠吻合口旁引流管，第 7 天拔除胰肠吻合口旁引流管。

术后病理显示，胆总管下段、近十二指肠大乳头处见一灰黄、质韧区，大小约 1.8 cm×1.5 cm×1 cm。组织改变为"胆总管下段角化性鳞状细胞癌（中分化）"。癌组织突破胆管壁侵犯十二指肠，至十二指肠肠壁黏膜层；癌组织紧邻胰腺组织，但未侵犯；癌组织最大径约 1.8 cm；未见明确脉管内癌栓及神经侵犯；淋巴结未见转移癌。免疫组化：P40（＋），CK5/6（＋），S-100P（少量＋），CK19（＋），GATA-3（－）。

〔出院情况〕

患者一般情况良好，无发热、咳嗽，无呕吐、腹痛、腹胀等不适，精神、饮食、睡眠好，大小便如常。查体：腹平软，无压痛；敷料干燥固定，伤口愈合良好，无红肿、渗出。

〖 讨论与总结 〗

本例患者初诊时考虑为壶腹部肿瘤，初步评估可手术切除。但是当时总胆红素指标过高，直接手术风险较大。肿瘤堵塞胆道，致使胆汁排泄不畅，全身尤其是门静脉中毒素水平逐步升高；加之肠 – 肝循环被打断，胆盐无法排入肠道，引发肠道通透性上升，将进一步加剧细菌内移。上述这些病理生理改变会引发免疫系统功能失调，最终出现全身炎症反应。因此，术前胆红素水平过高，会损害肝功能、凝血功能、心肺肾等多脏器功能。其中对本病例来说直接影响最大的就是肝功能和凝血功能的损害。因为胰十二指肠切除术（pancreaticoduodenectomy，PD）牵涉众多的吻合口，术后出现吻合口漏等并发症的风险本来就比较高。而肝功能受损将出现术后合成功能下降，人血白蛋白水平低下。这些不利因素对胰十二指肠切除术来说无疑是雪上加霜，将进一步增加了术后胰漏、胆漏、肠漏及感染等并发症的风险。此外，凝血功能受损也会增加术中及术后出血乃至 DIC 的风险。

由此看来，PD 术前总胆红素过高的患者行术前胆汁引流（preoperative biliary drainage，PBD）似乎势在必行。早在 20 世纪 40 年代，著名外科专家 Whipple 医师就首次提出并强调了术前减黄的意义。之后又有很多文献都相继证明了这一论点，认为 PD 术前减黄有很多优势。有学者以血清总胆红素 250 μmol/L 划界，对超出这一水平的患者行术前减黄可明显减少 PD 术后的并发症。

相应的，也有很多学者提出了不同的意见。反对者认为，PD 术中并不包含肝切除的内容，再加上肝脏强大的代偿功能，因此他们对术前减黄的意义及减黄的标准有很多的质疑。有研究指出 PBD 将增加 PD 术后并发症的发生率，所以不推荐常规行 PBD。

减黄的具体标准也有很多争议。其中，术前胆汁引流的维持时间就吸引了很多研究者的关注。大多研究比较认可的引流持续时间是 4 ~ 6 周的时间。学者认为术前减黄时间应控制在 2 周以内，否则将增加 PBD 相关并发症的发生风险，如感染、出血等。我国部分学者则更重视血清总胆红素下降的速度而不是引流时间，认为每周总胆红素下降超过 30% 的时候就可以手术。本例患者为老人男性，合并高血压、糖尿病等基础疾病，手术风险较高。初诊时总胆红素超过 250 μmol/L，因此我们为患者施行了术前减黄。

术前减黄的途径分为内引流、外引流两种。内引流主要是指经内镜胆管支架引流（Endoscopic retrograde biliary drainage，ERBD）。该方法可以将胆汁直接导入十二指肠，没有胆汁丢失，更接近人体正常的生理状况，有利于降低血清中内毒素含量，改善肠–肝循环。但是操作较复杂，对操作者有一定的技术要求。且支架可能出现堵塞，影响减黄效果。外引流则包括经皮肝穿刺胆管引流（PTCD）和经内镜鼻胆管引流术（Endoscopic nasobiliary drainage，ENBD），可以更广泛地引流高位胆管的胆汁，有效降低胆管压力，改善内毒素血症，促进肝细胞功能恢复。而且尤以 PTCD 操作便捷，开展更为广泛。但是 PTCD 并发症较多，包括出血、胆漏、感染和肿瘤播散等并发症。值得注意的是，PTCD 快速引流胆汁，还可能造成水电解质紊乱，需要及时纠正。两种方法各有利弊，临床应用时需结合患者具体情况和医院条件择优实施。我们综合考虑患者情况后，为患者安排了胆管支架内引流，避免了外接引流管的诸多弊端。研究者认为术前减黄时间应控制在 2 周以内，否则胆管引流的并发症发生的概率逐渐增大，反而不利于 PD 术的恢复。我们的引流时间控制在 10 天，术前总胆红素降低至 80 μmol/L 以下。

PD 术操作复杂，切除范围大，并发症较多，其中最主要的一条就是胰漏。早在 1943 年外科先驱 Cattell 就指出 PD 术最重要的问题是胰管重建，术后死亡的主要原因是胰漏，他建议对扩张的胰管可直接吻合至肠管上。历经近 90 年的发展，胰管重建主要方法包括胰肠吻合和胰胃吻合两种，又以前者使用最为广泛。基于胰漏的危险性，无数外科医生对胰肠吻合术做出了诸多探索和努力，以期提高吻合质量，降低胰漏发生率。迄今为止，见诸报道的已有超过 50 种胰肠吻合的方法。纠其分类，主要基于端端或端侧、套入式或空肠黏膜对胰管吻合等不同标准而分。最基础的方法包括胰腺断端空肠套入式吻合和胰管空肠黏膜吻合两种。在此基础上很多外科医生提出了改良措施，从而衍生出多种胰肠吻合法。

胰管直径对胰肠吻合有直接影响。胰管直径 < 3 mm 不宜行胰管空肠黏膜吻合，强行吻合容易造成胰管撕裂，进一步增加胰漏风险。而套入式吻合适用于胰管较细且胰腺质地柔软的情况，但是该方法要求空肠内径和胰腺断端大小要相匹配。空肠较细时难以套入胰腺，也容易导致胰漏的发生。彭淑牖等提出了捆绑式胰空肠吻合法，有效减少了术后胰漏的发生。该技术可以使得空肠壁和胰腺紧密贴合，消除了两者间的缝隙；且空肠浆膜没有针孔，这些特点势必减少胰液的渗漏；但是对捆绑线的力度缺乏精准量化的控制。捆绑过松可能留下缝隙；而过紧可能导致局部缺血坏死；两者都不利于胰肠吻合口的愈合。

研究者认为胰肠吻合的关键是尽量重建胰管的延续性，通畅引流胰液；消除死腔，尽量保护胰腺断端免受消化液的腐蚀。因此我们在 PD 术中患者条件允许时优先采用胰管空肠黏膜吻合法。吻合使用 Prolene 线，因其具备针线同径、不吸收、光滑易收紧、耐腐蚀等特点，尤其适用于胰腺的缝合。吻合前先以 4-0 Prolene 线 U 形缝合胰腺断面，减少小胰管渗漏可能。缝合空肠浆肌层与胰腺组织时要尽量将空肠与胰腺紧密贴合，避免死腔。胰管内插入相应口径的支架管，保证胰液通畅引流至胆肠吻合口以远。空肠黏膜胰管吻合时视吻合条件选取连续或间断吻合，力求实现黏膜 - 黏膜的确切吻合。本例手术遵照以上技术要求完成。术后恢复顺利。

引流管的摆放也很关键。有文献显示放置引流管反而增加胰漏的发生，但是更多的学者对引流管的摆放还是持肯定意见。胰漏一旦发生，通畅的外引流就是至关重要的治疗，否则胰液积聚在腹腔将引发感染、肠梗阻、出血等并发症，严重时可危及生命。因此我们认为 PD 术中常规不放置引流管是不可取的，尤其是对胰漏风险（肥胖、胰管直径 < 3 mm、术前营养状态差等）较高的患者而言。我们在 PD 术中常规放置胰肠吻合口及胰胆吻合口两处引流管，术后观察引流液无异常则争取早期拔除。

该患者术后恢复顺利，引流液无异常，术后第 5 天开始逐步恢复进食，至术后第 10 日出院。

结论：腹腔镜胰十二指肠切除术发展至今是安全可行的。术前减黄对总胆红素过高的患者是很有必要的，但减黄时间不宜过长，应控制 2 周以内，避免对后续手术造成的不利影响。内引流或外引流取决于患者的胆管条件与医院的操作水平。胰肠吻合是 PD 术的关键步骤。套入式吻合或空肠黏膜胰管吻合是两种最常用的吻合方法，术者应结合患者的胰腺条件选取合适的吻合方式。

[知识链接]

胰十二指肠切除术（PD）是用于治疗胰头癌、胆总管下段癌、十二指肠乳头部肿瘤以及壶腹周围疾病的术式。1935 年美国 Whipple 首开先河，为一名壶腹癌患者成功实施了 PD 术。此后，众多外科医师不断地对该术式进行改进和推广，逐步规范了该手术的具体切除范围和吻合方法。1953 年我国首例 PD 术是由余文光完成的。随着腹腔镜技术的逐步发展，1994 年 Gagner 等报道了全球首例腹腔镜胰十二指肠切除术（laparoscopic pancreatoduodenectomy，LPD）。2002 年卢榜裕等报道了国内首例 LPD 术。近年来，得益于腹腔镜技术的发展以及微创器械的进步，LPD 开展例数逐步增多。达·芬奇手术机器人的应用更是极大地推动了 LPD 的临床应用。

发展至今，很多文献报道证实了 LPD 的安全性。研究证实 LPD 相较传统 PD 术而言，手术疗效相当，甚至在住院天数、术中出血量等方面可能更具优势。但是 PD 术并发症较多，对术者技术要求很高；LPD 术更是充满了挑战。对术者来说，开展 LPD 前必须具备丰富的 PD 手术经验并熟练掌握腹腔镜外科技术。LPD 的学习曲线时间跨度较大。开展初期，术者应尽量选择壶腹部肿瘤而不是较大的胰头肿瘤患者；逐步积累经验，度过学习曲线的初期。积累一定的 LPD 经验后，再逐步提升手术难度。而且早期开展 LPD 时，可先在腹腔镜下完成切除部分内容；再开小切口完成后续的吻合部分内容。这样可以降低手术难度；同时在开放切口下完成消化道重建可以有效保证手术的质量。经验积累足够后可转为腹腔镜下完成整个手术。

随着 LPD 技术的发展，既往的"禁忌证"都在不断被打破。腹部手术史、肥胖、肿瘤累及大血管等都曾被视为 LPD 的禁忌证。但是很多文献报道逐渐扩大了 LPD 的适应证，以往的理念在不断被新技术推翻。研究者作为一名外科医师也是很欣慰看到这一点。

手术入路对一台手术能否顺利完成是至关重要的。选择合理的入路可以简化手术步骤，缩短手术时间，提高手术质量。很多学者认为 LPD 更适合动脉优先入路。但是对于沟突肥厚或者患者肿瘤较大的时候，依照动脉优先入路游离沟突时可能引发难以控制的大出血，往往需要中转开腹。患者的病情千变万化，入路的选择应结合患者解剖结构特点及术者本身的操作习惯做出合理选择，绝不可千篇一律。

消化道重建是 LPD 的难点，其中又以胰肠吻合为重中之重。为提高胰肠吻合的质量，尽可能减少术后胰漏的发生，对此很多外科医师提出了自己的见解。韩国学者 Kim 等对胰腺空肠端–端套入式吻合方法进行改良，简化了手术程序，缩短了手术时间，并降低了致密缝合继发吻合部位局部缺血的发生率。陈孝平提出贯穿胰腺纵向"U"形缝合空肠内翻套入式胰肠吻合。刘荣等报道了单针全层胰肠吻合（"301"式）的方法。洪德飞等提出"洪氏一针法"，操作简单，适合于大多数患者。Cai 等报道"Bing"式吻合，内层缝合采取后壁"8"字缝合、前壁连续缝合的方式，降低了吻合难度，尤其适于胰管较细的患者。每例患者的胰腺质地、胰管直径各异，也没有一种吻合方式能够适用于所有患者。因此，术者应结合单位的设备及个人的熟练程度，更需要根据患者的具体情况选择合适的胰肠吻合方法。

〖参考文献〗

[1] VAN-DER GAAG NA, KLOEK JJ, DE-CASTRO SMM, et al. Preoperative biliary drainage in patients with obstructive jaundice: history and current status [J]. J Gastrointest Surg, 2009, 13（4）: 814-820.

[2] SHEN Z, ZHANG J, ZHAO S, et al. Preoperative biliary drainage of severely obstructive jaundiced patients decreases overall postoperative

complications after pancreatico –duodenectomy：A retrospective and propensity score-matched analysis［J］．Pancreatology，2020，20（3）：529-536.

［3］VAN-DER GAAG NA，RAUWS EA，VAN-EIJCK CH，et al．Preoperative biliary drainage for cancer of the head of the pancreas［J］．N Engl J Med，2010，362（2）：129-137.

［4］田伏洲，石力，汤礼军，等．胰头癌术前减黄指征的前瞻性研究［J］．中华外科杂志，2006，44（23）：1614-1616.

［5］彭淑牖，吴育连，彭承宏，等．捆绑式胰肠吻合术（附28例报告）［J］．中华外科杂志，1997，35：158.

［6］CORREA-GALLEGO C，BRENNAN M，D'ANGELICA M，et al．Operative drainage following pancreatic resection：analysis of 1122 patients resected over 5 years at a single institution［J］．Ann Surg，2013，258（6）：1051-1058.

［7］WHIPPLE AO，PARSONS WB，MULLINS CR．Treatment of carcinoma of the ampulla of vater［J］．Ann Surg，1935，102（4）：763-779.

［8］PALANIVELU C，JANI K，SENTHILNATHAN P，et al．Laparoscopic pancreaticoduodenectomy：technique and outcomes［J］．J Am Coll Surg，2007，205（2）：222-230.

［9］卢榜裕，陆文奇，蔡小勇，等．腹腔镜胰十二指肠切除治疗十二指肠乳头癌一例报告［J］．中国微创外科杂志，2003（3）：197-198.

［10］AMMORI BJ，AYIOMAMITIS GD．Laparoscopic pancreaticoduode-nectomy and distal pancreatectomy：a UK experience and a systematic review of the literature［J］．Surg Endosc，2011，25（7）：2084-2099.

［11］KIM EY，YOU YK，KIM DG，et al．A simple pancreaticojejunostomy technique for hard pancreases using only two transpancreatic sutures with buttresses：a comparison with the previous pancreaticogastrostomy and dunking methods［J］．Ann Surg Treat Res，2016，90（2）：64-71.

［12］CHEN XP，HUANG ZY，LAU JW，et al. Chen's U-suture technique for end-to-end invaginated pancreaticojejunostomy following pancreaticoduodenectomy ［J］. Ann Surg Oncol，2014，21（13）：4336-4341.

［13］刘荣，刘渠，赵之明，等. 单针全层胰肠吻合（301式）在胰十二指肠切除术中的应用［J］. 腹腔镜外科杂志，2018，23（11）：854-857.

［14］洪德飞，刘亚辉，张宇华，等. 腹腔镜胰十二指肠切除术中"洪氏一针法"胰管空肠吻合的临床应用［J］. 中华外科杂志，2017，55（2）：136-140.

［15］CAI Y，LUO H，LI Y，et al. A novel technique of pancreaticojejunostomy for laparoscopic pancreaticoduodenectomy［J］. Surg Endosc，2019，33（5）：1572-1577.

>>> **赵超尘**

病例 15 腹腔镜胰十二指肠切除 + 肝左外叶切除术
Case fifteen

【 病历概述 】

患者男，59 岁。

过敏史：无食物、药物过敏史。

主诉：消瘦、食欲减退 2 周。

现病史：患者 2 周前开始食欲下降。能进食固态食物，但摄入量较前明显减少。无明显腹痛、腹胀、呕吐、头晕，无呕血、黑便、发热、牙龈出血、皮肤黄染等。来我院（广州医科大学附属第一医院）门诊就诊，查彩超示：肝左叶肿物；肝内外胆管扩张，胆囊略增大；胰管扩张，胰头占位。为求进一步诊治以"胰头肿物"收住入院。患者自起病以来精神佳、睡眠可，大小便正常，体重下降 3 kg。

既往史：平素健康状况良好，无肝炎病史。无糖尿病、高血压等病史，无抗凝药物使用史。

查体：T 36.4℃，P 73 次 / 分，R 19 次 / 分，BP 121/68 mmHg，Wt 58 kg。

专科检查：腹平坦，未见胃形，肠形，无腹壁静脉曲张，腹壁柔软，上腹轻压痛，无反跳痛，肝脏右肋下未触及，脾脏左肋下未触及，墨菲征阴性。叩诊呈鼓音，肝区无叩击痛，移动性浊音阴性，双肾区无叩击痛。肠鸣音无亢进或减弱，3 ~ 4 次 / 分，无气过水音，未闻及血管杂音。

辅助检查：

2011-11-04 我院彩超：肝轮廓清，形态规则，肝实质回声增粗欠均匀，肝左叶见低回声区，范围约 20 mm×11 mm，边界欠清，形态欠规则，内部回声尚均匀，后方回声无明显改变。肝内胆管扩张，内径 3 ~ 6 mm。胆囊大小约 78 mm×37 mm，轮廓清，形态规则，壁光滑，透声好，未见团块回声。胆总管上段扩张，内径约 11 mm。胰头部见低回声区，大小约 23 mm×20 mm，边界欠清，形态欠规则，内部回声欠均匀，后方回声无明显改变。主胰管扩张，内径约 6.6 mm。结论：①肝左叶低回声区，考虑实性占位病变。②胰腺增大，主胰管扩张，胰头部低回声区，考虑实性占位病变。③胆囊增大，未见结石。

【诊断思路】

初步诊断：①胰头肿物；②肝左叶肿物。

鉴别诊断：

1. 慢性胰腺炎

多有上腹痛反复发作的病史。患者慢性病程，腹痛明显时查淀粉酶可有升高。CT 平扫时胰腺周围筋膜增厚，可有假性囊肿等改变。胰头部可见钙化；胰管内可有结石。

2. 肝血管瘤

一般为体检发现，多无明显症状。影像学检查表现为慢进慢出，增强扫描呈现为由周边向中央区逐步扩大的团块样增强，最终在延迟期达到等密度。肿瘤标志物多无明显异常。

【治疗经过】

入院后完善术前检查。

2011–11–07 查血常规、肝肾功能、凝血功能等均无明显异常；查癌胚抗原 1.29 ng/mL，甲胎蛋白 4.82 ng/mL，糖类抗原 199 1.80 U/mL，糖类抗原 724 2.62 U/mL。

上腹增强 CT 示（图 2-64）：胰头部形态不规则，胰头增大，呈软组织密度影，大小约 3.2 cm×2.6 cm，边缘毛糙，密度尚均匀，平扫时 CT 值为 43 HU，增强后可见强化，动脉期 CT 值为 63 HU，延迟期 CT 值为 75 HU，胰腺体尾部形态稍缩小，胰管可见扩张，胆总管及肝内胆管均可见扩张，胆囊稍增大。肝脏密度尚均匀，肝实质未见异常密度影及强化影。肝门结构尚清晰，未见软组织密度影。双肾形态密度未见异常。脾脏未见异常。腹腔及腹膜后未见增大淋巴结。腹腔未见腹水征象。结论：胰头部肿块，考虑胰头癌可能性大，胰管及肝内外胆管梗阻扩张。CT 扫描未见肝左叶肿物。

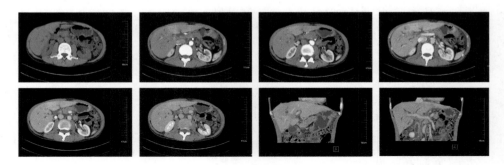

图 2-64 上腹增强 CT

入院后综合临床特点和检查结果后诊断考虑胰头癌伴肝左叶转移。术前检查无明显手术禁忌证，完善准备后于 2011-11-10 在全麻下行腹腔镜辅助胰十二指肠切除 + 肝左外叶切除术。

手术经过：

患者取人字位。于脐下行纵行切口 1 cm 长，术后扩大该切口取出标本。气腹针建立人工气腹，建立气腹，将控制腹内压于 12 mmHg 水平。采用 Trocar 五孔法扇形布置，脐下 Trocar 孔作为观察孔置入腹腔镜。左、右锁骨中线切口处放置 12 mm Trocar 作为主操作孔，另于左、右肋缘下分别置入 5 mm Trocar 作为辅助操作孔。术中探查：腹腔无明显腹水。腹膜及网膜未见明显转移结节。肝脏暗红色，质软，边缘锐利。B 超探查左外叶可见约 2 cm×1 cm 大小肿物，边界不清。扪诊肿物质硬，切面灰白色。胆囊 8 cm×6 cm 大小，未见结石。胆总管扩张，内径约 1.2 cm，未见结石及寄生虫。胰头部见 3 cm×2 cm 大小质硬肿物，边界不清。胰体尾部未及明显肿物，质中；胰管扩张，内径约 6 mm。肝门部未见明显肿大淋巴结。其余脏器未见明显异常。

探查腹腔，考虑胰头肿瘤及肝左外叶肿物，最终决定行胰十二指肠切除 + 肝左外叶切除术。沿横结肠边缘打开胃结肠韧带，显露胰头及十二指肠。打开 Kocher 切口，游离十二指肠降部和水平部，完全游离胰头后侧缘。松解横结肠系膜，循结肠中静脉至根部，游离肠系膜上静脉。松解该静脉与胰腺下缘的间隙。再于胰腺中段上缘解剖腹腔干，清扫 7、9 组淋巴结，沿肝总动脉向肝门游离，清扫 8a、12a 组淋巴结，于胰腺上缘水平游离门静脉，注意保护门静脉。打通胰后隧道，清扫肝胰十二指肠韧带淋巴结，离断胃右动脉及胃十二指肠动脉并以 Prolene 线缝扎。使用直线切割闭合器于胃窦近端离断胃壁，翻起近端胃。超声刀于门静脉前方离断胰腺，剪刀剪开胰管，直径约 3 mm，胰液清亮。离断屈氏韧带，游离十二指肠末段。于空肠起始处离断空肠，缝闭空肠断端，离断肠系膜血管。牵开门静脉，紧贴肠系膜上动脉，沿钩突边缘逐步离断门静脉侧支及胰十二指肠血管，完整游离钩突，并向上清扫 12p 组淋巴结。于胆总管上段胆囊管汇合以上离断胆总管，顺行切除胆囊。至此完成胰十二指肠组织的切除。

　　肝门部预置阻断带，离断肝圆韧带、镰状韧带、左三角韧带。完全游离左外叶。阻断肝门后，超声刀沿镰状韧带左侧切开肝左外叶实质，再循肝圆韧带逐步游离解剖肝 S_2/S_3 供血血管，夹闭后离断。注意保护门静脉矢状部。继续向头侧方向逐步离断肝实质，接近肝左静脉时直线切割闭合器离断肝左静脉，完整切除左外叶。手术创面严格止血。

　　中止气腹。经右侧腹直肌小切口约 6 cm 长逐层进腹。完成胰十二指肠切除的消化道重建。胰肠吻合采用胰管 – 空肠黏膜的吻合方法。胰腺断面止血，U 形间断缝合胰腺断端。修剪胰管断端，胰管内置入 8 F 硅胶引流管 15 cm，距空肠断端 3 cm 处空肠浆肌层与胰腺断端下缘以 4–0 Prolene 缝线连续缝合，空肠侧壁做一小切口，内径与胰管相当，用 5–0 Prolene 行胰管与空肠黏膜连续缝合。胰管支架管置入空肠袢。最后以 4–0 Prolene 缝线行胰腺断端上缘与空肠浆肌层连续缝合，完成胰肠吻合。距胰肠吻合口 10 cm 处以 5–0 PDS 线行后壁连续 – 前壁间断缝合完成胆肠端侧吻合，距胆肠吻合口 50 cm 用 Endo-GIA 完成结肠前胃空肠侧侧吻合，胃肠吻合口以远 10 cm 处再行 Braun 吻合。

　　术后常规予抗感染、抑酸、保肝及营养支持治疗。使用生长抑素维持治疗 5 天。第 4 天拔除胆肠吻合口旁引流管。第 7 天拔除胰肠吻合口旁引流管。患者恢复顺利。

病理报告显示（图2-65）：①（胰十二指肠）送检胰腺组织腺泡广泛破坏、萎缩及消失，纤维组织增生，胰腺内分泌细胞假肿瘤样增生，淋巴细胞、浆细胞及嗜酸性粒细胞浸润，导管周围亦可见纤维化，炎症细胞浸润，胆管上皮腺瘤样增生，免疫组化：CD138（+）、CK/CK19/CK7上皮（+）、CD38（+）、Syn/CgA/CD56胰岛（+）、CD4（+）、CD8（+）；组织改变符合胰腺硬化性淋巴浆细胞性胰腺炎，IgG4（+），HPF > 40%，组织改变符合胰腺IgG4相关硬化性疾病。②（肝左外叶）送检肝组织肝细胞颗粒变性、空泡变性及淤胆，汇管区淋巴细胞浸润，部分区域广泛纤维化，导管上皮腺瘤样增生，大量淋巴细胞浸润，IgG4（+），HPF > 40%，考虑为IgG4相关性肝脏炎性假瘤。

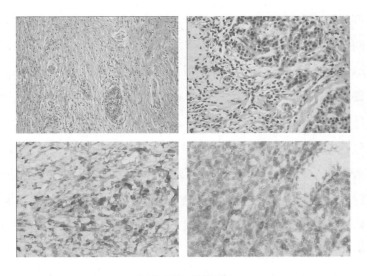

图2-65 病理结果

〔出院情况〕

患者一般情况良好，无发热、咳嗽，无呕吐、腹痛、腹胀等不适，精神、饮食、睡眠好，大小便如常。查体：全身皮肤黏膜无明显黄染，腹平软，无压痛；敷料干燥固定，伤口愈合良好，无红肿、渗出。

〔 讨论与总结 〕

该患者术前 CT 检查显示胰腺肿物位于胰头，且伴有胰管扩张，考虑胰头癌。需要注意的是患者并没有出现黄疸。当然胰头癌并非意味着一定会引发黄疸，如果肿瘤没有累及胆总管末端，则不会出现黄疸。但是该患者又出现了胰管扩张，缺乏胆管扩张的表现，很难用胰头癌来解释这些矛盾的现象。这是胰头肿物带给我们的困扰之处。

还要注意的地方是该病例左外叶的肿物。B 超明确提示左外叶肿物诊断，CT 扫描并未显示该处肿物，而术中探查左叶确实发现左外叶肿物，在术中 B 超引导下切除了左外叶肿物。遗憾的是术前并未进行 MRI 扫描，无从得知该肿物在 MRI 扫描下的表现。

术前影像学方面有诸多复杂而又互相矛盾的表现，无疑大大增加了诊治的困难。经过详细术前讨论，我们初步诊断胰头恶性肿瘤伴肝转移，顺利施行了腹腔镜下胰十二指肠切除 + 肝左外叶肿物切除术。术中肉眼观察胰头及左外叶两处肿物均质地较硬，考虑恶性肿瘤。但是，术后病理却揭示了意想不到的结果。胰腺和肝左叶肿物虽属同源，但并非恶性肿瘤，而是一种罕见的全身性免疫性疾病，IgG4 相关性疾病（Immunoglobulin G4-related disease，IgG4-RD）。

IgG4-RD 可累及多个器官，该病例主要表现为胰腺和肝脏受累。IgG4-RD 临床表现复杂，影像学表现经常酷似恶性肿瘤，单纯从影像学角度鉴别难度极大，往往需要依靠病理检查才能明确诊断。本病例术前影像和胰头癌相似，当然这也和当时医师对 IgG4-RD 这一疾病缺乏认识有关。最关键之处在于肝左外叶肿物彩超和 CT 扫描结果完全相左。得益于术前超声的发现，我们在术中顺利寻找到了肝左外叶肿物并予以切除。这也进一步凸显了超声检查在肝脏外科的重要性。超声和 CT、MRI 三种检查基本原理不同，在肝肿物的检查中也都有各自独特的优势。该病例的肝肿物在 CT 增强扫描中全程未能显示，这应该归因于 IgG4-RD 的特殊性。可能肝脏局部炎症的浸润并未影响到该处的 CT 值，也并未影响局部血管的分布和血液的流动，因此在平扫和增强各期均未观察到肿物。当然具体机制还有赖于后续的深入研究。该病例也再次给广大外科医师发出警示，由于肝肿物特性不同，在不同的影像检查下可能表现各异。临床医师需要综合分析超声、CT 或 MRI 等不同检查方法的检测结果，尤其是当它们意见相左时。

结论：IgG4 相关性疾病（IgG4-RD）可累及全身多个脏器，当累及胰腺、胆管或肝脏时容易与恶性肿瘤相混淆，因此广大医师应提高对该病的认识。影像学检查发现胰腺、肝脏等多处器官受累时，需要和 IgG4-RD 这一类全身性疾病鉴别，避免不必要的手术。

〖知识链接〗

IgG4 相关性疾病（IgG4-RD）是近些年来被逐渐认识的一组临床综合征，其特征为靶器官由于淋巴浆细胞浸润和纤维组织增生形成硬化性包块，伴有血清免疫球蛋白 G4（IgG4）水平增高和病变组织内 IgG4 阳性淋巴细胞增加。该病可累及全身多处靶器官，累及部位不同，临床表现各异，诊断十分困难，往往历经不必要的手术后经病理检查才得以确诊。国外文献少见大宗病例报道，十年前国内少见确诊病例报道。我科早在 2011 年就开始了该病的系列报道，是国内最早的确诊病例报道之一。由于当年对该病认识不足，因此早期有几例患者是经历手术后才得以病理确诊。本病例就属于我科早年的确诊病例之一。

随着确诊病例的累积，广大医师对 IgG4 相关性疾病这一全身性疾病的认识也不断深入。回顾对该疾病的认知历史，我们可以发现对该疾病的最早临床报道其实可以上溯到 1961 年。当然，早期对该病的认识是十分模糊和浅显的，只是简单提出了这一独特的疾病。并没有深刻的认识和分析。直到 2004 年，Kamisawa 在 2004 年正式总结提出了 IgG4 相关性疾病这一概念。作为一种可累及全身多个靶器官的综合征，当时认为其主要临床特点是血清 IgG4 水平升高和广泛的 IgG4 阳性浆细胞和 T 淋巴细胞浸润靶器官。随着对该疾病的认识不断加深，2011 年在波士顿举行的 IgG4-RD 的国际研讨会研究制定了 IgG4 相关性疾病谱。与会的多国专家达成共识，认为 IgG4 相关性疾病可累及几乎全身所以器官或组织，包括多种腺体：胰腺、泪腺、颌下腺、甲状腺、垂体；各种内脏：肾脏、肺脏、胆囊；结缔组织：腹膜、淋巴结、关节、皮肤、主动脉等。从临床表现来看，大部分患者同时或先后出现多器官受累。会议还提出了 IgG4-RD 诊断的特征性三大病理表现：大量的淋巴细胞和 IgG4 阳性的浆细胞浸润、席纹状纤维化和闭塞性静脉炎。2011 年日本专家提出了 IgG4-RD 综合标准，根据临床表现、血清学和病理特征表现综合判断。2019 年 12 月，由美国风湿病学会（American College of Rheumatology，ACR）和欧洲风湿病联盟（the European League Against Rheumatism，EULAR）组织联合制定发布了 IgG4-RD 分类诊断标准，该分类标准是继 2011 年日本诊断标准后全球多国参与的首个关于 IgG4-RD 的国际分类标准，强调对临床表现、血清学指标、影像学和组织病理学的资料进行综合分析，并联合排除标准评估患者是否符合该分类标准，对指导 IgG4-RD 的诊断有很大的现实意义。因为很多患者的发病部位深，难以获取病理组织。该诊断标准的施行可大大提高 IgG4-RD 的诊断率，改善目前临床工作中对 IgG4-RD 的窘境。

由于人们对 IgG4-RD 的认识时间短、研究纳入疾病谱有限，因此对该病的流行病学报道较少。日本早年报道认为 IgG4-RD 的发病率为（2.8 ~ 10.8）/100 万。该病多见于中老年男性，平均年龄 53.1 岁，男女比例约为 2.3 ∶ 1。大部分患者表现为多器官受累的特征，女性患者浅表器官如泪腺、唾液腺和甲状腺受累更多见；而男性患者内脏器官如胰腺、胆道受累、腹膜后纤维化更多见。迄今为止尚未发现家族性聚集病例，也缺乏证据支持该病与吸烟、酗酒或饮食等生活习惯有关。目前其病因和发病机制尚不明确。有研究认为该病的发病基础可能是针对微生物抗原的异常先天性免疫应答。活化的先天免疫细胞产生的趋化因子配体 18（CCL18）在 IgG4-RD 的疾病演变过程中可能起到关键性的作用。另外，2 型辅助 T 细胞（Th2）和调节性 T 细胞（regulatory T cell，Treg）及其产生的细胞因子也参与了 IgG4-RD 的发病过程并在局部组织纤维化过程中发挥重要。CD4T 细胞是该疾病发展过程中可能的驱动因素。研究显示 CD4CTL 的重新活化可能需要浆母细胞或组织中其他活化的 B 淋巴细胞呈递抗原，这也进一步体现 B 淋巴细胞和 T 淋巴细胞在 IgG4-RD 发病机制中的密切相互作用。

IgG4-RD 是全身性疾病，大多患者发病时表现为 2 个以上的器官受累。但是早期阶段患者的临床表现无特殊，可出现疲劳、体重下降等非特异性症状，而发热非常罕见。随着病情的进展，患者可表现出受累器官对应的症状。由于累及的器官或组织不同，患者将表现出各自独特的表现。这使得 IgG4-RD 的临床疾病谱异常丰富。同时这也给临床诊治带来了巨大的挑战。

胰腺是 IgG4-RD 中最易累及的器官。61% 的患者可出现胰腺受累，称为 IgG4 相关性自身免疫性胰腺炎，又称为 1 型自身免疫性胰腺炎（autoimmune pancreatitis，AIP）。这也是目前对 IgG4-RD 疾病谱中研究最广泛、最深入的一种疾病。1961 年 Sarles 等首次报道了伴有高 γ-球蛋白血症的慢性胰腺炎。1995 年 Yoshida 等首先总结提出了 AIP 这一概念。由于 AIP 发病率低，再加上长期以来我国广大医师及对其认识不足，其报道主要见于日本、美国及意大利等欧美国家。我国近年来始见少量个案报道。AIP 患者发病年龄多为 55 岁以上，与急、慢性胰腺炎相比均无特异症状，患者可表现为腹痛腹胀、梗阻性黄疸、初发糖尿病、脂肪变性、体重下降等腹部症状，可伴有血清淀粉酶升高。患者影像学检查可见胰腺主胰管弥漫性狭窄或胰腺弥漫性肿大，即所谓"腊肠样"改变；若为局灶性病变时，则表现为与胰腺导管腺癌十分相似的低密度或等密度团块。CT 上胰腺实质密度降低，MRI 上 T_1WI 呈低级别信号，T_2WI 呈高级别信号；增强扫描时，病变部位在实质期密度较正常部位低，门脉期及延迟期则高于正常部位。MRCP 特征性征象为主胰管较长、多发的不同部位的狭窄，可伴或不伴有胆管的狭窄。AIP 容易和胰腺癌或普通胰腺炎混淆，若对 AIP 认识不足，则鉴别诊断更加困难。本病例症状不明显，CT 影像表现为胰头肿大，术前诊断为胰头癌，待做术后病理才确诊。

累及胆管所致的 IgG4 相关性胆管炎（IAC）是近年来才逐渐认识的。肝内及肝外胆管均可受累，胆囊较少累及。IAC 的发病率目前尚不明了，缺乏大样本人群的流行病学研究。IAC 多伴发 AIP，并发率可达 92%。国外也有部分不伴发 AIP 的 IAC 病例报道。这些病例起病更为隐匿，诊断更为困难。IAC 患者常表现为梗阻性黄疸、消瘦和轻度腹部不适。梗阻性黄疸是 IAC 的常见临床表现。血清学方面，患者胆红素和血清碱性磷酸酶水平可明显升高。影像学检查多表现为肝外胆管节段性狭窄，尤其是胆总管下段狭窄更是其特征性表现，这也是常引起误诊的原因。值得警惕的是，IAC 患者多伴有血清 CA199 的升高。Hirano 等报道一例患者更高 11 470 U/L（正常值 < 37 U/L），这无疑进一步增加了和胆管癌鉴别的难度。本病例患者血清 CA199 在正常范围，但研究者诊断的一例 AIP 患者其引流的胆汁中 CA199 > 50 000 U/L，这也提醒我们对 CA199 在胆道疾病中的意义需要进一步认识。

　　IgG4 累及肝脏时称为 IgG4 相关性自身免疫性肝炎（IgG4-associated autoimmune hepatitis，IgG4-AIH），是自身免疫性肝炎的一个亚型。IgG4-AIH 具有自身免疫性肝炎（AIH）的常见血清学改变，例如转氨酶、碱性磷酸酶、谷氨酰转肽酶等。病理表现也符合 AIH 的一般特点：门脉炎、小叶性肝炎、浆细胞浸润和花环形成等。免疫组化显示肝脏内肝脏中有表达 IgG4 的浆细胞浸润。本病例患者没有 AIH 的表现，而是表现为肝内实性占位。病理证实为 IgG4 相关的炎性假瘤。值得关注的是，患者 B 超和 CT 截然不同的结果提示这种炎性假瘤对不同检查方法的反应完全不同。临床工作中广大医师需要注重结合多种影像学检查方法。

　　IgG4-RD 累及呼吸系统时，患者可表现出呼吸困难、咳嗽咳痰、咯血、胸痛等常见呼吸系统症状。还可能伴有发热、乏力、盗汗等症状。病变不仅累及肺部，还可累及胸膜、气道、血管和纵隔。CT 表现可见肺实性结节和类似肿瘤的肿块、肺泡间质改变、支气管血管病变、肺部磨玻璃影、胸膜增厚等，可伴有肺门及纵隔淋巴结肿大。PET-CT 示肺部有肿块或结节影，伴有葡萄糖代谢增加。显而易见的，这些临床特点很难与肺部传染性疾病及肺肿瘤鉴别。

　　唾液腺和泪腺受累多表现为对称性、无痛性颌下腺、腮腺或泪腺肿大 / 硬结，分别称为 IgG4 相关性涎腺炎、IgG4 相关性泪腺炎。IgG4 相关性涎腺炎包括 2 种类型：

　　（1）Kuttner 瘤：1896 年由 Kuttner 最先诊断，主要累及下颌下腺，有时也可累及腮腺。表现为慢性炎性反应所致的质硬的肿块，临床罕见，易误诊为癌性肿块，鉴别困难。

（2）Mikulicz病：除双侧涎腺对称性肿胀外，还累及泪腺。约30%的Mikulicz病患者可出现口干，这也使得该病曾一度被认为是干燥综合征的一种类型，直到发现病变腺体中大量IgG4阳性浆细胞浸润，才把它归到IgG4-RD中。血清学指标抗SSA抗体、抗SSB抗体、类风湿因子、抗核抗体多为阴性。超声检查可显示不规则、低回声和多结节；涎腺CT检查提示泪腺、腮腺及下颌下腺等对称性肿大。

IgG4-RD还可累及腹膜后组织导致腹膜后纤维化，其特征在于围绕腹主动脉、髂动脉和临近腹膜后的慢性炎症伴有明显的纤维化。老年男性多见，患者常合并AIP或Mikulicz病。该病早期无特异性症状，可出现腹部或腰背部疼痛等。随着疾病进展常因肿块效应而出现相应梗阻症状，如：输尿管梗阻、肾盂积水、肾功能衰竭等。压迫下腔静脉者可导致下肢水肿、阴囊水肿等；部分患者以肠梗阻等消化道症状为主要表现，纠其原因为腹膜后纤维化压迫或延伸至肠管所致。CT表现为血管周围纤维化，大部分集中在主动脉、髂血管和腔静脉周围，偶尔发生在直肠周围和膀胱后间隙。血清学检测IgE水平及组织嗜酸性粒细胞浸润显著增多。病理显示IgG4$^+$淋巴细胞浸润、多中心淋巴滤泡形成及组织纤维化。

IgG4-RD也可及肾脏，表现为弥漫性的肾脏肿大和慢性肾功能衰竭。患者可有蛋白尿、水肿，随病程可出现肾功能异常甚至进展为急、慢性肾功能衰竭。CT扫描多呈双肾皮质区类圆形、楔形结节或弥漫性花斑状低密度病灶。累及甲状腺时称为IgG4相关性甲状腺炎，其表现类似于桥本氏甲状腺炎。目前已经有垂体受累的报道，即IgG4相关性垂体炎，表现为垂体肿大并出现分泌功能紊乱。患者因肿块效应可产生压迫症状或由于垂体功能减退产生食欲下降、易疲劳等症状。影像学显示病变垂体弥漫性肿大，垂体柄增厚变大。中枢神经系统病变少见，目前也有少量病例报道，如肥厚性硬脑膜炎，可伴有头痛、神经麻痹和神经根鞘病等症状。还有脑实质的炎性假瘤的病例报道。此外，还可累及乳腺、皮肤、动脉等部位。

免疫球蛋白 G（Immunoglobulin G，IgG）是人体内含量最高的免疫球蛋白，由浆细胞合成并分泌，在机体免疫应答过程中发挥重要作用。IgG 可分为 IgG1、IgG2、IgG3 和 IgG4 共 4 种亚型，其中含量最低的是 IgG4，占比不超过 5%。这 4 种亚型分别有不同的功能和特性：IgG1 结合吞噬细胞及激活补体的能力较强，体内一旦缺乏 IgG1，常导致患者反复感染。IgG2 则主要负责针对荚膜菌及多糖抗原的免疫反应。IgG3 主要参与蛋白和多肽抗原的免疫应答。尤为特殊的是 IgG4，其无法与抗原结合形成免疫复合物。

长期以来，血清 IgG4 水平升高被认为是 IgG4-RD 的重要临床特征，大多数 IgG4 相关性疾病患者血清 IgG4 水平异常升高。多器官受累的患者其血清 IgG4 水平要高于单器官受累者。但该指标并不能成为该病的特异性标志物。已有文献报道相当一部分经病理确认的 IgG4-RD 患者血清 IgG4 并没有异常升高。而且还多种疾病均可引起血清 IgG4 升高，如良恶性肿瘤、系统性血管炎、慢性感染等等。因此，血清 IgG4 升高是 IgG4-RD 的特征性表现，而非特异性标志。血清 IgG4 升高并不能作为 IgG4 相关性疾病诊断的充分必要条件，但是当患者的血清 IgG4 水平异常升高时，医师应当考虑到该疾病的可能性。而在治疗维持期，疾病的复发及进展也不能用 IgG4 水平上升作为活动指标。

研究发现，血清 IgG2 有可能成为 IgG4-RD 的一种新的血清学标志物。数据显示眼眶 IgG4-RD 患者其血清和组织 IgG2 水平较对照组明显上升。当血清 IgG2 临界值取 5.3 g/L 时，其水平对眼眶 IgG4-RD 的敏感性和特异性分别为 80% 和 91.7%，准确度为 0.90。血清 IgG2 水平对于 IgG4 血清阴性患者可能有诊断价值，未来仍需进一步深入研究。

报道显示血清可溶性 IL-2 受体（sIL-2R）和 IgG4-RD 的炎症程度有正相关，是反映疾病活动和治疗反应的新的潜在血清标志物。未来仍需要更多的前瞻性研究以进一步证实 sIL-2R 在 IgG4-RD 中的价值。而 IgG4-RD 患者中血清 IgE 水平能够反映疾病活动度。甚至在部分患者中血清 IgE 与疾病活动度的相关性较 IgG4 更为密切。IgE 在 IgG4-RD 中的作用机制尚不明确，有赖于进一步的研究。就目前大多数已有的研究成果而言，血清 IgE 可以作为反映患者药物疗效的生物标志物。还有研究发现，IgG4 水平位于正常范围的 IgG4-RD 患者其体内血浆酵母细胞计数显著升高，这表明循环血浆母细胞计数可能作为诊断指标之一。我国专家也曾报道，外周浆母细胞计数在疾病活跃阶段出现显著上升，而有效治疗后可下降，这提示浆母细胞计数可能用于反馈治疗效果。

IgG4-RD 疾病谱广泛，临床表现极其复杂。根据临床症状、实验室检查及影像学往往不足以完成诊断，很难把该病与肿瘤、其他自身免疫病及感染性疾病鉴别开来，因此病理检查就显得异常重要。目前尚无针对 IgG4-RD 的诊治和管理的指南。国际上现有的诊治方案仅限于一系列基于专家意见的共识声明。

2011 年在波士顿举行了全球首次关于 IgG4-RD 的国际研讨会。会议声明指出该病的诊断依据主要依赖于特征性组织病理学表现和组织中 IgG4$^+$ 浆细胞数量增加，其典型的 3 个主要病理学特征为致密的淋巴浆细胞浸润、席纹状纤维化和闭塞性静脉炎。但是深入研究发现炎症、肿瘤及部分免疫性疾病也可能出现组织中 IgG4$^+$ 浆细胞浸润数量增多，如 ANCA 相关性血管炎、结节病等。

2011 年日本学者提出了 IgG4-RD 综合诊断标准。该标准主要是基于临床表现、血清学和病理学特征从而将 IgG4-RD 的诊断分级为"确诊""很可能"和"可能"三种情形。该诊断标准简单实用，但其对于疾病谱中具体器官特异性诊断不敏感，因此需要结合特定器官的特异性诊断标准方可提高诊断敏感性至 100%。

随着人们对 IgG4-RD 的研究不断深入，2019 年美国风湿病学院（ACR）联合欧洲风湿病联盟（EULAR）共同发布 IgG4-RD 分类标准。该标准是全球多国共同参与制定的。其有别于之前两份诊断标准的独特之处在于注重排除诊断，使得患者即使在缺乏病理的情况下也有望完成疾病的诊断。为此，专家们制定了三步分类的步骤，即一个纳入标准、一个排除标准和一个加权包含标准。具体流程是：首先该病例必须符合纳入标准，其次不能符合任何一条排除标准；最终把 8 个评分项目（含临床、血清学、影像学和病理学项目等）中的最高分相加，总分达到 20 分则认为符合 IgG4-RD 诊断。该标准表现出较高的敏感性和特异性。

IgG4-RD 属于自身免疫性疾病，治疗目标是诱导临床缓解，防止复发。早期治疗收益很大，有望预防疾病进展至不可逆的纤维化阶段。迄今为止治疗药物主要包括糖皮质激素、免疫抑制剂和生物制剂等。

排除禁忌的前提下，对 IgG4-RD 首选糖皮质激素。推荐剂量：初治使用泼尼松 30 ~ 40 mg/d，持续 2 ~ 4 周，之后每 1 ~ 2 周减量 5 mg。最后以 2.5 ~ 5 mg/d 的剂量维持治疗。绝大多数患者对激素治疗的反应良好，以此也可作为鉴别诊断的方法之一。至今尚无关于糖皮质激素治疗时间和减量方案的共识。研究显示，长期接受低剂量（2.5 ~ 10 mg/d）小剂量激素维持治疗的患者，复发率明显低于诱导缓解后停药的患者，且维持治疗对降低亚洲人群的复发率更加显著，因此多建议激素长期维持治疗。但糖皮质激素长期用药副作用明显，因此对激素的具体使用细则仍需进一步明确。

对那些激素治疗效果不佳或复发风险高的患者可联合应用免疫抑制剂，如硫唑嘌呤、甲氨蝶呤、环磷酰胺、他克莫司等。有文献指出，联合使用激素及免疫抑制剂治疗可提高缓解率并降低复发率。此外，联合免疫抑制剂还能减少激素使用时间，从而达到减少激素副作用的效果。

利妥昔单抗（RTX）是第一种针对 IgG4-RD 的靶向治疗药物。它是一种抗 CD20 的单抗。该药可诱导 B 细胞耗竭，改善 IgG4-RD 中的组织纤维化。除此之外，该药还能够使得 IgG4 阳性浆细胞和 CD4CTL 减少，从而改善基于 CD4CTL 分泌的细胞因子所致的组织损伤和纤维化。尽管 RTX 对于治疗 IgG4-RD 拥有巨大的潜力，但是该药的使用细则仍需进一步评定，其治疗效果和安全性也有待进一步研究。

2017 年首次报道应用阿巴西普（Abatacept）治疗自身免疫性胰腺炎的病例，展现出良好的反应性和安全性。还有报道显示将 dupilumab（IL-4/IL-13

单抗）用于治疗腹膜后纤维化的病例，该药成功缓解了患者的临床症状。这些单抗的应用为 IgG4-RD 的治疗揭开了新的篇章，但是其具体疗效和安全性亟须进一步深入研究。

近年来对 IgG4-RD 的研究逐步深入，并取得了很大的进步，但是 IgG4-RD 的疾病谱极其复杂，人们对其认识依然欠缺。无论是该疾病的发病机制，还是临床诊治方面仍存在大量盲区。因此仍需进一步研究其确切的病因及发病机制，制定更高效的诊断标准，整合出更合理的治疗方针，进一步减少患者的复发。

〖 参考文献 〗

［1］DESHPANDE V，ZEN Y，CHAN JK，et al. Consensus statement on the pathology of IgG4-related disease［J］. Mod Pathol，2012，25（9）：1181-1192.

［2］赵超尘，岑钧华，王晓明，等. 免疫球蛋白 IgG4 相关性胆管炎一例分析［J］. 中华外科杂志，2011，49（3）：275-276.

［3］赵超尘，岑钧华，王晓明，等. 免疫球蛋白 G4 相关性硬化病的临床特点分析［J］. 中华生物医学工程杂志，2013，19（2）：154-157.

［4］SARLESH，SARLES JC，MURATORE R，et al. Chronic inflammatory sclerosis of the pancreas-all autonomous pancreatic disease?［J］. AmJDig Dis，1961（6）：688-698.

［5］KAMISAWA T，FUNATA N，HAYASHI Y，et al. A new clinicopathological entity of IgG4-related autoimmune disease［J］. J Gastroenterol，2003，38（10）：982-984.

［6］DESHPANDE V，ZEN Y，CHAN JK，et al. Consensus statement on the pathology of IgG4-related disease［J］. Mod Pathol，2012，25（9）：1181-1192.

［7］OKAZAKI K，UCHIDA K，KOYABU M，et al. Recent advances in the concept and diagnosis of autoimmune pancreatitis and IgG4-related disease［J］.

J Gastroenterol，2011，46（3）：277-288.

［8］WALLACE ZS，NADEN RP，CHARI S，et al．The 2019 American college of rheumatology/european league against rheumatism classification criteria for IgG4-related disease［J］．Arthritis Rheumatol，2020，72（1）：7-19.

［9］UCHIDA K，MASAMUNE A，SHIMOSEGAWA T，et al．Prevalence of IgG4-related disease in Japan based on nationwide survey in 2009［J］．Int J Rheumatol，2012，2012：358371.

［10］WATANABE T，YAMASHITA K，FUJIKAWA S，et al．Involvement of activation of toll-like receptors and nucleotide-binding oligomerization domain-like receptors in 29 enhanced IgG4 responses in autoimmune pancreatitis［J］．Arthritis and rheumatism，2012，64（3）：914-924.

［11］MATTOOH，STONE JH，PILLAI S．Clonally expanded cytotoxic CD4（+）T cells and the pathogenesis of IgG4-related disease［J］．Autoimmunity，2017，50（1）：19-24.

［12］YOSHIDA K，TOKI F，TAKEUCHI T，et al．Chronic pancreatitis caused by all autoimmune abnormality．Proposal of the concept of autoimmune pancreatitis［J］．Dig Dis Sci，1995（40）：1561-1568.

［13］GHAZALE A，CHARI S T，ZHANG L，et al．Immunoglobulin G4-associated cholangitis：clinical profile and response to therapy［J］．Gastroenterology，2008，134（3）：706-715.

［14］HIRANO K，SHIRATORI Y，KOMATSU Y，et al．Involvement of the biliary system in autoimmune pancreatitis：a follow-up study［J］．Clin Gastroenterol Hepatol，2003，1（6）：453-464.

［15］CHOW TL，CHAN TT，CHOI CY，et al．Kuttner's tumour（chronic sclerosing sialadenitis）of the submandibular gland：a clinical perspective［J］．Hong Kong Med J，2008，14（1）：46-49.

［16］TAKAHASHIH，YAMAMOTO M，TABEYA T，et al．The

immunobiology and clinical characteristics of IgG4 related diseases［J］. J Autoimmun, 2012（39）: 93-96.

［17］HALDAR D, COCKWELL P. RICHTER AGet al, An overview of the diagnosis and management of immunoglobulin G4-related disease［J］. CMAJ, 2016, 188（13）: 953-961.

［18］TRAMPERT DC, HUBERS LM, VAN-DE GRAAF S, et al. On the role of IgG4 in inflammatory conditions: lessons for IgG4-related disease［J］. Biochim Biophys Acta Mol Basis Dis, 2018（1864）: 1401-1409.

［19］TANG J, CAI S, YE C, et al. Biomarkers in IgG4-related disease: a systematic review［J］. Semin Arthritis Rheum, 2020, 50（2）: 354-359.

［20］KARIM AF, EURELINGS L, BANSIE RD, et al. Soluble interleukin-2 receptor: a potential marker for monitoring disease activity in IgG4-related disease ［J］. Mediators Inflamm, 2018, 2018: 6103064.

［21］LIN W, ZHANG P, CHEN H, et al. Circulating plasmablasts/plasma cells: a potential biomarker for IgG4-related diseases［J］. Art hritis Res Ther, 2017, 19（1）: 25.

［22］HART PA, TOPAZIAN MD, WITZIG TE, et al, Treatment of relapsing autoimmune pancreatitis with immunomodulators and rituximab: the Mayo Clinic experience［J］. Gut, 2013, 62（11）: 1607-1615.

［23］YAMAMOTO M, TAKAHASHI H, TAKANO K, et al. Efficacy of abatacept for IgG4-related disease over 8 months［J］. Ann Rheum Dis, 2016, 75（8）: 1576-1578.

［24］SIMPSON RS, LAU SKC, LEE JK. Dupilumab as a novel steroid-sparing treatment for IgG4-related disease［J］. Ann Rheum Dis, 2020, 79（4）: 549-550.

［25］ARLES H, SARLES JC, MURATORE R, et al. Chronic inflammatory sclerosis of the pancreas-all autonomous pancreatic disease?［J］. Am J Dig

Dis，1961，6：688-698.

［26］OMAR D，CHEN Y，CONG Y，et al. Glucocorticoids and steroid sparing medications monotherapies or in combination for IgG4-RD：a systematic review and network meta-analysis［J］. Rheumatology，2020，59（4）：718-726.

>>> 赵超尘

【病历概述】

患者女，21 岁。

过敏史：无食物药物过敏史。

主诉：体检发现胰尾肿物 1 个月。

现病史：患者 1 个月前体检发现"胰尾肿物"，无诉腹痛、腹胀，无畏寒、发热，无恶心、呕吐，无纳差、乏力，无皮肤、巩膜黄染，无易饥饿、出冷汗等低血糖表现。为求进一步诊治，来我院（广州医科大学附属第一医院）就诊，门诊以"胰尾肿物"收入我科（肝胆胰外科）。自起病以来，患者无明显腹胀、腹痛，无畏寒、发热，无身目黄染，无纳差、乏力等不适，精神、睡眠、饮食等一般情况良好，大小便正常，体重无明显减轻。

既往史：平素健康状况良好。有高血压病史，目前规律服用降压药物治疗，血压控制平稳。无抗凝药物使用史。

查体：T 36.3℃，P 71 次 / 分，R 18 次 / 分，BP 105/68 mmHg，Wt 47 kg。

专科检查：腹平坦，未见胃形，肠形，无腹壁静脉曲张，腹壁柔软，全腹无压痛、反跳痛，未触及包块，肝脏肋下未触及，脾脏肋下未触及，墨菲征阴性。叩诊呈鼓音，肝区无叩击痛，移动性浊音阴性，双肾区无叩击痛。肠鸣音无亢进或减弱，3 ~ 4 次 / 分，无气过水音，未闻及血管杂音。

辅助检查：

体检 B 超：胰尾部约 2 cm 低回声肿物，考虑胰腺肿瘤。

【诊断思路】

初步诊断：胰尾肿瘤。

鉴别诊断：

1. 胰腺导管腺癌

早期无特异症状，中晚期可出现腰背痛、黄疸等表现。影像学多呈乏血供肿块，内部出血、钙化少见，远端主胰管明显扩张，嗜血管嗜神经生长。

2. 胰腺神经内分泌肿瘤

多无特异症状。可因特殊的内分泌功能而有相应症状，例如胰岛素瘤导致的反复低血糖表现。影像学表现为小肿物强化均匀，而大的肿瘤内部出血囊变、坏死、钙化，特征性表现是动脉期明显强化。

3. 胰腺囊腺瘤

早期多无特异症状。可分为浆液性囊腺瘤及黏液性囊腺瘤。浆液性囊腺瘤多为多囊形，中心为钙化结节或纤维瘢痕，内见多发分隔。黏液性囊腺瘤多数为寡囊形，壁厚薄不均，内部成分黏稠。增强后囊腺瘤的囊性成分无强化，壁及分隔明显强化，而实性假乳头状瘤呈渐进性强化。

最终诊断：胰尾实性假乳头状瘤。

〔治疗经过〕

入院后完善术前检查。实验室检查肝肾功能等无明显异常。

2021-12-17：免疫球蛋白 G 41.73 g/L；胰岛素 6.93 μU/mL，癌胚抗原 0.76 ng/mL，甲胎蛋白 2.61 ng/mL，糖类抗原 199 2.21 U/mL，糖类抗原 724 2.25 U/mL。

上腹部增强 CT（图 2-66）：胰腺尾部可见结节状稍低密度影，边界欠清，密度欠均匀，内可见高密度影，大小约 23 mm × 21 mm，增强扫描后动脉期增强不明显，门静脉低于正常胰腺密度。考虑胰腺尾部占位，实性假乳头状瘤可能。

上腹 MR 增强扫描显示（图 2-67）：胰腺尾部见一个类圆形异常信号影，呈分叶状，边缘清，大小约 25 mm × 17 mm × 16 mm，T_1WI 为稍低信号，T_2WI 为高信号，DWI 序列呈高信号，增强后肿块逐渐不均匀强化，强化程度稍低于正常胰腺；其余胰腺未见异常信号及强化灶影。胰管未见扩张。考虑胰尾部低度恶性肿瘤。

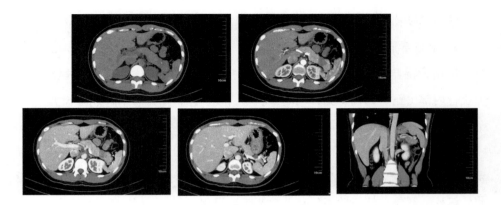

图 2-66 上腹部增强 CT

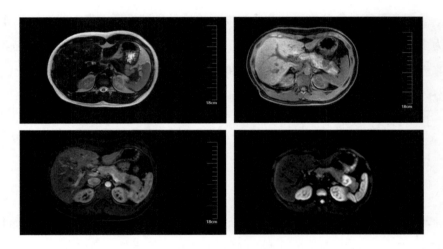

图 2-67 上腹 MR 增强扫描

术前检查无明显手术禁忌证，完善准备后于 2021-12-21 在全麻下行腹腔镜胰体尾切除术。

手术经过：

患者取人字位。于肚脐下行纵行切口 1 cm 长，术后可扩大该切口取出胰腺标本。气腹针建立人工气腹，建立气腹，将控制腹内压于 12 mmHg 水平。采用 Trocar 五孔法，脐下 Trocar 孔作为观察孔置入腹腔镜。右、左腹直肌外缘脐上 2 cm 处分别放置 12 mm Trocar 作为主操作孔，另于左、右腋前线肋缘下 3 cm 处分别置入 5 mm Trocar 作为辅助孔。术中探查：胰腺无明显肿胀，质软光滑，无粘连；胰腺尾部一肿物约 2.0 cm×2.0 cm，质中，实性，边界欠清，有包膜，突向胰腺腹前方，切面呈结节状肉样，不均质，上后方紧邻脾静脉难以分离。肝脏暗红色，边缘锐利，质软无硬化结节。另在脾下极下方、左肾前方，脾结肠韧带上有一副脾组织约 2 cm×2 cm。手术过程：打开胃结肠韧带从中部向左侧逐步离断，显露胰腺体尾部，注意保护脾胃韧带和胃网膜左动静脉，探查所见如前述。从胰颈左侧约 2 cm 处沿胰体上缘游离。分离脾动脉并悬吊，再游离胰腺下缘，自下向上翻起胰腺分离胰腺后方间隙近胰腺后上缘。游离脾静脉并悬吊，至此打通胰后隧道，距胰尾肿瘤右侧缘约 2 cm 处，以直线切割闭合器切断胰腺体部。胰腺断面止血。提起胰腺远端，向胰腺尾部后方逐步游离。仔细解剖脾血管分支，逐根离断止血。邻近脾门处，肿物与脾静脉紧密粘连，尝试分离会引发脾静脉较大出血。压迫止血后决定离断脾动静脉，与胰腺近端切缘处离断结扎脾动静脉，再与脾门处游离脾血管，分别离断结扎，再完整切除胰体尾装入标本袋，将切除组织装入取物袋待取出。观察脾脏颜色，中下极部分明显发黑，考虑缺血严重，遂逐步游离脾周韧带后切除脾脏。术野彻底止血，检查无活动出血后，冲洗腹腔吸净，胰腺断端放置引流管。术后患者予常规支持治疗。观察引流管无胰漏后拔除引流管。术后恢复顺利。

术后病理显示：肿物呈实性片状或假乳头状排列，局部可见囊性变、出血及坏死，坏死灶内可见胆固醇结晶及钙化，肿瘤细胞形态较一致，胞浆嗜酸或透亮，核圆形、卵圆形，罕见核仁及核分裂象，间质血管丰富，部分管壁玻璃样变性，组织形态结合免疫组化结果，符合胰腺实性假乳头状肿瘤。肿瘤最大径约 2.0 cm；浸润至周围胰腺组织；可见脉管内瘤栓。免疫组化：β-Catenin（+），Vimentin（+），CD10（+），Syn（部分+），CD56（+），CgA（-），Ki-67（约 3%+），CK（-），a-AAT（部分+），CAM5.2（部分+），EMA（-）。

〖 出院情况 〗

患者一般情况良好，无发热、咳嗽，无呕吐、腹痛、腹胀等不适，精神、饮食、睡眠好，大小便如常。查体：腹平软，无压痛；敷料干燥固定，伤口愈合良好，无红肿、渗出。

〔讨论与总结〕

胰体尾切除术是针对胰体尾部病变的常用外科术式。胰尾毗邻脾脏，尤其与脾门关系密切；加之脾血管紧贴胰腺分布，有时甚至是穿行于胰体尾的实质内，因此胰尾和脾脏常被视为一个解剖单元。1913 年 Mayo 报道了全球首例胰体尾联合脾脏切除的病例，该手术避免了将脾血管与胰体尾分离的步骤，在当时的外科技术水平下可减少出血。加之受限于当时的医学水平，外科医师对脾脏的生理功能缺乏深入的认识。因此这种联合脾脏切除的胰体尾切除术（Laparoscopic distal pancreatectomy with splenectomy，LDPS）很快被广大外科医师认可并推广开来，这同时也造成了大量的"无辜性脾切除"。

随着医学的不断进步，人们对脾脏生理功能的认识逐步加深。脾脏的生理功能主要表现在血液系统功能、免疫功能、内分泌功能等方面。人体在静息状态下血液循环较慢，脾脏的静脉窦和脾髓种可以作为血池存储部分血液，应激时可动员这部分储存的血液进入体循环，发挥代偿作用。更重要的是，脾脏在胚胎时期有造血的生理功能。出生后这一功能虽然逐步被骨髓取代，但是人体处于某些特殊应激状况例如严重感染时，抑或骨髓造血受抑时，脾脏将重新发挥造血的功能。此谓髓外造血，亦可视为造血的备用器官。Short 等指出脾脏是造血干细胞移植后最常见的定植部位，并能很好地促进造血干细胞发挥造血功能。不仅如此，脾脏还有处理衰老陈旧的血细胞的功能，即"毁血"功能。脾脏内由白髓、红髓和边缘区构成。红髓内含有脾血窦和活跃的巨噬细胞。衰老陈旧的红细胞、抗原颗粒随血流通过脾脏时将会被巨噬细胞吞噬破坏。

脾脏还是人体最大的免疫器官，内含各种免疫细胞，包括 T 淋巴细胞、B 淋巴细胞、巨噬细胞、树突细胞、NK 细胞、单核细胞等，发挥体液免疫、细胞免疫等各类免疫功能。另外，脾脏还能合成促吞噬肽、补体、备解素等多种体液因子，从而实现调节机体免疫功能的重要作用。

此外，近年来还有学者指出脾脏与人体内分泌系统有密切的联系。脾脏中的树突状细胞、T 细胞和 B 细胞均可释放促甲状腺激素，临床上发现脾萎缩的患者常常发生毒性甲状腺肿，这是脾脏参与神经内分泌调节的重要证据。还有研究发现脾脏在性激素、肾上腺皮质激素的分泌和调节中都发挥了调控作用。

1979 年美国创伤外科年会进一步明确了脾脏的生理功能。外科医师开始重新审视联合脾脏切除的胰体尾切除术这一手术的利弊。随着外科技术的发展，"保脾"的呼声日趋强烈。1982 年 Robey 等人报道了在胰腺外伤的病例中施行保留脾脏的胰体尾切除术，自此"保脾"的概念真正走入临床。1988 年 Warshaw 等报道全球第一例不保留脾动静脉的保脾的胰体尾切除术，保留下来的脾脏由胃短血管和胃网膜左血管供血。这种术式相对快速简单。在此基础上，1996 年 Kimura 等认为 Warshaw 法易造成术后脾梗死甚至需要被迫再次手术切除脾脏。因此 Kimura 等提出了完整保留脾动静脉的胰体尾切除术，即 Kimura 法。该手术完整保留了脾脏血供，有效避免了脾梗死的问题，也充分保护了脾脏功能。两种方法都能达到留存脾脏的目的，但是各有利弊。它们迄今仍是保留脾脏的胰体尾切除术的主要方法。

对于胰体尾癌的患者，为了实现肿瘤的根治性切除，一般不建议保脾，而是要联合脾切除和淋巴结清扫术。只有在术前影像学和实验室检查考虑为胰体尾良性、交界性或较小的、轻度恶性的肿瘤（肿瘤直径 < 3 cm）时，方可考虑行保脾胰体尾切除术。除了评估病变的性质、大小之外，还需要考虑肿物的大小以及肿物与脾门的解剖关系。假如胰体尾肿物紧邻脾门且于脾血管关系紧密，则不适合保留脾脏。

随着腹腔镜技术和腔镜器械的不断进步，腹腔镜胰体尾切除术（Laparoscopic distal pancreatectomy，LDP）逐渐取代了开腹胰体尾切除术（Open distal pancreatectomy，ODP）成为胰体尾病变的主要术式。大量研究已经证实，两种手术方法疗效相当，而且 LDP 不仅有利于快速康复，而且术后并发症的发生率明显低于 ODP。目前已发展为胰体尾病变的首选术式。本病例中肿物位于胰尾部，直径 2 cm，术前检查考虑良性或低度恶性可能。因此手术方式考虑首选腹腔镜保脾胰体尾切除术（Laparoscopic spleen preserving distal pancreatectomy，LSPDP）。

当脾静脉嵌入胰腺实质；血管与肿物关系密切时，游离脾血管需要耗费较长时间，而且手术难度增大，对术者的技术水平有一定要求。有时由于脾血管分支破裂出血将导致中转开腹手术或联合脾切除。所以 Warshaw 法在手术耗时、术中出血量方面有明显优势；但 Warshaw 法离断了脾动静脉，仅靠胃短及胃网膜左血管供血，术后有脾缺血梗死、胃周静脉曲张的风险。值得注意的是，虽然可以观察到术后胃周的静脉曲张，但是目前为止还没有胃周的静脉曲张出血的临床报道。

Kimura 法完整保留了脾脏动静脉，消除了脾梗死、胃周静脉曲张的风险。但是要求术者在手术中手法轻柔，仔细解剖脾血管至胰腺的每一个分支，防止撕裂出血。游离出分支血管后，使用超刀或血管夹确切闭合血管后再予离断。因此在进行 LSPDP 术时，可优先考虑 Kimura 法。有研究指出，当胰腺肿瘤直径 > 5 cm 时，脾血管受压变形，分离脾静脉难度大增。国内研究发现将接受 Warshaw 法治疗的患者进行对比研究发现，直接选择 Warshaw 法的病例在手术时间、术中出血量方面均优于术中因无法保留脾动静脉被迫转 Warshaw 术式组，但在胰瘘、脾梗死、胃周静脉曲张等并发症方面两组并无统计学差异。本病例为青年女性，术前 CT/MR 检查都考虑胰尾实性假乳头状瘤可能；肿物直径 2 cm。因此我们首选了 Kimura 法进行保脾手术。

LSPDP 术布置 Trocar 一般采用 5 孔法，可灵活采用双主刀法。主操作孔可在右、左锁骨中线附近操作孔自由切换，依手术进程和术中操作部位而选取主孔操作，尤其是在使用 Endo-GIA 离断胰腺组织时更要注意闭合器和胰体的角度，切不可勉强操作。否则可能增大胰腺断面渗血、胰漏的风险。术中，离断胃结肠韧带时主要保护胃左血管和胃网膜左血管。然后悬吊胃，更好的暴露术野，也节省了宝贵的操作孔。一般采用缝线缝合胃后壁再悬吊，也可以使用胶管环绕胃体部再悬吊。这时需要充分探查肿物与脾脏的解剖关系，再次确认可否保脾，同时明确采用 Kimura 法或 Warshaw 法。解剖血管时，可先游离胰腺上缘，助手以纱布轻压胰腺，解剖出脾动脉，再与胰腺下缘解剖脾静脉。分别悬吊两根血管。离断胰腺后，提起远端胰腺，向胰尾方向逐步离断脾血管分支。一旦静脉分支破裂出血后，可用纱布或止血纱轻压出血点，经常可以起到止血的效果。如若压迫止血失败，可在吸引器下看清出血点，再采取缝合等止血方法。切不可盲目钳夹，造成更大的血管损伤。必要时可临时阻断近端胰血管和脾门处血管，再从容止血。若止血困难，腹腔镜手术难以为继，必要时可转为联合脾切除术或中转开腹。本病例游离胰尾至邻近脾门时，发现肿物与脾静脉紧密粘连，难以分离。遂被迫转为 Warshaw 法，离断脾动静脉后才切除胰体尾组织。

完成胰体尾切除后，除了术野常规止血外，还要注意观察脾脏血供情况，尤其是 Warshaw 法。如若脾脏颜色发黑，超过脾脏 1/3 甚至 1/2 以上，则应切除脾脏，否则术后脾梗死乃至脾脓肿风险极大。胰腺断端常规放置引流管。

手术首先要注意预防的并发症就是胰漏。胰腺的分泌功能很旺盛，这点是让外科医师深为忌惮的。LSPDP 术中离断胰腺时，应根据胰腺厚度及质地选择合适的钉仓，夹闭后要压榨胰腺组织 15 秒以上再激发钉仓离断。近端胰腺断端建议还是以 Prolene 线缝合，进一步减少断面出血和胰漏风险。术后观察引流液性状，如果没有胰漏，应早期拔除，不宜长期放置。以免引流管压迫胰腺组织，反而引发胰漏。Warshaw 法或是 Kimura 法两种方法在胰漏方面的发生率并没有差异。

其次要注意的并发症就是脾梗死。Warshaw 法多见，但 Kimura 法术后亦有报道术后迟发性脾梗死需行二次手术切除脾脏的病例。究其原因，可能是术中钳夹脾动脉，损伤了血管内膜，致血栓形成。血栓脱落后进入脾脏，引发了脾梗死。因此术中要注意保护血管，可使用悬吊带轻柔提拉血管，避免暴力牵扯血管。术中一定要确认脾脏血供。如果脾动脉搏动良好，脾脏呈红色或暗红色，则提示血供良好；否则要观察脾脏缺血情况，必要时切除脾脏。以免二次手术切脾给患者带来更多的损伤。

术后还要注意脾静脉或门静脉血栓形成。门静脉血栓可导致严重的后果，关键取决于血栓部位和累及的具体范围。脾静脉血栓早期多无明显症状，但是后期可能蔓延为门静脉血栓，因此也要给予足够的关注。保脾术中可能损伤脾静脉内壁，因此我们在游离脾血管时尽量要保护脾血管。此外，脾静脉内径及手术时长也是脾静脉血栓形成的危险因素。

结论：胰体尾肿物考虑良性或低度恶性时考虑首选腹腔镜保脾胰体尾切除术。其中，Kimura 法和 Warshaw 法均为安全有效的治疗手段，两种方法在胰漏方面发生率没有差异。Warshaw 法虽手术难度较低，但无症状脾梗死和胃底静脉曲张发生率较高，推荐首选 Kimura 法；当胰体尾部病变 > 5 cm 或与血管、脾门关系密切时，Warshaw 法不失为另一种安全有效的保脾方法。术中要检查确认脾脏血供，血供差时不能保留脾脏。为预防胰瘘，术中根据胰腺厚度选用合适钉高的切割闭合器；于断面处留置引流管。

〔知识链接〕

Frantz 早在 1959 年首次报道了胰腺实性假乳头状瘤（Solid Pseudopapillary Neoplasm of the Pancreas，SPN），后来人们依据该肿瘤病理的基本特征分别将其命名为 Frantz 肿瘤、Harnoudi 肿瘤、实性和乳头状肿瘤、乳头状囊性肿瘤及实性囊性肿瘤。这种混乱的命名状态一直延续到 1996 年。世界卫生组织（WHO）最终将其统一命名为胰腺实性假乳头状瘤，并归类为潜在恶性肿瘤。随着对 SPN 的研究不断深入，WHO 在 2010 年将其归为低度恶性肿瘤，因为即使没有表现恶性行为时，部分患者术后仍出现转移或复发。

SPN 的组织来源仍不明确，有学者认为其源自胚胎时期附着在原始胰腺上的生殖脊细胞或生殖脊多能干细胞。还要研究发现该肿瘤在外分泌、内分泌和局灶上皮上均有不同程度阳性表达的免疫组化表型，因此更多文献支持胰腺的潜能干细胞起源学说。SPN 发病率较低，但是近 20 年以来，文献报道的发病率较以往增加 7 倍，可能得益于外科医师对于 SPN 的了解在逐步加深。SPN 发病率的性别差异显著，90% 以上为女性，年龄大多在 20 ~ 40 岁，提示其发病可能与某激素有关。

SPN 早期无明显症状和体征，随着病情的进展，肿瘤的增大，患者可逐渐出现腹痛不适，但无明显特异性且患者的实验室检查结果一般都正常。影像学检查一般为单发圆形或类圆形。超声下病灶为囊实性病灶，以等低回声与不规则无回声混合呈现，有时可见边缘钙化。CDFI 显示病灶内及边缘血流不丰富。CT 及 MR 扫描显示肿物为实性、囊性或囊实混合，典型特征为包膜完整的肿物伴有出血及边缘钙化。SPN 在 MRI 的 T_1WI 上呈斑片状高密度影，T_2WI 则为高信号或高低混合信号影。本病例基本符合这些特点。青年女性，体检发现，CT 可见边缘钙化，MR 扫描 T_2WI 为高信号，增强后不均匀强化。

SPN 确诊有赖于病理检查。肿瘤镜下表现为实性区、囊性区和假乳头区的混合结构，大片的实性细胞中随机混杂假乳头样结构。典型组织学特征是可见 PAS 染色阳性的球状物成团及胆固醇样结晶。在免疫组化中则表现为 Vim、al-AT、NSE、Syn、CD10、CD56 和 CK 等呈不同程度的阳性表达。本病例与文献报道一致，Vim、CD10、Syn 和 CD56 均呈阳性表达。

SPN 治疗首选手术切除，手术切除率可达 95%。常见的术式为保留脾脏或联合脾脏胰体尾切除术，其次是胰十二指肠切除术和胰腺肿物局部剜除术。腹腔镜手术治疗 SPN 是安全、可行的，同样可获得较好的术后效果。该肿瘤属低度恶性，具有惰性的生物学行为，因此手术应尽可能保留胰腺术后的器官功能。SPN 有 10% ~ 15% 会出现远处转移.研究发现 SPN 即使出现周围组织浸润或远处转移时，手术仍为最佳的治疗手段。SPN 总体预后良好，生存时间长。目前对于新辅助或转化治疗策略仍需进一步探索，同样的，术后辅助治疗的报道同样寥寥无几。SPN 的非手术治疗有待进一步研究。

〖 参考文献 〗

［1］MAYO WJ. The surgery of the pancreas［J］. Ann Surg, 1913, 58（2）: 145-150.

［2］RIVA MA, FERRAINA F, PALEARI A, et al. From sadness to stiffness: the spleen's progress［J］. Intern Emerg Med, 2019, 14（5）: 739-743.

［3］SHORT C, LIMH K, TAN J, et al. Targeting the spleen as an alternative site for hmatopoiesis［J］. Bio Essays, 2019, 41（5）: e1800234.

［4］ROBEY E, MULLEN JT, SCHWAB CW. Blunt transection of the pancreas treated by distal pancreatectomy, splenic salvage and hyperalimentation four cases and review of the literature［J］. Ann Surg, 1982, 196（6）: 695-

699.

［5］WARSHAW AL. Conservation of the spleen with distal Pancreatectomy ［J］. Archives of Surgery, 1988, 123（5）: 550-553.

［6］KIMURA W, INOUE T, FUTAKAWA N, et al. Spleen-preserving distal pancreatectomy with conservation of the splenic artery and vein［J］. Surgery, 1996, 120（5）: 885-890.

［7］洪德飞, 林志川, 张宇华, 等. 腹腔镜胰体尾切除术选择策略临床研究（附56例报告）［J］. 中国实用外科杂志, 2015, 35（12）: 1325-1328.

［8］李昆仑, 陈昕, 李博, 等. 腹腔镜胰腺远端切除术中 Warshaw 保脾技术的应用体会［J］. 肝胆胰外科杂志, 2020, 32（02）: 79-83.

［9］PAPAVRAMIDIS T, PAPAVRAMIDIS S. Solid pseudopapillary tumors of the pancreas: review of 718 patients reported in English literature［J］. J Am Coll Surg, 2005, 200（6）: 965-972.

［10］FRANTZ VK. Tumors of the pancreas. In: Atlas of Tumor Pathology ［M］. Washington, DC: Armed Forces Institute of Pathology, 1959.

［11］BOSMAN FT, CARNEIRO F, HRUBAN RH, et al. WHO classification of tumours of the digestive system［M］. 4th ed. Lyon: International Agency for Research on Cancer, 2010: 327-330.

［12］NAAR L, SPANOMICHOU DA, MASTORAKI A, et al. Solid pseudopapillary neoplasms of the pancreas: a surgical and genetic enigma［J］. World J Surg, 2017, 41（7）: 1-11.

［13］JUTRIC Z, ROZENFELD Y, GRENDAR J, et al. Analysis of 340 patients with solid pseudopapillary tumors of the pancreas: a closer look at patients with metastatic disease［J］. Ann Surg Oncol, 2017, 24（10）: 1-2.

>>> 赵超尘

腹腔镜胰体尾切除（保留脾脏）+ 肝左外叶切除术

【 病历概述 】

患者女，61 岁。

过敏史：无食物药物过敏史。

主诉：体检发现胰腺及肝脏肿物 1 月余。

现病史：患者 1 月余之前体检发现"胰腺及肝脏占位"，无诉腹痛、腹胀，无畏寒、发热，无恶心、呕吐，无纳差、乏力，无皮肤、巩膜黄染，来我院（广州医科大学附属第一医院）就诊，行上腹 CT 检查，结果提示"①肝内多发异常密度影，拟局灶性结节样增生（FNH）可能。②肝内胆管轻度扩张。③胰体部结节，神经内分泌肿瘤？"。现为求进一步诊治，再次来我科就诊，门诊以"胰腺及肝脏肿物"收住入院。自起病以来，患者无明显腹胀、腹痛，无畏寒、发热，无身目黄染，无纳差、乏力等不适，无易饥饿、易冷汗等，无皮肤红疹，精神、睡眠、饮食等一般情况良好，大小便正常，体重较前无明显下降。

既往史：平素健康状况良好。原发性高血压 10 年。规律服药，血压控制平稳。无糖尿病史。无抗凝药物使用史。

查体：T 36.3℃，P 69 次 / 分，R 18 次 / 分，BP 125/68 mmHg，Wt 53 kg。

辅助检查：

2022-03-31 上腹部 CT 提示（图 2-68）：肝左、右叶见多个（约 4 个）等 / 稍低密度影，边界不清，较大者位于 S_3 段，大小约 23 mm × 20 mm。胰腺形态正常，胰体部见一等密度结节影，边界模糊，直径约 13 mm，增强扫描动脉期呈明显均匀强化，未见肿大淋巴结；未见腹腔积液。腹腔内未见其他异常强化灶。结论：①肝左右叶多发异常密度影，拟多发局灶性结节样增生（FNH）可能，建议随诊。②肝内胆管轻度扩张。③胰体部结节，神经内分泌肿瘤？请结合临床及随诊复查。

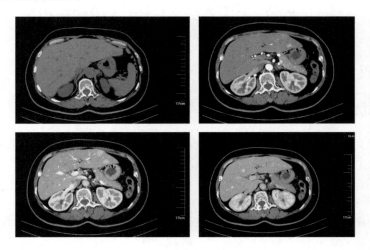

图 2-68　上腹部 CT

〔诊断思路〕

初步诊断：①胰腺肿物：神经内分泌肿瘤？②肝肿物：FNH？转移性肝癌？

鉴别诊断：

1. 胰腺导管腺癌

多呈乏血供表现，多呈围管性浸润及嗜神经生长，常侵犯胰管或胆管，引起胰管或胆管扩张和胰腺实质萎缩，且容易侵犯腹腔干及肠系膜上动静脉。

2. 胰腺腺泡细胞癌

也为乏血供肿瘤，属实性低度恶性肿瘤，肿瘤体积较大，内部多见坏死，多不侵犯胰管或胆管，增强后呈渐进性强化。

3. 胰腺腺鳞癌

肿瘤体积较大。鳞癌成分较多时，内部容易坏死，增强后可出现"印戒样"的环形强化。

4. 慢性肿块型胰腺炎

慢性胰腺炎疾病发展过程中形成肿块后即为慢性肿块型胰腺炎，多见于胰头部位。CT 平扫表现为低密度，增强后有明显的延迟强化。

5. 浆液性囊腺瘤

（1）微囊型：内有多个微囊，微囊 T_1WI 上呈低信号、T_2WI 则表现为高信号。邻近囊之间有纤维分隔，纤维分隔通常汇聚一起并与中央的纤维瘢痕相连，形成放射状特征，部分病灶中央瘢痕可出现钙化，成为浆液性囊腺瘤的特征性表现。增强后纤维分隔及纤维瘢痕明显强化。

（2）巨囊型：由单个或多个大囊组成，囊内无特征性的中央瘢痕及钙化灶。影像上表现为边界清楚的类圆形、分叶或不分叶囊。

6. 黏液性囊腺瘤

多发于女性患者，大多位于胰体尾部，多囊型结构常见，囊壁增厚并可见蛋壳样钙化。

【治疗经过】

入院后完善术前检查。患者无乙肝、丙肝。2022-04-20 癌胚抗原 2.31 ng/mL；甲胎蛋白 1.81 ng/mL；糖类抗原 199 9.77 U/mL；糖类抗原 724 5.6 U/mL。免疫球蛋白 IgG 40.61 g/L。肝肾功能无异常。血清淀粉酶无异常。

上腹部增强 MR 显示（图 2-69）：肝左叶 S_3 见一小片状稍长 T_1、稍长 T_2 信号影，增强扫描呈持续结节状强化，大小约 16 mm × 14 mm，DWI 未见异常高信号，边界欠清。增强扫描动脉期及门脉期肝左右叶多个斑片或结节状强化灶，部分内见增粗血管影，平扫未见明确显示，静脉期及实质期强化程度减低。胰腺外形正常，胰管无扩张；胰体部见一异常强化结节影，平扫显示不清，DWI 未见异常高信号，边界欠清，直径约 12 mm，增强扫描动脉期均匀强化，其余各期显示不清。结论：①肝左叶 S_3 异常信号未除外局灶性结节增生或不典型血管瘤；肝左、右叶多发动门脉期异常强化灶，考虑异常灌注可能性大。建议随诊。②胰体部异常强化结节，待排神经内分泌肿瘤，请结合临床及随诊复查。

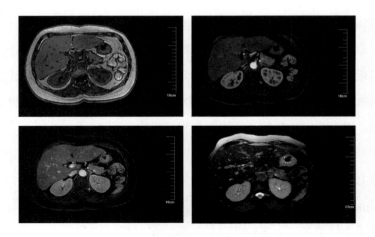

图 2-69 上腹部增强 MR

术前检查无明显手术禁忌证，完善准备后于 2022-04-22 在全麻下行腹腔镜胰体尾切除（保留脾脏）+ 肝左外叶切除术。

手术经过：

患者取人字位。于肚脐下行纵行切口 1 cm 长，术后可扩大该切口取出肝脏标本。气腹针建立人工气腹，建立气腹，将控制腹内压于 12 mmHg 水平。采用 Trocar 五孔法，脐下 Trocar 孔作为观察孔置入腹腔镜。左、右锁骨中线切口处放置 12 mm Trocar 作为主操作孔，另于左、右肋缘下分别置入 5 mm Trocar 作为辅助操作孔。术中探查：腹腔无积液，壁腹膜未见结节，胰腺体部上缘背侧见一实性占位，直径约 1.5 cm，质地中等，与胰管无相通，与周围脏器无明显粘连，未累及脾动脉、脾静脉。胰颈及胰头实质质地软，未见肿瘤。肝脏暗红色，边缘锐利，无明显硬化结节。肝左外叶脏面 B 超可见约 1.5 cm 肿物，质中，界清。其余肝未见明显肿物。邻近器官未见明显肿瘤浸润及转移。肝门部未见明显肿大淋巴结。其余脏器未见异常。超声标记肿瘤边界及门静脉左支矢状部走向。提起胃大弯及横结肠，于中部打开胃结肠韧带，进入网膜囊，向左离断胃结肠韧带、脾胃韧带，结扎并离断胃网膜左血管，于胰腺颈部下缘打开横结肠系膜前叶，并向背侧后腹膜游离胰体尾，于脾静脉表面游离胰体尾部，胰腺回流血管予小心钳夹并离断，保留脾静脉。于肠系膜上静脉 – 门静脉浅面游离胰颈，上下贯通后直线切割闭合器离断胰颈。提起远端胰腺，于脾动、静脉表面游离胰腺至末梢，遇进入胰腺的血管分支予结扎离断，注意避免损伤脾脏。再解剖第一肝门。离断肝圆韧带、镰状韧带、左三角韧带。提起肝圆韧带，尽量托起肝 S_{4b} 段。切开肝门板与肝 S_{4b} 脏面交界处腹膜，靠近 Glisson 鞘钝性松解肝门板，逐渐扩大 Glisson 鞘与 S_{4b} 脏面的间隙，最终显露左右肝蒂汇合处的前方和上方，并暴露深面的肝尾状叶。直角钳自左右肝蒂汇合处的夹角处伸入，钝性分离 Glisson 鞘后方，向左下方突破尾状叶与 Glisson 鞘之间的腹膜，牵引 7 号丝线悬吊左肝蒂。提拉悬吊线，放置左肝蒂阻断带阻断左肝蒂（间隔 15 分钟后开放 5 分钟）。超刀沿肝圆韧带入路逐步离断肝左外叶实质。游离门静脉肝 $S_2\backslash S_3$ 分支，分别血管夹夹闭后再超刀离断。即将抵达肝左静脉时再次使用 Endo–GIA 离断肝左静脉。完整切除肝左外叶。肝断面仔细止血。纱布覆盖断面检查无明显胆漏。常规清扫胰腺周围淋巴结。延长脐下切口取出标本送检。手术顺利，术中失血约 50 mL。术后患者予抑制胰液分泌、保肝等治疗，术后恢复顺利。

术后病理显示：①（胰体尾）紧邻被膜可见一灰白灰褐结节，大小 1.3 cm×0.9 cm×0.8 cm。胰腺神经内分泌肿瘤（NET，G_1），局灶浸润胰腺组织；核分裂象小于 2 个 /2 平方毫米；未见脉管内瘤栓；未见神经束侵犯。淋巴结未见肿瘤。免疫组化：CK（+），Syn（+），CgA（+），CD56（+），CK19（+），Ki–67（热点区约 2% +）。②（肝左外叶）灰白结节一枚，大小 1.5 cm×1.3 cm×0.9 cm，距肝被膜约 0.5 cm。符合肝局灶性增生结节。免疫组化：CD34（肝血窦 –），CD10（+），Glypican–3（个别 +），β–Catenin（膜 +）。特殊染色（6#）：Ag（肝板厚度 < 3 个肝细胞）。

〖 出院情况 〗

患者一般情况良好，无发热、咳嗽，无呕吐、腹痛、腹胀等不适，精神、饮食、睡眠好，大小便如常。查体：腹平软，无压痛；敷料干燥固定，伤口愈合良好，无红肿、渗出。

[讨论与总结]

胰腺神经内分泌肿瘤（Ncreatic neuroendocrine tumors，pNETs）年发病率在 1 ~ 4/100 万，女性患者发病率较男性患者偏高。pNETs 最大的临床特点就是异质性，临床表现极其多样化。无功能性 pNETs 多无明显症状，往往因体检才得以发现。功能性 pNETs 首发症状就更为复杂，主要表现为激素异常分泌后的症状，包括 Whipple 三联征、低血糖、腹痛腹胀、腹泻、坏死性移行性红斑等。肿瘤体积较大占位效应明显时，可压迫胆管导致梗阻性黄疸。由于患者临床表现的不同，功能性 pNETs 的检出率较非功能性 pNETs 的检出率较高。肿瘤标志物在 pNETs 中的临床意义较低，多无明显异常，但是也有研究表明肿瘤标志物升高的病例其预后更差。本病例初诊时为 61 岁女性，年龄较大。该患者无明显临床症状，依靠体检才发现肿瘤，应为无功能性 pNETs。近年来，pNETs 的发病率也呈现持续上升的趋势，这也可能与人们健康意识逐步提高，人群定期体检率逐年攀升有关。

pNETs 诊断的金标准依然是肿瘤组织的病理检查。由于 pNETs 起病隐匿，实验室检测和像学检查在诊断中发挥关键的作用。影像学诊断对于 pNETs 的肿瘤筛查、肿瘤分期以及手术方案乃至预后评估都有至关重要的作用。

对于功能性 pNETs 而言，根据患者的临床表现，可以针对性地检测肿瘤分泌的激素水平，如怀疑胰岛素瘤则检测血清胰岛素水平，而胃泌素瘤则进行血清胃泌素水平检测，这对临床诊断有很大辅助意义。同样的，怀疑是对于胰高血糖素瘤或血管活性肠肽瘤的患者分别测定其血清胰高血糖素水平和血管活性肠肽水平将对肿瘤诊断起到重要作用。

无功能性 pNETs 缺乏行之有效的激素检测项目。这时，肿瘤标志物，包括血清肿瘤标志物和免疫组化肿瘤标志物，对疾病诊断和预后发挥重大意义。血浆嗜铬粒蛋白 A（CgA）是神经内分泌细胞分泌的一种酸性糖蛋白，是一种广泛使用的血清肿瘤标志物，广泛存在于神经内分泌细胞中的嗜铬颗粒中。可以说 CgA 对所有的神经内分泌肿瘤都是很有意义的标志物。遗憾的是，CgA 对 pNETs 的诊断意义并不高。一方面，在肿瘤较小的 pNETs 患者中，CgA 敏感性不足一半；另一方面，CgA 在肝肾疾病、帕金森病、高血压或生理情况如怀孕等情况下血清水平会升高，从而降低其特异性。因此 CgA 一般只是用于 pNETs 患者的疗效评估和随访。目前在国内医院开展并不广泛。神经元特异性烯醇化酶（NSE）是神经元细胞损伤后所释放的一种酶，主要存储在神经内分泌肿瘤细胞的细胞质中。文献报道在胃肠胰神经内分泌肿瘤中 NSE 的敏感性和特异性分别为 39% ~ 43% 和 65% ~ 73%，临床上可用于鉴别神经内分泌肿瘤与非神经内分泌肿瘤。其他血浆标志物，包括胰多肽（PP）、胰蛋白酶抑制剂和人绒毛膜促性腺激素亚基的诊断意义都比较低。本病例常规肿瘤标志物均为阴性，应考虑肿瘤为非功能性 pNETs，且我院尚未开展 CgA 等指标检测，所以术前没有进行 CgA 等标志物的检测。

　　CT 和 MRI 是诊断 pNETs，尤其是非功能性 pNETs 的最常用的影像学方法，其敏感性和特异性超过 80%，对于肿瘤直径较大（> 2 cm）诊断率较高，但对于直径 < 1 cm 的肿瘤阳性率较低。CT 能清晰地显示肿瘤形态、大小、累及范围、与周边脏器及重要管道的解剖关系；区域淋巴结转移情况以及远处器官转移等重要治疗。但对于淋巴结和骨转移的敏感性较低，早期可能会出现漏诊的情况。MRI 减少了电离辐射，对软组织的对比度更加明显，可作为补充检查手段用于临床疑诊为 pNETs 但是 CT 扫描未显示明确肿瘤的患者。但是 MR 的扫描速度慢、费用高，所以在临床工作中 CT 仍是 pNETs 的首选检查方法。pNETs 是典型的富血供肿瘤，在 CT 平扫时通常呈等密度或低密度病灶，而到描动脉晚期则明显强化。CT 也得以成为 pNETs 定位的首选检查方法，对手术定位意义重大。在 MRI 检查中，pNETs 病灶在 T_1 成像上多表现为低信号，在 T_2 成像上则表现为高信号，如伴肿瘤组织坏死则表现为混杂信号。DWI 与周围正常胰腺组织相比 ADC 较高；动脉期扫描时大部分病灶出现明显强化，少部分病灶不强化。本病例 CT/MR 扫描均在动脉期明显增强；而在平扫呈等密度病灶，显示不清，符合 pNETs 的影像特点。

　　得益于影像学的发展，1 cm 以上的 pNETs 一般都可以显示。但是 < 1 cm 的肿瘤需要联合运用多种检查方法才能准确定位和诊断。胰腺是腹膜后器官，

表面有胃、小肠遮挡。由于消化道气体、腹腔内脂肪的影响，普通腹部超声对 pNETs 检出率只有 40%。超声内镜（EUS）的检出率明显提高，敏感性可达 97%，甚至 CT 和 MRI 未能显示的肿瘤也能检测，对于较小的 pNETs（2 ~ 5 mm）的检出率也在 90% 以上。EUS 在检查中更加贴近病灶，使用高频探头可以获得更清晰的图像。更难能可贵的是，EUS 可以通过引导细针穿刺活检（FNA）进行细胞学乃至组织学检查，为胰腺病灶提供病理诊断依据。需要注意的是，EUS 及 FNA 为侵入性操作，对操作医师有较高的技术要求。术中彩超也是重要的检查方法，肿瘤位于胰腺实质深处时往往需要术中彩超定位。术中彩超探头直接紧贴胰腺表面探查，避免了气体、脂肪等干扰，可以给手术医师提供实时引导。

外科手术仍是 pNETs 治疗的首选方式。对所有功能性 pNETs 和 > 2 cm 的非功能性 pNETs 都应手术切除，而 < 2 cm 的非功能性 pNETs 需否手术目前有很大争议。早期研究指出，< 2 cm 的非功能性 pNETs 患者仅有 6% 病理结果为恶性，因此研究者认为对这类患者进行非手术治疗是可行且安全的。2012年 ENETS 率先在指南中提出以保守治疗为首选的治疗策略。但是也有相悖的研究，结果显示手术切除组 3 年和 5 年生存率明显高于非手术组；还有文献报道，虽然 < 2 cm 的非功能性 pNETs 恶变概率不高，但是随访过程中肿瘤进展风险将提高 3 倍以上。这些研究结果存在如此之大的差异，可见 pNETs 肿瘤异质性之高。因此单纯以瘤体直径来划分治疗方法显得过于简单粗暴。随着对 pNETs 的认识的逐步加深，我们相信未来会出台更详尽、更细致的治疗方案。

本病例患者影像学检查 pNETs 诊断基本成立。而肝左叶病灶 CT/MR 都考虑肝脏局灶性结节增生（Focal nodular hyperplasia，FNH）可能。FNH 是常见的肝良性结节。ACG 指南建议对典型的 FNH 病灶无须干预，定期随访即可。而该病例亦为体检首次发现左叶病灶，临床上也要考虑有患者是胰腺 pNETs 伴肝左叶转移这一可能性。患者本身对肝、胰两处病灶都比较忧虑，因此在发现两处肿瘤后时隔 3 周再次来医院就诊要求手术。

直径较小的 pNETs 在手术时，在保证不损伤主胰管的情况下可以选择单纯肿瘤摘除术或者局部切除术，也可以进行远端切除。但是单纯肿瘤剜除术或局部切除术虽然可以多保留一部分的胰腺组织，但却增大了胰漏的发生率，也可能造成肿瘤残留和复发。考虑本病例胰腺肿瘤超过 1 cm 大小，与脾脏血管关系不紧密；而且肝左叶病灶位于 S_3 段脏面，腹腔镜切除肝内病灶难度不大，因此我们为患者制定了腹腔镜胰体尾切除（保留脾脏）+肝左外叶切除术这一手术方案。术中采取 Kimura 法保留脾脏，关腹前检查脾脏供血良好；肝切除时采取鞘外解剖法，游离出左肝蒂并阻断，顺利切除了肝左外叶。术后恢复也很顺利，没有出现胰漏和脾梗死。

结论：非功能性 pNETs 多起病隐匿，诊断更多的是依靠 CT、MR 或 EUS。外科手术仍是 pNETs 治疗的首选方式。对所有功能性 pNETs 和 > 2 cm 的非功能性 pNETs 都应积极手术切除。而 < 2 cm 的非功能性 pNETs 是否需要手术应结合患者肿瘤具体情况再综合评判采取合适的治疗方案。腹腔镜手术创伤小，恢复快，是胰腺体尾部肿瘤的安全有效的手术方法。

〖知识链接〗

神经内分泌肿瘤（neuroendocrine neoplasm，NEN）最早由 Merling 于 1808 年总结，当时是描述发源于消化道接近癌的上皮性肿瘤。1907 年，Oberndofer 将这类肿瘤命名为"类癌"，用于描述小肠黏膜下的肿瘤。1955 年，Robert Zollinger 和 Edwin Ellison 首次描述了功能性的胰腺胃泌素瘤。MalcolmH.Mc Gavran 等在 1966 年发现了胰高血糖素瘤。随着人们对这一类肿瘤的认识逐渐深入，Pearse 等发现这一类肿瘤细胞具有进行脱羧基作用（amine precur uptake decarboxylation，APUD）的特点，因此将其再次命名为 APUD 瘤。直到 2000 年，世界卫生组织（World Health Organization，WHO）才取消了"类癌"和"APUD 瘤"这些命名，真正定义了神经内分泌肿瘤（NEN）这一名称，并详细阐述了 NEN 的分级标准。随后世界卫生组织（WHO）对 NEN 在分类、分期、分级、治疗等方面进行了多次系统性的修订。在 WHO 2019 版最新一次修订的分类中，保留原有 G_1、G_2 分级的同时，又把 G_3 级区分为高分化神经内分泌肿瘤（NET）G_3 级和低分化神经内分泌癌（NEC）G_3 级。

　　神经内分泌肿瘤是来源于弥散神经内分泌系统细胞以及肽能神经元的一类异质性肿瘤的总称。发病率较低，最常见的部位是胰腺。pNETs 约占总胰腺肿瘤的 3%，约占所有胃肠胰神经内分泌肿瘤的 50%，是第二常见的胰腺恶性肿瘤，仅次于胰腺癌。尽管 pNETs 总体发病率较低，但是近年来呈现逐年增高的趋势。根据流行病学调查数据，与 1973 年相比，2018 年发病率上升了 7 倍之多。该病异质性极为显著，生物学行为和临床表现多样，同时起病隐匿，缺乏特异性，因此早期诊断较为困难，使得 pNETs 是 NEN 中预后较差的类型。我们有必要加强对该病的认识，提高诊断率，制定合理的治疗方案。

　　pNETs 依据肿瘤能否分泌特定的激素可分为功能性 pNETs 和非功能性 pNETs 两类，前者因分泌的激素不同而表现出对应的临床症状。胰岛素瘤最为常见，最典型的症状为 whipple 三联征，口服或静脉补充葡萄糖后症状可缓解。胃泌素瘤则表现为胃泌素大量分泌所导致的顽固性消化道溃疡、腹痛、腹泻等症状。血管活性肠肽瘤则出现血管活性肠肽所导致的水样腹泻等表现。胰高血糖素瘤主要表现为糖尿病和坏死性游走性红斑。而非功能性 pNETs 一般无明显症状，多由体检发现。pNETs 的影像学检查对诊断提供很大帮助，包括 CT、MR、超声内镜等。

　　目前 pNETs 的病理分级是依据肿瘤细胞的组织学特征和增殖活性进行分级的，主要从核分裂象和 Ki-67 增殖指数两个维度进行区分，分为 G_1、G_2、G_3 这三级，分化程度从高到低逐级变化。美国癌症联合委员会（2017AJCC 第八版）提出了 pNET 的 TNM 分期方法。文献指出，第八版分期标准相比第七版更准确地定义了 PNEN 患者的预后。

　　pNETs 的治疗应当依据肿瘤发生部位、分级、分期及患者具体情况选择治疗手段。功能性 pNETs 一般都主张积极手术治疗，争取切除原发灶，改善临床症状。超过 2 cm 以上的非功能性 pNETs 也建议手术切除，2 cm 以下的病灶则争议颇大。有研究认为这类患者多呈良性，且长时间临床观察肿瘤大多都保持稳定，即使有进展也可及时发现。手术反而增加并发症，影响胰腺功能。多家指南也建议可以选取保守治疗。也有部分研究发现对这类 2 cm 以下的肿瘤积极手术的患者长期生存率超过保守治疗的患者；保守治疗的患者在观察随访中逐渐出现恶变，并非一成不变的保持良性状态。由此可见，pNETs 的异质性十分明显。目前的研究大多为单中心研究，选择病例数有限，因此得出的结论才有如此大的差异。研究者认为，目前对 pNETs 的认识有限，手术治疗的利弊仍有待进一步循证医学证据的评估。医师应当综合评估肿瘤位置、患者自身基础、手术获益和风险等情况后再制定治疗方案。此外，还需要充分体现人文医学的关怀，减轻患者的心理负担和经济压力，避免过度医疗。

pNETs 起病较隐匿，诊断时很多患者已经合并远处转移。对这类患者的治疗更需要外科医师审慎决定。目前认为，对预计无法实现根治性切除的患者，有效的减瘤手术可缓解患者的临床症状并可能改善其远期预后，单纯的原发灶切除亦有可能延长转移性 pNETs 患者的术后生存时间。肝脏是 pNETs 最常见的转移部位，占比超过 90%，其中孤立性肝转移达 61%，而肝脏合并其他器官远处转移占比 32%。因此 pNETs 合并肝转移的治疗方案是外科医师应该关注的重点。

对于 I 型肝转移的 pNETs 患者，评估可耐受手术的话应积极手术治疗。手术时通常先处理肝转移灶，再处理胰腺原发灶。对于胰体尾部 pNEN 合并肝转移者，可先行胰体尾切除术再处理肝脏病灶。若评估无法同期处理两处病灶，应先处理肝转移灶。

II 型 pNETs 肝转移者，肝转移灶为多发，累及两叶肝脏。这时多学科联合综合治疗是关键。可通过手术、消融等手段处理较小的病灶，再二期切除较大的转移灶。III 型 pNETs 肝转移的患者已经无法完全清除病灶，但是研究发现切除 70% 的肿瘤体积就能改善患者预后，带来较大的益处。

手术之外，还有介入治疗和系统治疗等多种手段可以运用。生物治疗、靶向治疗、PRRT 及全身化疗也是常用的治疗方法。生物治疗方面，生长抑素类似物（SSAs）用于控制因激素分泌过量而引起的临床综合征和控制肿瘤生长，目前被认为是转移性 pNETs 的一线疗法，主要适用于进展缓慢的组织分化好的 G_1、G_2 级的 pNETs。靶向治疗方面，P13K–AKT–mTOR 信号通路在 NETs 的发生中起重要作用，被视为治疗的靶点。依维莫斯是一类 mTOR 抑制剂，可抑制胃肠胰及肺部 NETs 的形成。pNETs 是富血供肿瘤，因此抗肿瘤血管生成是治疗 pNETs 的另一个靶点。舒尼替尼是一类多靶向酪氨酸激酶抑制剂，能抑制血管内皮生长因子受体及血小板衍生生长因子受体等多种受体，文献报道对 pNETs 也有一定疗效。pNETs 对化疗药物细胞毒性作用较为敏感，以链脲霉素（STZ）为基础的化疗方案被推荐用于治疗 G_1、G_2 级的 pNETs 患者。以替莫唑胺为基础的联合化疗方案，如联合卡培他滨（CAPTEM），在治疗晚期高、中分化的患者方面也表现出一定的疗效。对于合并肝转移或无法达到根治性手术切除的 pNETs 患者，还可通过生长抑素受体介导的肽受体进行放射性核素治疗（PRRT），这种新颖的疗法能明显延长神经内分泌肿瘤患者的存活时间，为综合治疗提供新思路。伴随着免疫治疗的快速进步，对于目前预后不良的低分化 pNETs，PD-1 及 PD-L1 抗体的治疗方式也有望发展成为临床医生的可选方法。

胰腺神经内分泌肿瘤（pNETs）发病率逐年上升，其中多为非功能性 pNETs；而胰岛素瘤则是最常见的功能性 pNETs。功能性 pNETs 分泌的各种特异的激素，医师可以检测血清中激素水平从而诊断肿瘤。而非功能性 pNETs 的诊断多依靠 CT、MR 和超声内镜。pNETs 治疗应以手术为主，结合生物治疗、靶向治疗、化疗、介入等多种疗法的综合治疗模式。即使肿瘤出现远处转移，目前认为减瘤手术仍能改善患者预后。

［参考文献］

［1］GIFFORD CH, MORRIS AP, KENNEY KJ, et al. Diagnosis of insulinoma in a Maine Coon cat［J］. JFMS Open Reports, 2020, 6（1）: 2055116919894782.

［2］陈洛海, 张雨, 陈旻湖, 等. 肿瘤标志物癌胚抗原、甲胎蛋白、糖类抗原 125 和糖类抗原 19-9 在胃肠胰神经内分泌肿瘤中的升高情况及其对预后评估的价值［J］. 中华胃肠外科杂志, 2017, 20（9）: 1002-1008.

［3］YANG X, YANG Y, LI Z, et al. Diagnostic value of circulating chromogranin a for neuroendocrine tumors： a systematic review and meta-analysis ［J］. PLoS One, 2015, 10（4）：e0124884.

［4］BAUDIN E, GIGLIOTTI A, DUCREUX M, et al. Neuronspecific enolase and chromogranin A as markers of neuroendocrine tumours ［J］. Brit J Cancer, 1998, 78（8）：1102-1107.

［5］KHASHAB MA, YONG E, LENNON AM, et al. EUS is still superior to multidetector computerized tomography for detection of pancreatic neuroendocrine tumors ［J］. Gastrointest Endosc, 2011, 73：691-696

［6］MODLIN IM, SHAPIRO MD, KIDD M. Siegfried oberndorfer：origins and perspectives of carcinoid tumors ［J］. Hum Pathol, 2004, 35：1440-1451.

［7］COSTA FP, GUMZ B, PASCHE B. Selecting patients for cytotoxic therapies in gastroenteropan creatic neuroendocrine tumours ［J］. Best Pract Res Cl Ga, 2012, 26（6）：843-854.

［8］PEARSE AGE, POLAK JM. Neural crest origin of the endocrine polypeptide（APUD）cells of the gastrointestinal tract and pancreas ［J］. Gut, 1971, 12（10）：783.

［9］KLPPEL G, PERREN A, HEITZ PU. The gastroenteropancreatic neuroendocrine cell system and its tumors：the WHO classification ［J］. Ann Ny Acad Sci, 2004, 1014（1）：13-27.

［10］DASARI A, SHEN C, HALPERIN D, et al. Trends in the incidence, prevalence, and survival outcomes in patients with neuroendocrine tumors in the United States ［J］. Jama Oncol, 2017, 3（10）：1335-1342.

［11］ZHANG XF, XUE F, WU Z, et al. Development and validation of a modified eighth AJCC staging system for primary pancreatic neuroendocrine tumors ［J］. Ann Surg, 2022, 275（6）：773-780.

［12］RIIHIMÄKI M, HEMMINKI A, SUNDQUIST K, et al. The epidemiology of metastases in neuroendocrine tumors［J］. Int J Cancer, 2016, 139（12）: 2679-2686.

［13］陈晴，阿卜杜海拜尔·萨杜拉，姜浩然，等. 胰腺神经内分泌瘤肝转移手术治疗进展［J］. 中华肝脏外科手术学电子杂志，2020，9（05）: 12-15.

［15］RAYMOND E, DAHAN L, RAOUL JL, et al. Surtitinib malate for the treatment of pancreatic neuroendocrine tumors［J］. N Eng J Med, 2011, 364（6）: 501-513.

［16］SHARPE SM, IN H, WINCHESTER DJ, et al. Surgical resection provides an overall survival benefit for patients with small pancreatic neuroendocrine tumors［J］. J Gastrointest Surg, 2015, 19（1）: 117-123.

>>> 赵超尘

病例 18 腹腔镜脾切除 + 贲门周围血管离断术

【病历概述】

患者男，44 岁。

过敏史：无食物药物过敏史。

主诉：体检发现肝癌 1 年余，反复黑便 1 个月。

现病史：患者 1 年余前体检发现甲胎蛋白升高，行 PET-CT 示：肝右叶膈顶部低密度肿块，糖代谢轻度增高，考虑原发性肝癌。后于外院就诊，查上腹部 CT、MR 示：肝 S_8 原发性肝癌，肝硬化，门脉高压，脾大，食管下段胃底静脉、脾静脉曲张，附脐静脉开放，慢性胆囊炎。后于 2020-07-13 行 TACE 术，于 2020-09-15 接受放疗，于 2021-01-05 行肝癌微波消融术，2021-03-03 行胸腔镜下左上肺转移瘤楔形切除，2021-03-24 行特瑞普利单抗免疫治疗、2021-04-16、2021-05-28 开始行"拓益 240 mg"方案治疗。1 个月以来患者反复黑便，查粪便分析隐血试验阳性。为求进一步就诊再来我院（广州医科大学附属第一医院）就诊，门诊以"①上消化道出血；②脾功能亢进；③肝癌综合治疗后"收治我科（肝胆胰外科）。患者自起病以来，有腹痛、腹胀、呕吐、头晕，无呕血、黑便、发热、牙龈出血、皮肤黄染等症状，精神尚可、胃纳、睡眠尚可，大小便正常，体重无明显下降。

既往史：平素健康状况：发现慢性乙肝 10 年，规律服用"恩替卡韦"抗病毒治疗 1 年。无糖尿病、高血压等。无抗凝药物使用史。

查体：T 36.4℃，P 72 次 / 分，R 20 次 / 分，BP 115/68 mmHg，Wt 57 kg。

专科检查：腹平坦，可见右侧经腹直肌纵行手术疤痕。未见胃形，肠形，无腹壁静脉曲张，腹壁柔软，右上腹轻压痛，无反跳痛，未触及包块，肝脏肋下未触及，脾脏肋下未触及，墨菲征阴性。叩诊呈鼓音，肝区无叩击痛，移动性浊音阴性，双肾区无叩击痛。肠鸣音无亢进或减弱，3 ~ 4 次 / 分，无气过水音，未闻及血管杂音。

辅助检查：

2021-05-27 上腹部 CT 示（图 2-70）：肝脏轮廓不光滑，表面呈锯齿状改变，肝裂稍增宽，肝 S_8 段可见一结节状低密影并其内见碘油沉积影，直径约 6.1 cm × 5.7 cm，边缘欠清，密度稍不均匀，增强未见明显强化，相邻右侧膈肌稍增厚。门静脉管径增宽，较宽约 2 cm，食道下段、胃底周围，脾门区见迂曲并扩张的强化血管影，脾脏体积增大，长径约 21 cm。胆囊壁薄，周围可见少许液性密度影。胰腺形态密度正常，胰管无扩张，均匀强化。未见肿大淋巴结；未见腹腔积液。腹腔内未见其他异常强化灶。结论：①肝 S_8 原发性肝癌治疗后改变，内见碘油沉积，增强病灶未见明显强化。②肝硬化，脾脏增大，拟门脉高压，食道、胃底静脉曲张。

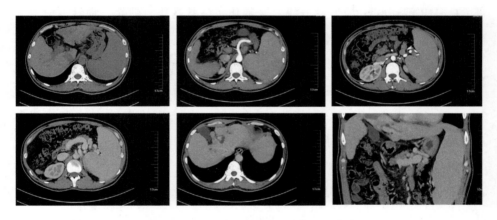

图 2-70 上腹部 CT

2021-04-16 静脉血细胞分析：白细胞 3.90×10^9/L，红细胞 3.72×10^9/L，血红蛋白 115 g/L，血小板 29×10^9/L。

凝血四项：凝血酶原时间 15.7 秒，PT 国际标准化比值 1.25，凝血酶原活动度 70.0%，活化部分凝血活酶时间 43.8 秒。

肝功能：谷丙转氨酶 24.7 U/L，白蛋白 36.6 g/L，总胆红素 26.6 μmol/L，直接胆红素 7.1 μmol/L，谷草转氨酶 36.4 U/L。

胃镜：食管下段及胃底静脉曲张明显；胃及十二指肠未见明显溃疡。

〖 诊断思路 〗

初步诊断：①食管胃底静脉曲张破裂出血；②脾功能亢进，门静脉高压；③乙型肝炎后肝硬化；④肝癌综合治疗后。

鉴别诊断：

1. 再生障碍性贫血

全血细胞减少，网织红细胞绝对值减少。一般无肝脾肿大。抗贫血药物治疗无效。骨髓穿刺显示 1 个以上的部位增生减低或重度减低，骨髓小粒非造血细胞增多（骨髓活检显示造血组织减少，脂肪组织增加）。

2. 急性白血病

常以贫血为首发症状，患者就诊时大多已有重度贫血。患者常表现面色苍白、疲乏、困倦和软弱无力，呈进行性加重。绝大部分患者白细胞增高，称为白细胞增多性白血病。外周血涂片可见原始或幼稚细胞。大部分患者可伴有贫血和血小板减少。骨髓象显示原始细胞占全部骨髓有核细胞≥ 30%。

3. 胃溃疡出血

患者多有腹痛，餐后痛多见；胃镜检查一般可以发现溃疡病灶。

〖 治疗经过 〗

入院后完善术前检查。

2021-11-01 静脉血细胞分析：白细胞 4.20×10^9/L，红细胞 3.35×10^9/L，血红蛋白 90 g/L，血小板 24×10^9/L。

凝血四项：凝血酶原时间 16.4 秒，PT 国际标准化比值 1.33，凝血酶原活动度 64.0%，活化部分凝血活酶时间 47.5 秒。

肝功能：谷丙转氨酶 32.7 U/L，白蛋白 31.8 g/L，总胆红素 26.1 μmol/L，直接胆红素 8.0 μmol/L，谷草转氨酶 33.0 U/L。

消化道肿瘤四项：癌胚抗原 4.47 ng/mL，甲胎蛋白 1.54 ng/mL。患者外周血涂片、骨髓象无异常。

上腹增强 MR 示（图 2-71）：肝脏轮廓不光滑，表面呈锯齿状改变，肝裂稍增宽。肝 S_8 可见等稍长 T_1 短 T_2 异常信号影，范围较前略缩小，现大小约 4.6 cm×4.9 cm（原大小约 6.5 cm×5.1 cm），增强扫描边缘似可见轻度强化，相应边缘区局部亦见 DWI 上信号不均匀稍增高，信号增高范围较前缩小，ADC 值信号稍减低，信号减低范围较前缩小。动脉早期原（Se：901，Im：305）S_8 段低位包膜下结节状强化较前显示不清，其余期与肝实质强化一致。肝左叶肝管及肝内胆管扩张。门静脉管径增宽，较宽约 1.7 cm，食道下段、胃底周围，脾门区见迂曲并扩张的强化血管影，脾脏体积明显增大。肝门区未见异常信号影，门静脉主干及其分支、肝静脉通畅，无异常信号影。腹腔及腹膜后未见确切肿大淋巴结影。结论：①肝 S_8 原发性肝癌治疗后改变，病灶较前略缩小。②肝硬化，脾脏明显增大，考虑门脉高压，食道、胃底静脉曲张。

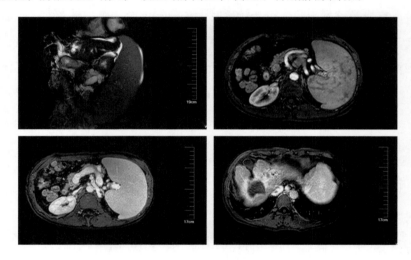

图 2-71 上腹增强 MR

完善术前准备后，于 2021-11-04 行腹腔镜脾切除＋贲门周围血管离断术

手术经过：

患者取人字位。于肚脐下行纵行切口 1 cm 长，术后可扩大该切口取出肝脏标本。气腹针建立人工气腹，建立气腹，将控制腹内压于 12 mmHg 水平。采用 Trocar 五孔法，A 孔位于脐左下方，作为观察孔。B 孔位于剑突与肚脐中点略偏右，C 孔位于右锁骨中线平脐处，D 孔位于左腋前线平脐水平，E 孔位于

左腋前线肋缘下 4 cm 处。A、B、C 孔均为 10 mm 孔径，必要时可轮流改为观察孔。D 为 12 mm 孔径，便于腹腔镜直线切割闭合器出入。E 孔 5 mm 孔径，为辅助操作孔。术中探查：腹腔少量积液，壁腹膜未见结节。肝脏暗红色，萎缩明显，明显硬化。肝 S_8 段隐约可见肝肿瘤治疗后改变，脾脏肿大明显，脾门处、冠状静脉丛及食管下段周边静脉曲张明显。其余脏器未见异常。提起胃大弯及横结肠，于中部打开胃结肠韧带，进入网膜囊，向左离断胃结肠韧带及脾胃韧带下段，结扎并离断胃网膜左血管，翻起胃，显露胰腺。观察胰腺上缘，于体尾部上缘脾动脉搏动明显处切开胰腺被膜，游离脾动脉，血管夹夹闭。托起脾下极，游离脾结肠韧带、脾肾韧带。进一步向右上方托起脾脏，游离脾后间隙，再切开脾蒂上缘与胃短血管之间的无血管区腹膜。完全松解脾蒂，建立脾蒂后隧道。丝线牵拉脾蒂，直线切割闭合器离断脾蒂。检查脾蒂止血满意。脾脏暂时推至盆腔。进一步游离贲门。再松解两侧膈肌脚，游离食管左右两侧及后方间隙，建立食管后隧道。提起整个食管下段完全显露冠状静脉丛。直线闭合器离断胃左血管，再向上方离断结扎食管下段周边穿支静脉、高位食管支及异位高位食管支，直至贲门上方 6 cm 处。脾脏装入标本带，剪碎后自脐下切口取出标本。手术顺利，术中失血约 100 mL。脾窝处留置腹腔引流管 1 根。术后第 3 天拔除引流管。患者恢复顺利。

【出院情况】

患者一般情况良好，无发热、咳嗽，无呕吐、腹痛、腹胀等不适，精神、饮食、睡眠好，大小便如常。查体：全身皮肤黏膜无明显黄染，腹平软，无压痛；敷料干燥固定，伤口愈合良好，无红肿、渗出。

【讨论与总结】

门静脉高压症可引起包括脾脏肿大、脾功能亢进、腹水和食管胃底静脉曲张等一系列病理生理改变从而导致相应的临床症状。由于这类患者往往伴随严重的肝硬化，肝功能大多明显受损，以致凝血功能障碍，且脾亢又经常引发血小板减少。重重叠加的危险因素导致患者容易出现食管胃底曲张静脉破裂出血。这是门静脉高压症极为凶险的并发症，首次发作的病死率高达 20%；即使经治止血后，1 年内再次出血率依然高达 60%，严重威胁患者的生命安全。医学发展至今，门静脉高压症已经有了多种疗法，包括药物治疗、内镜局部治疗、介入治疗和外科手术治疗等。其中脾切除联合贲门周围血管离断术仍是首选的治疗方法。因为该术式止血效果确切、操作简便、便于在基层医院推广，适用于急诊止血手术，因此在我国得到了广泛应用，多年来也的确取得了良好的临床疗效。遗憾的是，由于该手术的适用人群往往伴随长期的肝病基础，术前多合并贫血、低蛋白、凝血障碍等异常情况，传统的开腹手术虽然手术疗效确切，但是手术带来的创伤较大，术后并发症发生率也较多。患者术后恢复往往比较困难。得益于微创器械和腹腔镜技术的不断发展，外科医师把目光也投向了脾切除联合贲门周围血管离断术这一手术。近 20 年以来腹腔镜下脾切除联合贲门周围血管离断术得到迅速发展，这也符合外科微创化和快速康复的发展理念。

相比于传统的开腹下脾切除联合贲门周围血管离断术（open splenectomy and pericardial devascularization，SPD），文献报道显示腹腔镜脾脏切除及贲门周围血管离断术（laparoscopic splenectomy and pericardial devascularization，LSPD）优势明显。

（1）在腹腔镜手术中，得益于高清摄像头的清晰画面，术者手术视野开阔，可以快速浏览术野全貌并对出血局部重点检查，再加上摄像头的放大效果，一般都可以及时发现出血灶，使用各种能量器械往往能达到较好的止血效果，因此术中出血量较开腹手术少。这点对术前已经出现凝血功能障碍的患者来说显得尤其重要，因为术中持续的渗血会导致患者凝血功能恶化，甚至引发 DIC 等严重后果。

（2）腹腔镜手术天然具有创伤小、疼痛轻、美观等特点，患者对术后早期下床活动等医嘱的依从性更高，也更容易贯彻快速康复的理念。早期下床活动也将促进胃肠道功能恢复。首次肛门排气时间较开腹组明显缩短。

（3）腹腔镜手术创伤小，术后恢复快，这些显而易见的优势势必增强患者对治疗疾病的信心，进一步提高患者的依从性，缩短术后恢复时间。

　　LSPD 具有腹腔镜操作的复杂性和高风险性的特点，因此对手术的每一个细节都需要认真把控，尽量降低手术并发症的发生。患者的体位常常影响手术的进度。LSPD 术中良好的体位对于脾周韧带及重要解剖结构的显露产生很大的影响。常用的手术体位一般有：截石位、右侧卧位、右侧斜卧位几种。右侧斜卧位时可利用脾脏的重力下垂效果拓宽手术视野。助手将脾脏抬起并推向腹内侧，利于暴露脾肾韧带及脾蒂后方，减少了脾包膜损伤出血的风险。截石位利于暴露脾蒂、处理脾动脉；但不利于游离脾周韧带，特别是脾后韧带及血管时比较困难，还容易导致脾床血管出血。研究者团队一般采取"人"字位，患者平卧，取头高脚低位，向右侧倾斜约 30°。其实这是一种混合体位，融合了几种体位的优势，术中还能根据具体情况再调整手术台的角度，视野开阔，暴露脾周血管比较理想。

　　Trocar 一般多用五孔法。A 孔位于脐下，一般作为观察孔；B 孔位于剑突与肚脐中点处，C 孔位于右锁骨中线平脐处，D 孔位于左腋前线平脐水平，E 孔位于左腋前线肋缘下 2 ~ 3 cm 处。A、B、C 孔均为 10 mm 孔径，必要时可轮流改为观察孔。D 为 12 mm 孔径，便于腹腔镜直线切割闭合器出入。E 孔 5 mm 孔径，为辅助操作孔。腹腔镜显示屏置于患者头侧，主刀医师位于患者右侧，一助位于患者左侧，扶镜手位于患者两腿之间。术中气腹压力维持在 11 ~ 12 mmHg。Trocar 的位置绝非一成不变，而是要根据术中患者具体情况而灵活调整。因为患者脾脏大小各不相同，布孔位置要求距离脾脏有一定距离，避免 Trocar 误伤脾脏，且不利于术中操作。但是又不能太过远离脾脏，否则切脾后 Trocar 因距离贲门太远将难以处理贲门周围血管。假如患者脾脏较大超过肚脐，手术布孔时为避开脾脏可以先建立 C 孔进镜观察，C 孔为主刀的主操作孔，在布孔时就要考虑到断流术中器械需抵达贲门以上食管 5 ~ 6 cm 处方可。一助的操作孔位置同样也很重要。D 孔虽然为助手辅助操作孔，但切割闭合器自此孔进入最能贴合脾脏的弧度，所以需要 12 mm 的 Trocar，同时还要根据脾蒂的实际位置再微调 D 孔的最终部位，使得切割闭合器操作时能最大限度地贴合脾脏的弧度。因此 D 孔不急于一开始就布孔，可待松解胃结肠韧带显露脾蒂的实际位置后再相应调整 D 孔的位置。一助的 E 孔的主要任务是协助主刀显露手术视野。E 孔指向脾下极，可以从背侧向腹侧右侧抬起脾脏从而暴露脾脏外下方，便于主刀分离脾肾韧带、脾结肠韧带。因此 E 孔的位置应当布置于沿脾脏长轴方向，既能保证轻松抬起脾脏充分显露脾周韧带，又不会影响主刀视野。布孔前一定要先观察腹膜曲张静脉的分布情况，要避开这些危险区域否则容易引发大出血。手术结束拔出 Trocar 后还要再检查开孔处有无出血。

众所周知，LSPD 术中最大的风险就是大出血。究其原因，高危因素主要源自以下几方面：

（1）肝脏基础病变严重，合成功能明显下降，患者凝血功能受损。

（2）静脉壁因长期压力升高，迂曲扩张以致粘连后局部蔓延为球状，管壁极其菲薄，难以游离，触碰后容易发生出血。

（3）脾脏肿大明显，手术操作空间狭小受限，分离血管、控制出血等操作可谓难上加难。

（4）技术性出血，如器械引起脾损伤，超声刀离断后血管再出血，应用切割闭合器离断脾蒂时操作不当、血管钉闭合不牢引发凶猛的出血。出血的部位常见于脾蒂、胃短血管、食管下段、与周围组织粘连广泛的脾脏周围侧支等部位。针对这些出血的高危因素，术前要先做好围手术期的一般准备，纠正患者的凝血障碍、贫血等情况。血小板若低于 30×10^9/L，术前 30 分钟内应予补充。

切脾时，大多手术医师都主张先控制脾动脉。脾动脉先行阻断后再分离脾周韧带过程中出血将大为减少，显著降低中转率，即使出血也是脾脏内的无效血；更有甚者，阻断脾动脉后有利于脾血回输，脾脏体积进一步缩小，增加了手术操作空间，便于脾脏的托举等后续操作。离断左侧胃结肠韧带和胃网膜后，向右上方翻起胃，显露胰腺。由于腹腔镜的放大效果，大多可以在胰腺上缘观察到脾动脉主干的搏动。超刀切开胰腺被膜，钝性轻柔分离，游离出脾动脉主干用血管夹夹闭。脾静脉走行于胰腺背侧，一般位于脾动脉的足侧，两者间往往都有一定的间隙可供分离。但有时脾静脉紧邻脾动脉，二者关系甚为紧密，此种情况下盲目分离脾动脉过程中极易将损伤脾静脉造成大出血，导致中转开腹甚至更严重的后果。因此术者术前务必要仔细研读患者影像学治疗，对患者术野解剖了然于胸。术中解剖脾动脉时才能游刃有余，减少脾静脉损伤。若在胰腺上缘探查未能发现脾动脉时，可于脾门处找到脾动脉的分支血管，循该支血管向近端逐步探查脾动脉主干。使用电钩在动脉鞘内解剖主干更为安全，此时还要注意避免灼伤脾动脉。万一损伤到周围静脉出血，可先尝试纱布压迫，破口不大时有望止血成功。若脾动脉主干深藏胰腺组织内，显露十分困难，也可考虑使用 Prolene 线将脾动脉连同部分胰腺组织缝扎以控制脾动脉。这样也可极大地减少入脾血流。

　　控制入脾血流后，对于游离脾周韧带的入路问题研究者们也提出了各自的思路。部分术者采用前入路的方式。术中首先结扎脾动脉，再游离脾蒂后结扎离断脾蒂，在逐步离断脾周韧带最后切除脾脏。对血液系统疾病和脾脏良性肿瘤的患者来说，这种方式不失为一种合理的方法。但是对门静脉高压症的患者来说，脾脏淤血肿大导致脾静脉扭曲、移位，胃短血管区域静脉曲张严重，脾动脉常难以显露；脾蒂游离容易出血，中转开腹往往根源于此。有研究者提出后外侧入路的方式。沿脾床离断脾肾韧带，离断脾下极血管，继续游离脾床至脾脏上极；继而离断脾膈韧带。挑起脾脏后，再游离脾蒂后方组织，此时脾蒂周围间隙大增，可以从容处理脾蒂。在这一系列的游离过程中分离的组织的多为脾床周围疏松的结缔脂肪组织，结构疏松，血管分布少，存在很多天然的间隙，出血少。从而能为脾蒂和胰尾部的游离提供良好的手术视野和操作空间。总体来说，游离脾周时，应该按照由下向上、由前向后的顺序游离，先易后难，逐步游离。脾胃韧带头端附近的胃短血管极易壁薄，且往往行径较短，分离时稍有不慎就容易破裂出血。此处是除脾蒂之外最容易出血的部位，而且出血往往比较迅猛，再加上此处位于胃大弯、脾上极之间，空间狭小，腹腔镜下止血有相当的难度，也可能由此被迫中转开腹止血。为尽可能防止这种出血，可先不处理胃短血管和脾膈韧带。应优先游离脾蒂并离断后，再托起脾脏下极，这样更清楚地显露胃短血管，这时再去处理胃短血管和脾膈韧带将更加安全和快捷。

处理脾胃韧带时，应尽量贴近胃壁分离，因为曲张血管大部分为弯曲状态且远离胃壁，很难判断血管走向，离断浅面的血管的时候，分离钳可能损伤深面粘连致密的血管导致出血。分离脾结肠韧带时，助手向头侧托起脾脏，紧贴脾脏表面进行分离。此处一般为疏松无血管区，紧贴脾脏沿间隙游离不易出血。分离脾肾韧带时，一助需要将脾脏推向腹侧显露脾肾韧带，同样需要紧邻脾脏游离，但需要警惕的是当处理到接近脾蒂的部位时，主刀需警惕脾蒂处曲张的血管。

脾蒂是最容易出血的手术部位。脾蒂的处理方法有一级脾蒂离断和二级脾蒂离断法。两种方法都需要先游离脾蒂。胡三元等指出紧邻胃短血管足侧的脾胃韧带是无血管的腹膜，切开此处薄膜即可打开小网膜囊后壁，降低了手术风险，并称其为"很好的腹腔镜切脾的入路"。临床工作证实脾蒂上缘与胃短血管之间存在一个明显且固定的无血管区，而且此区域也会随着脾脏增大而扩大。术中操作时在此无血管区分离一般不易引发出血。游离脾肾韧带和脾结肠韧带后，再切开脾蒂上缘与胃短血管间的薄膜。此时将观察孔向左上方移动，以便更好地观察脾蒂。以金手指或吸引器头等钝头器械自脾脏后下方向右上方轻巧地钝性分离脾蒂，分开脾蒂与胰尾，当遭遇阻力时及时变更分离方向后再进行分离，避免盲目用力损伤脾蒂深面曲张增粗的血管，一旦引发大出血因暴露困难将难以止血。当金手指在脾蒂上方显露，则表明脾蒂后方隧道成功建立。再以丝线贯穿隧道悬吊脾蒂。

一级脾蒂离断法就是指此时使用腔镜下直线切割缝合器（Endo-GIA）离断脾蒂，此法安全确切，但是价格昂贵，而且由于闭合器很难完全贴合脾门弧度，脾蒂宽广的情况甚至需要钉合两次，更换钉仓时有出血风险。二级脾蒂离断法是彭淑牖教授在 1999 年首次报告。彭淑牖主张先不游离脾蒂，而是紧贴脾门逐根分离脾叶血管，逐步离断所有脾门血管。该法由于精细解剖脾门血管，止血非常确切，脾蒂术后残端出血风险大为减少。但是对于脾门血管迂曲粘连的情况不太适宜。对于脾蒂游离简单，脾门显露十分清晰的病例，可采用二级脾蒂离断法进行处理，血管夹夹闭血管。但是对于曲张血管迂曲成团，解剖困难的脾蒂，研究者认为不可强行分离，应该尽量减少游离离结扎粗大的血管的操作。在完成脾蒂后方隧道后，使用切割闭合器整体离断脾蒂更为安全，且能明显缩短手术时间，降低出血风险。

对于脾蒂宽大、游离过程出血风较大者，可考虑建立胰尾隧道，便于控制脾蒂血流。游离胰腺体尾部下缘，在胰腺与左肾静脉之间的间隙钝性分离建立隧道，再切开胰腺上缘，粗线通过胰后隧道悬吊胰腺，从而可控制脾动静脉血流。游离或离断脾蒂时遇到难以控制的大出血时，通过收紧粗线即可控制出血，减少了中转率。能起到阻断第一肝门的 Pringle 法的效果。

贲门周围的曲张静脉管壁薄而迂曲，术中分离时极易损伤血管而引发难以控制的大出血，常常导致中转开腹。但是无论静脉曲张多严重，食管下端与食管旁静脉及膈肌脚之间都存在一定的间隙，此间隙固定、疏松，自此分离可有效减少损伤静脉。断流前先紧贴胃壁离断胃大弯及胃底的血管。此时不急于处理容易出血的胃左血管及其胃支，而是先松解左侧膈肌脚，游离食管左侧及后方；继而再离断肝胃韧带显露右侧膈肌脚，分离出食管下端右侧间隙，从食管右侧上提食管，邻近食管后壁逐步游离达到食管左侧及后方的分离贯通，至此建立食管后隧道。食管后隧道一旦建立后，即可提起整个食管下段显露冠状静脉丛。此处多为曲张血管团，且粘连致密，逐根精细解剖离断困难，容易出血，可使用直线闭合器将胃左血管及其胃支一次性一并离断，这样可以极大地简化手术操作并增加手术的安全性。

离断冠状静脉丛以后，就可以翻起胃或悬吊食管牵拉食管，适度绷紧进入食管的穿支静脉。腹腔镜下局部解剖较开腹时更为清晰，可明确辨认食管旁静脉。在注意保护好食管旁静脉的情况下，向不同方向牵拉食管，逐根离断食管穿支静脉、高位食管支及异位高位食管支，充分游离贲门及食管下段 6 ~ 8 cm。最终达到在腹腔镜的观察下，纵隔深部区域无明显可见的穿支血管。

离断血管根据管径不同应该选择合适的器械。LigaSure 可使人体组织的胶原蛋白和纤维蛋白熔解变性，血管壁融合，实现血管腔永久性闭合。凝固强度可达到与缝线结扎等同，能耐受 3 倍的正常血管收缩压，可直接闭合直径不超过 7 mm 的血管。对血管的食管侧断端一般再用血管夹夹闭更为稳妥。超声刀游离胃、食管时注意工作面尽量远离食管；应"小步慢跑"，即每次操作时超声刀离断的组织应尽量少，逐步蚕食，这样可以减少出血，避免反复止血的操作，否则将欲速不达。

随着微创技术的发展，经过广大外科医师的不断努力，LSPD 目前已经取得了很大的发展。但是手术并发症发生率依然比较高，需要术者高度警惕。术中及术后出血是最为严重的并发症，处理不妥当甚至会危及生命。针对术中出血要注意做好以下防范措施：

（1）术前纠正凝血障碍。

（2）术中操作时动作轻柔，需牵拉组织显露血管时切记不可用力过猛，应温柔以待。托举脾脏的时候可用纱布保护脾脏，避免损伤。

（3）术中灵活调整体位。游离脾周韧带时可采用右侧卧位；而处理脾蒂时，可改为平卧位，更加充分地显露手术视野。

（4）备好开腹器械，随时做好中转开腹的准备。一助的配合也十分关键。一旦发生术中出血，不可慌乱，首先要避免镜头被血滴污染，吸引器间断吸引，迅速辨明出血点。一助手持的分离钳控制出血点，再用血管夹或超声刀或 LigaSure 止血。如出血仍难以控制，必须及时中转开腹。

术后出血多源自食管下段周边血管或脾蒂断端。在处理食管周边血管时一定要牢靠结扎，研究者习惯以血管夹阻断血管后再以超刀或 LigaSure 离断。还有部分术后出血系脾蒂断端渗血所致。手术关腹前应常规用温生理盐水冲洗腹腔，检查视野有无"红色飘带征"。若有则定要寻找出血点，防微杜渐。双极电凝在处理脾蒂断端渗血尤为有效，必要时以 Prolene 线缝合脾蒂断端。

术后胰液漏多因游离脾蒂时损伤胰腺，或离断脾蒂时距胰尾太近所致。游离脾蒂后方间隙时注意将胰尾与周边脂肪组织分离开，避免直接抓持胰腺组织。另外术中游离脾动脉时也先辨认胰腺轮廓，避免损伤胰腺组织。术后胰漏一般可通过生长抑素、持续冲洗等治疗促进愈合。胸腔积液主要是膈肌受刺激所致。少量积液可自行吸收，积液较多可行胸腔积液穿刺引流。

门静脉系统血栓形成（PVST）也是 LSPD 术后常见并发症，虽然给予常规抗凝治疗，但发生率依然较高。有文献报道，腹腔镜脾切术后 PVST 发生率要明显高于开腹术式。患者术前多合并原发性凝血活化，还伴有纤溶蛋白抑制剂的合成与释放减少。长期门静脉压力升高还将导致门静脉系统血管炎症以及血管内皮损伤，呈"动脉粥样硬化样"改变，部分内皮细胞脱离，胶原暴露，激活了内外凝血机制。因而门静脉系统成为血栓多发部位。LSPD 术后门静脉压力下降，导致门静脉系统血流速度减慢，甚至出现局部涡流，构成了门静脉血栓的血流动力学基础；与此同时残留的脾静脉形成较大的盲袋，从而血液淤滞，很容易形成血栓。脾切除术后虽然血小板明显升高，但是目前对于血小板与术后门静脉血栓形成关系尚存在争议，有待进一步研究。术后 PVST 的形成很大程度是血小板的异常活化的结果而非血小板数量增加的结果。研究者建议术后常规行多普勒彩色超声检查门静脉系统，术后在无出血征象时早期（3 天内）给予抗凝药物治疗，以期达到预防 PVST 形成的目的。但是对慢性门静脉血栓，抗凝治疗还要考虑用药安全问题，不能盲目对所有患者予抗凝治疗。目前尚缺乏相应指南指导门静脉血栓形成的预防和治疗。

结论：腹腔镜脾切除术联合食管贲门血管离断术在临床上是可行的、安全的、有效的手术方法。相比传统开腹手术，腹腔镜手术具有创伤小、恢复快等优点。术中应仔细解剖脾周韧带，重点是对脾蒂的游离和离断操作。采用 LigSure、Endo-GI 或二级脾蒂离断法都是安全可行的方法。术中、术后要严格止血，保护胰腺，防治出血、胰漏、门静脉血栓等并发症。

〔知识链接〕

中国是世界上乙型肝炎的高发国家，大约 4 亿人群罹患各类肝病。门静脉高压症是肝炎肝硬化患者最常见的一种综合征。随着医学的不断发展，内镜下治疗、外科手术和介入治疗是目前治疗该疾病的主要办法。虽然内镜和介入治疗对门静脉高压症已经取得了很大的进展，但是外科手术仍是关键的治疗手段。外科手术的主要目的是预防和控制食管胃底曲张静脉破裂出血。常见的术式有门体分流术、断流术、脾切除和肝移植。早在 40 年前我国已故裘法祖院士首先提出了脾切除联合贲门周围血管离断术（splenectomy and pericardial devascularization，SPD）治疗门静脉高压症。与分流手术相比，SPD 的止血效果确切，危险性小，适应证宽，因此 SPD 仍是目前预防和治疗门静脉高压症合并上消化道出血的主要治疗手段之一。

SPD 一方面能解除因脾功能亢进所导致的血细胞三系下降，还可以大为改善患者的肝功能，提高患者的肝功能储备和营养代谢水平。转化生长因子 $-\beta_1$（TGF-β_1）是目前已知的最强的促进肝纤维化的细胞因子，还有抑制肝细胞再生的能力。脾功能亢进时，脾脏中巨噬细胞分泌的 TGF-β_1 等细胞因子由于肝 – 脾相互作用的关系促进肝纤维化进程，削弱肝再生能力。脾切除有利于肝硬化进程的转归。此外，门静脉系统压力上升将增强肝星状细胞的活性，同时活化脾细胞。脾切除除了能消除直接来源于脾脏的 TGF-β_1，还能通过降低门静脉压力的方式间接降低肝星状细胞的活性，从而使得肝星状细胞分泌的 TGF-β_1 减少，进一步改善肝纤维化。

门静脉高压的患者脾动脉也会相应增粗扩张，从而引发"脾动脉盗血综合征"（splenic artery steal syndrome，SASS）。Langer 于 1990 年总结了 SASS，即粗大的脾动脉与肝动脉竞争供血，减弱了入肝的动脉血流，造成肝细胞缺血缺氧，最终导致肝脏或胆管系统出现缺血性损害。后续更多的研究发现对肝硬化患者来说，打破 SASS 状态后肝脏供血供氧能明显改善，促进肝功能进一步恢复。SPD 对于肝硬化患者来说，消除了脾静脉供血，致使门静脉灌注显著减少，降低门脉压力，而且阻断了门静脉异常的侧支循环血管又保留正常的分流，可以进一步降低门静脉压力；对于肝动脉来说，离断扩张的脾动脉，将直接增加肝动脉血流；如此双管齐下，大大改善了肝脏的血液供应，有助于改善肝功能。

随着微创技术的不断发展，1991 年 Delaitre 等首次完成了腹腔镜脾切除。1995 年 Kusminsky 等经手助腹腔镜行断流术取得成功，从此揭开了腹腔镜下治疗门静脉高压症的序幕。2004 年，张雪峰等在国内最早报道了手助腹腔镜脾切除联合门奇断流术（附 12 例报告）。2005 年，鲁发龙等又完成了国内首例腹腔镜脾切除联合贲门周围血管离断术。自此 LSPD 在我国开始蓬勃发展。

　　LSPD 按微创技术的不同可分为全腹腔镜术、手助腹腔镜术、免气腹腹腔镜术。近年来机器人辅助的腹腔镜手术的应用和开展，为门脉高压的治疗提供了新思路。手助腹腔镜术是指手术医师将一只非优势手借助手助设备（Hand-port）通过腹壁小切口进入腹腔，辅助手术进行。腹腔镜最大的弊端之一就是缺乏手的真实触感，而 Hand-port 可以弥补这一不足。术者的手可以触碰腹腔脏器，凭手指的触觉对组织性质以及与周围重要管道的毗邻关系做出准确的判断，有助于腹腔镜下的精准操作。不仅如此，更重要的是，手指的灵活性是器械无法比拟的。术者的手伸入腹腔，可直接进行组织的牵拉和暴露，远胜于传统器械的效果。从而暴露一些位置深在通常难以显露的部位，大大降低术中出血的风险，尤其适用于那些脾脏巨大，占据了很多空间，脾周韧带显露困难的患者。手术安全性明显提高。美中不足的是，手助设备需占据一个辅助小切口，但相较传统开腹手术而言，仍具备微创的特色。

　　免气腹术是利用特殊装置机械性的提拉前腹壁增大腹腔容积，从而代替气腹满足腹腔镜手术所需空间。该技术有效避免了气腹引发的一系列并发症，进一步提高了手术安全性，减少了术后并发症。遗憾的是，免气腹术无可避免地会损伤腹壁，而且腹腔空间的提升有限，手术视野显露不够。这些缺点都限制了此技术的进一步应用，有待其进一步完善。

　　机器人手术主要优点在于：画面清晰稳定，可进行更为精细的操作；术者舒适，不易疲劳；可行远程遥控手术。但是现阶段机器人系统的操作系统仍不够完善，设备昂贵，手术时间长。随着机器人技术的进一步发展，未来将大有可为。

　　LSPD 关键点在于安全的离断脾蒂及处理冠状静脉丛。围绕这 2 个技术要点已有大量文献报道如何提高安全性，减少并发症。全腹腔镜下 LSPD 发展至今技术已经比较成熟，大量的临床实践已经证明 LSPD 是安全的、可行性较强的手术。但是术后门静脉系统血栓形成（PVST）发生率较高。研究显示年龄超过 50 岁和门静脉主干内径高于 11 cm 是 PVST 的独立危险因素。同时具两项及以上的患者更是术后 PVST 的高危人群。还有门静脉主干血流速度低于 18 cm/s 也是独立危险因素。增宽的门静脉主干内径及其减慢的血流速度也间接反映了肝硬化门静脉高压的严重程度。此外，气腹的建立可能会引起凝血系统的功能改变。腹腔镜手术的头高位本身也使得门静脉血流量显著减少，进一步降低门静脉血流速度。总之，术者要高度警惕 LSPD 术后 PVST 的发生，注意甄别患者有无以上高危因素，术后渗血不明显者可以常规抗凝预防。

〖 参考文献 〗

［1］TOSHIKUNI N，TAKUMA Y，TSUTSUMI M. Management of gastroesophageal varices in cirrhotic patients：current status and future directions ［J］. Ann Hepatol，2016，15（3）：314-325.

［2］杨镇，裘法祖. 脾切除贲门周围血管离断术治疗门静脉高压症的疗效［J］. 中华外科杂志，2000，38（9）：645-648.

［3］HABERMALZ B，SAUERLAND S，DECKER G，et al. Laparoscopic splenectomy：the clinical practice guidelines of the European Association for Endoscopic Surgery（EAES）［J］. Surg Endosc，2008，22（4）：821-848.

［4］贾忠，王许安，封光华. 腹腔镜下门脉高压治疗现状及其展望［J］. 医学研究杂志，2008，37（11）：12-14.

［5］王广义，蒋超. 腹腔镜脾切除技术演进与实践［J］. 中华肝脏外科手术学电子杂志，2017，6（4）：241-244.

［6］魏艳奎，余海波，田广金，等. 前入路与后外侧入路腹腔镜脾切除治疗区域性门静脉高压［J］. 中华肝胆外科杂志，2018，24（6）：391-394.

［7］王连臣，张光永，胡三元. 脾血管解剖学研究与腹腔镜脾脏外科［J］. 腹腔镜外科杂志，2008，13（3）：266-268.

［8］彭淑牖，彭承宏，陈力，等. 避免损伤胰尾的巨脾切除术 – 二级脾蒂离断法［J］. 中国实用外科杂志，1999，19（12）：758-759.

［9］HATZIDAKIS A, KOUROUMALIS E, KEHAGIAS E, et al. Acute TIPS occlusion due to iatrogenic artefiovenous shunt in a cirrhotic patient with total portal vein thrombosis［J］. Interv Med Appl Sci, 2015, 7（4）: 166-170.

［10］STINE JG, SHAH PM, CORNELIA SL, et al. Portal vein thrombosis, mortality and hepatic decompensation in patients with cirrhosis: a meta-analysis［J］. World J Hepatol, 2015, 7（27）: 2774-2780.

［11］SILVA-NETO WDE B, CAVARZAN A, HERMAN P. Intra-operative evaluation of portal pressure and immediate results of surgical treatment of portal hypertension in schistosomotic patients submitted to esophagogastric devascularization with splenectomy［J］. Arq Gastroenterol, 2004, 4l: 150-154.

［12］WANG L, LIU G J, CHEN YX, et al. Combined use of D-dimer and P-selectin for the diagnosis of splenic or portal vein thrombosis following splenectomy［J］. Thrombo Res, 2010, 125（5）: e206-e209.

［13］裘法祖. 进一步探讨门静脉高压症食管胃底曲张静脉破裂大出血的外科治疗措施［J］. 中华外科杂志, 1981, 19（2）: 193-193.

［13］ASANOMA M, IKEMOTO T, MORI H, et al. Cytokine expression in spleen affects progression of liver cirrhosis through liver-spleen cross-talk［J］. Hepatol Res, 2014, 44（12）: 1217-1223.

［14］LANGER R, LANGER M, NEUHAUS P, et al. Angiographic diagnostics in liver transplantation. Part Ⅱ: angiography after transplantation［J］. Digitale Bilddiagn, 1990, 10（3-4）: 92-96.

［15］DELAITRE B, MAIGNIEN B, ICARD P. Laparoscopic spelenctomy［J］. Br J Surg, 1992, 79: 1334.

［16］KUSMINSKY RE, BOLAND JP, TILLEY EH, et al. Hand-assisted laparoscopic splenectomy［J］. Surg Laparosc Endosc, 1995, 5（6）: 463-467.

［17］张雪峰，金红旭，李瑾，等. 手助腹腔镜下脾切除门奇断流术（附12例报告）［J］. 中华消化外科杂志，2004，3（4）：247-249.

［18］鲁发龙，陶凯雄，王国斌. 腹腔镜脾切除联合贲门周围血管离断术的临床应用［J］. 中国微创外科杂志，2005，5（1）：54-55.

［19］JIANG GQ，BAI DS，CHEN P，et al. Risk factors for portal vein system thrombosis after laparoscopic splenectomy in cirrhotic patients with hypersplenism［J］. J Laparoendosc Adv Surg Tech A，2016，26（6）：419-423.

［20］BAIXAULI J，DELANEY CP，SENAGORE AJ，et al. Portal vein thrombosis after laparoscopic sigmoid colectomy for diverticulitis：report of a case［J］. Dis Colon Rectum，2003，46（4）：550-553.

［21］王连臣，张光永，胡三元. 脾血管解剖学研究与腹腔镜脾脏外科［J］. 腹腔镜外科杂志，2008,13（3）：266-268.

［22］STINE JG，SHAH PM，CORNELIA SL，et al. Portal vein thrombosis，mortality and hepatic decompensation in patients with cirrhosis：a meta analysis［J］. World J Hepatol，2015，7（27）：2774-2780.

>>> 赵超尘

病例 19　经腹腔镜腹腔探查＋阑尾切除术

Case nineteen

【病历概述】

患者女，33 岁。

主诉：右下腹疼痛 5 天。

现病史：患者于 5 天前无明显诱因出现右下腹痛，呈间歇性绞痛，无会阴部放射痛，无畏寒、发热、咳嗽、咳痰，无恶心、呕吐、腹泻，无心悸、气短，无呼吸困难，无尿频、尿急、尿痛及血尿，未予重视处理。1 天前腹痛症状加重，遂来我院（深圳市龙岗区妇幼保健院）门诊就诊，门诊查彩超提示右中腹部局部肠管壁增厚，建议进一步检查。右下腹阑尾区未见明显包块声像。子宫未见明显异常。双侧附件区未见明显包块声像。查下腹部 CT 提示：①阑尾粪石、阑尾炎；②左侧重复肾可能，必要时进一步检查。门诊以"腹痛查因，阑尾炎？"收入院。发病以来患者精神、食欲、睡眠一般，小便正常，体重无明显变化。

查体：腹软无膨隆，未见肠型及蠕动波，未见腹壁静脉曲张，肝脾肋下未触及，肝浊音界存在，肝肾区及膀胱区无叩击痛，输尿管走行区无压痛，墨菲征（－），右下腹麦氏点压痛反跳痛阳性，闭孔内肌实验（－），结肠充气实验（－），腰大肌实验阴性，无肌紧张，肠鸣 3 ~ 5 次 / 分，移动性浊音（－）。

辅助检查：

2022-03-08 我院血常规：白细胞 10.25×10^9/L，中性粒细胞 7.83×10^9/L，C– 反应蛋白 37.92 mg/L。

2022-03-08 我院彩超：右中腹部局部肠管壁增厚，建议进一步检查。右下腹阑尾区未见明显包块声像。子宫未见明显异常。双侧附件区未见明显包块声像。

2022-03-08 我院下腹部 CT：①阑尾粪石、阑尾炎；②左侧重复肾可能，必要时进一步检查。

〔诊断思路〕

初步诊断：腹痛查因：阑尾炎？

诊断依据：阑尾炎的诊断主要依靠病史、临床症状、体格检查及实验室检查。以转移性右下腹痛、麦氏点压痛反跳痛、血象升高最为典型。全身症状主要是炎症较重的患者可有发热，一般 38.0℃ 左右，阑尾穿孔时体温可达 39.0 ~ 40.0℃。部分患者常有胃肠道症状，多为轻度厌食、恶心、呕吐、腹泻。该患者右下腹麦氏点压痛反跳痛阳性，血常规：白细胞 10.25×10^9/L，中性粒细胞 7.83×10^9/L，C- 反应蛋白 37.92 mg/L。下腹部 CT：阑尾粪石、阑尾炎。依据入院检查基本可以诊断阑尾炎。

鉴别诊断：

1. 妇产科疾病

女性患者需要和卵巢囊肿蒂扭转、异位妊娠破裂相鉴别。异位妊娠破裂表现为急性发病，突然下腹痛，有停经史或引导不规则出血，HCG 明显升高。卵巢囊肿蒂扭转有明显而剧烈腹痛，腹部或盆腔检查时可扪及肿块，压痛明显。超声检查有助于鉴别诊断。

2. 右侧输尿管结石

多呈突然出现的右下腹部局烈绞痛，疼痛会向会阴部、外生殖器放射。无明显压痛点，肾区压痛可为阳性，尿检为多量红细胞，超声和 X 线平片可见结石影。

最终诊断：阑尾炎。

〔治疗经过〕

术前讨论：

血象升高、转移性右下腹痛、麦氏点压痛、反跳痛对阑尾炎的诊断意义非常重要。70% ~ 80% 阑尾炎患者有转移性右下腹痛，确有小部分病例发病是右下腹痛。部分患者常常伴随胃肠道症状如恶心、呕吐、腹泻等，一般症状较轻。阑尾炎的诊断影像学诊断可作为参考。该患者发病是右下腹痛，需要和输尿管结石、卵巢囊肿破裂、异位妊娠等相鉴别。结合患者病史及临床检查该患者基本上考虑阑尾炎可能。患者腹痛 5 天，已经失去 3 天内最佳手术时间，需要考虑有无阑尾周围脓肿形成。诊断阑尾炎后，首选诊治方法为阑尾切除。阑尾炎手术的方法可选择传统手术切除或腹腔镜阑尾切除。腹腔镜手术术中探查、鉴别诊断比较方便，对肠道干扰小，伤口小、术后恢复快。但是对腹腔粘连严重、阑尾周围脓肿严重常常需要转开腹手术。

该患者最终选择经腹腔镜腹腔探查术 + 阑尾切除术。手术过程顺，术后恢复好，术后病理：急性单纯性阑尾炎，腔内粪石堵塞。

手术经过：

全身麻醉，仰卧位。脐孔上缘做腹腔镜做观察孔置入 10 mm Trocar，根据习惯分辨选取左右两侧穿刺点置入 5 mm Trocar 做操作孔，气压维持在 10 ~ 14 mmHg。头低脚高，右侧升高体位。

探查见腹腔肠管与网膜少许粘连，腹腔少量黄色脓液，阑尾位于回盲后位，镜下阑尾远端充血、肿胀，少许黄色黏稠脓苔附着，盆腔少许脓液，肝下、双侧腹肠管处无明显脓液。超声刀离断并电凝阑尾系膜，钛夹结扎阑尾根部，在结扎处远端约 1.0 cm 再上钛夹，与两者之间超声刀切断阑尾。经 10 mm Trocar 处取出阑尾。吸尽腹腔积液，抽取部分做培养，检查腹腔内未见活动性渗血，排出二氧化碳气体，依次拔出 Trocar，清点器械无误，缝合切口。手术过程顺利，麻醉满意，术中未损伤肠管、血管，出血 5 mL。

术后阑尾标本大小约 6.0 cm × 1.5 cm。远端粗大，见直径 5 ~ 6 mm 粪石。术毕，患者术毕患者清醒，生命体征平稳，安返病房。

〔出院情况〕

患者术后恢复好，术后第 1 天即恢复肠动力，开始进食，第 3 天早上即出院。

〔讨论与总结〕

急性阑尾炎的手术治疗为首选治疗方案，一旦确诊，应早期施行阑尾切除术。手术越早，手术操作越简单，且术后并发症少、恢复快。阑尾穿孔、化脓、坏疽时阑尾周围粘连严重，明显增加手术难度，术后并发症也会增加，应早期积极应用抗生素，有助于防止术后感染的发生。如果术中发现腹腔感染严重需要放置引流管引流。

对于该患者虽然腹痛 5 天，但是，全身症状不严重，CT 考虑粪石性阑尾炎，未见腹腔脓肿形成，手术阑尾切除仍为首选治疗方法。

腹腔镜手术术中探查、鉴别诊断比较方便，对肠道干扰小，伤口小、术后恢复快。但是对腹腔粘连严重、阑尾周围脓肿严重常常需要转开腹手术。结合该患者病史及临床检查可以选择腹腔镜阑尾切除术。

急性阑尾炎并发症、可能的意外及防范措施：

1. 腹腔脓肿

多为重型阑尾炎并发症也可为阑尾炎术后并发症，阑尾炎未及时治疗容易导致腹腔脓肿，尤其是高龄、产后、免疫力低下患者。脓肿最常见于阑尾周围，也可在肠间隙、盆腔、膈下。根据脓肿部位不同，临床表现稍有不同，最常见有腹痛、全身中毒症状。腹部 CT 和超声检查可明确诊断，已经诊断需要穿刺抽脓、脓腔冲洗，严重病例需要置管引流或者切开引流。腹腔脓肿炎症粘连较重，无论穿刺抽脓、置管引流还是切开引流，都需要超声定位，小心防止副损伤、保护肠管。防止腹腔脓肿最好的方法就是一经诊断阑尾炎及时手术，穿孔、化脓、坏疽性阑尾炎症要及时规范应用抗生素。

2. 切开感染

为阑尾切除术后最常见并发症。多见于化脓性、坏疽性阑尾炎，规范操作、合理应用抗生素可有效减少切开感染的发生。切开感染的临床表现为术后 2 ~ 3 天开始切口胀痛、跳痛，局部红肿，压痛强阳性，可伴有全身症状。处理原则：减压、排脓、及时换药，治疗效果好。

3. 出血

阑尾炎术后出血多为系膜血管出血，表现为腹痛、腹胀、出血性休克等。一旦出现需要立即输血、补液纠正休克，紧急手术止血。术后出血关键在于预防，系膜结扎确切，操作规范。

可能出现的意外情况：患者腹痛时间长，阑尾肿大增粗常明显且 CT 提示阑尾粪石，如为阑尾根部粪石堵塞，有阑尾化脓穿孔可能，周围小肠、大网膜粘连可能小较大，术中分离阑尾时注意周围脏器保护，游离残端后仔细辨认阑尾根部情况，若使用钛夹夹闭欠满意或不能夹闭时可行丝线套扎，避免术后阑尾残端瘘。仔细探查盆腔、右侧结肠旁沟、肝下缘，充分抽吸腹、盆腔各处积液，必要时术后放置引流管，术后注意观察引流液变化，若引流液呈脓性且引流量较多可延长或升级抗生素应用。

除该病例外，临床也有一些特殊类型的阑尾炎需要注意：

小儿急性阑尾炎：急性阑尾炎是小儿最常见外科急腹症，3 岁以下婴幼儿患病较少。小儿大网膜发育不全，局限能力差，不能起到足够的保护作用。小儿阑尾壁薄、机体抵抗力低、患儿不能清晰描述病史、不能配合查体，症状、体征不典型，所以容易出现阑尾穿孔，并发症也高。右下腹局部压痛、肌紧张是小儿阑尾炎的重要体征，虽然有的患儿右下腹体征不典型、不明显，但是经过仔细询问病史、查体，结合临床检查仍然不难做出诊断。

妊娠期急性阑尾炎：较常见。妊娠早期阑尾炎诊断相对较容易，可以采取腹腔镜阑尾切除术，手术简单、损伤小、恢复快，利于腹腔探查。妊娠中后期子宫增大较快，盲肠、阑尾被增大子宫推挤向外上，腹腔容积增大，腹部抬高，此类患者常常体征不典型。加上此期患者子宫进入腹腔，炎症不容易备包裹、局限，导致妊娠中后期急性阑尾炎难以诊断，腹腔感染难以控制，并且炎症的刺激容易导致流产或早产。开腹手术的切口须适当偏高，尽量减少刺激子宫。术前请妇产科医生会诊协助诊治，手术前后使用广谱抗生素，加强术后护理。为减少对自攻钉刺激，尽量不用腹腔引流。

老年人急性阑尾炎：老年人常伴有动脉硬化、高血压、糖尿病等，加上对痛觉不明、腹壁肌肉松弛、薄弱，急性阑尾炎时常主诉不强烈，体征不典型，临床表现轻病理表现重，易导致阑尾缺血坏死，容易漏诊、延误治疗。一旦诊断应及时手术。

>>> 　石长勇

【 病历概述 】

患者男，67 岁。

过敏史：无药物过敏史。

主诉：间断上腹痛半年余。

现病史：患者于半年前无明显诱因出现上腹部疼痛，呈间断性胀痛，伴恶心及反酸，无腹泻，无呕血及黑便，无胸闷气促，无胸痛，无尿频尿急尿痛，遂来我院（孝感市中心医院），门诊行胃镜检查示：胃体溃疡，病检提示腺癌，今为求进一步诊治，门诊以"胃体恶性肿瘤"收入我科（普外科）。起病来，精神尚可，睡眠饮食欠佳，大小便可，体力下降，体重无明显变化。

既往史：否认高血压，糖尿病，冠心病等病史。

查体：T 36.4℃，P 86 次 / 分，R 18 次 / 分，BP 135/85 mmHg，Wt 48 kg。

辅助检查：

我院门诊行胃镜检查示（图 3-1）：胃体溃疡并出血，病理示腺癌可能性大。

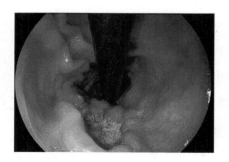

图 3-1 胃镜示胃体前壁可见一溃疡，大小约 3.0 cm×4.0 cm

【诊断思路】

诊断：胃癌。

诊断依据：患者因"间断上腹痛半年余"入院，我院门诊行胃镜检查示：胃体溃疡并出血，病理示腺癌可能性大，故考虑。

【治疗经过】

入院后完善相关检查胸部 CT 平扫、腹部增强 CT（图 3-2）、心脏彩超、血管彩超、肺功能等。

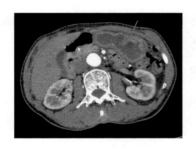

图 3-2　腹部增强 CT 提示胃体小弯侧胃壁增厚伴周围淋巴结肿大

手术经过（图 3-3～图 3-13）：

探查腹腔见肿瘤位于胃体小弯侧，腹腔未见肿瘤种植及远处转移，拟行腹腔镜下全胃切除术。

悬吊肝脏后，先从横结肠系膜左侧开始向左切开胃结肠韧带游离至结肠脾区，显露胰尾，从胰尾下缘过渡到胰尾上缘至胃网膜左血管区，结扎胃网膜左血管，完成第 4sb 组淋巴结清扫。继续向头侧游离至胃底及贲门左侧，结扎胃短血管，完成胃短血管、贲门左区第 4sa、2 组淋巴结清扫。

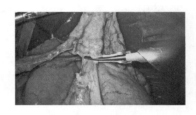

图 3-3　从横结肠系膜左侧开始向左切开胃结肠韧带

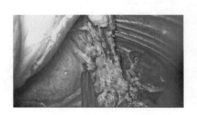

图 3-4　显露胃网膜左血管，清扫第 4sb 组淋巴结

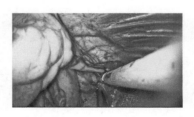

图 3-5　结扎胃短血管，完成第 4sa、2 组淋巴结清扫

向横结肠右侧切开胃结肠韧带，分离胃系膜和横结肠系膜的融合间

隙至十二指肠外侧，结扎胃网膜右血管，完成幽门下区第 6 组淋巴结清扫。在胰头十二指肠间沟由胰腺下缘过渡至胰腺上缘，清扫幽门上区第 5、12a 组淋巴结。在十二指肠后壁与胰腺之间扩展手术层面并显露胃十二指肠动脉。在该动脉前方垫腔镜纱后将胃放下，并在十二指肠上方的无血管区剪开肝胃韧带，显露腔镜纱后离断十二指肠。

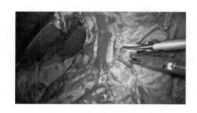

图 3-6　显露并结扎胃网膜右血管，清扫第 6 组淋巴结

从胰腺弓背处最高点打开胰前间隙并逐步扩展至胰后间隙，显露 Gerota 筋膜，在该区域中定位肝总动脉、脾动脉起始段、胃左血管。以肝总动脉为线索向肝固有动脉方向清扫 8a 组淋巴结并显露门静脉左侧壁，而后沿脾动脉起始段向远端游离 11p 及 11d 组淋巴结，在 Gerota 筋膜处清扫第 9 组淋巴结并根部离断胃左动静脉，清扫第 7 组淋巴结。

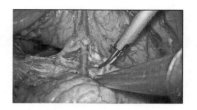

图 3-7　结扎胃左静脉及动脉，清扫第 7 组淋巴结

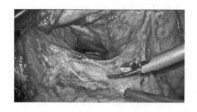

图 3-8　胰腺上缘游离，清扫 8a 组淋巴结

在右侧膈肌脚向头侧游离至贲门右，清扫第 1、3 组淋巴结。

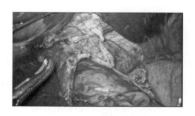

图 3-9　游离至贲门右，清扫第 1、3 组淋巴结

游离并裸化食管下端，贲门处系绳牵拉以备吻合。在距离屈氏韧带约 15 cm 处游离小肠系膜血管并结扎，切割缝合器切断小肠。将远端小肠提至食管下端，小肠与食管下端行侧侧吻合（overlap 吻合）。距离吻

合口约 40 cm 处，将近端小肠与远端小肠行侧侧吻合，吻合口缝合加固，关闭系膜孔。

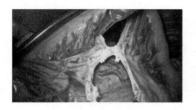

图 3-10 游离小肠系膜

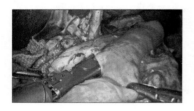

图 3-11 食管下端与空肠 overlap 吻合

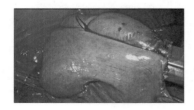

图 3-12 近端小肠与远端小肠侧侧吻合

将标本装入标本袋，扩大脐部切口取出标本。检查腹腔无异常后，缝合关闭各切口。

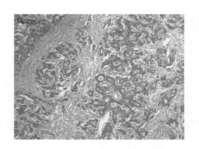

图 3-13 术后病检

胃切除标本：①（胃）浸润性腺癌（溃疡型肿物，大小约 5 cm×4 cm，低分化管状腺癌，可见脉管及神经侵犯）穿透肌层累及浆膜（pT_{4a}）。②贲门切缘及幽门切缘未见癌组织；大网膜未见癌组织。③（小弯侧）淋巴结 18 枚，2 枚见癌组织转移。④（大弯侧）淋巴结 14 枚，未见癌组织。

免疫组化：1 号 Ki-67 LI 约（70%），MLH1（+），MSH2（+），MSH6（+），PMS2（+），S-100（神经+），P53（散在+，野生型），P16（-），CD31（脉管+），Arg-1（-），Glypican-3（-），HER-2（0）。

术后病理分期：$T_{4a}N_1M_0$。

【出院情况】

患者术后第三天饮水，第四天流质饮食，术后一周过渡到半流质饮食，术后第 9 天患者恢复良好，办理出院。

〖 讨论与总结 〗

淋巴结转移是影响胃癌患者预后最重要的因素之一。中国临床肿瘤学会（CSCO）和日本胃癌学会（JGCA）的胃癌治疗相关指南均推荐进展期胃癌行 D_2 根治术。近年来，西方国家也逐渐把 D_2 淋巴结清扫作为治疗局部进展期胃癌的推荐手术范围。局部进展期胃上部癌是否需要行脾门淋巴结清扫（第 10 组淋巴结）一直是外科争议的话题。CLASS-04 研究则比较了腹腔镜与开腹手术在局部进展期胃上部癌保脾 No.10 淋巴结清扫的临床疗效，结果显示，进展期近端胃癌脾门淋巴结转移率为 8.1%，术后总并发症发生率为 13.6%，严重并发症发生率为 3.3%，证明了由经验丰富的团队实施该术式是安全可行的。近年来，以吲哚菁绿为代表的荧光显影剂与近红外光成像技术的结合，实现了术中淋巴结精准定位及荧光实时导航。日本学者开展的多中心临床研究，通过黏膜下注射染料和放射性示踪剂预测前哨淋巴结，证明了前哨淋巴结导航技术应用于早期胃癌中具有提高淋巴结清扫数目的优势。黄昌明教授开展的临床研究证实，ICG 荧光示踪能显著提高胃癌 D_2 根治术的淋巴结清扫数量和准确性，且不增加术后并发症。

全腔镜下全胃切除吻合方式：

随着腹腔镜技术的成熟，许多外科医生开始从传统的辅助切口消化道重建转向选择全腹腔镜下的消化道重建。研究结果表明，与腹腔镜辅助远端胃癌根治术（LADG）相比，全腹腔镜远端胃癌根治术（TLDG）手术时间更短、美容效果更佳、术后生活质量更高，切口并发症发生率更低，尤其适合肥胖患者，其消化道吻合的便捷性更高。在此基础上，韩国腹腔镜胃肠手术协作组（KLASS）联合中国 CLASS 研究组发起了 KCLASS-01 研究，对比 TLDG 与 LADG 两种手术术后患者满意度以及术后生活质量。目前，该研究已经完成入组，将为远端胃手术的全腹腔镜下吻合提供高级别证据。与远端胃癌切除相比，腹腔镜全胃切除经上腹部辅助切口进行食管空肠吻合的难度更大，尤其对于肋弓窄、食管切缘较高、肥胖的患者。因此，各种腔内食管空肠吻合方式应运而生，各种吻合技术各有优劣，目前尚无标准术式，需要进一步进行高质量的临床研究加以验证。研究者团队研究结果表明，腔内食管空肠吻合与经辅助切口食管空肠吻合在安全性方面相当。而在全腔镜吻合中，腔内 Overlap 食管空肠吻合较 OrVil 吻合更安全、更具开展潜力，值得进一步探索优化。同时，研究者团队通过对全国 200 多位胃肠外科同道的调研结果显示，腹腔镜全胃切除食管空肠 Overlap 吻合术中最困难、最耗时的步骤为将钉砧置入食管腔以及共同开口的关闭，最担心的吻合并发症为食管、空肠被戳破及形成食管"假道"，最严重的术后并发症为食管空肠吻合口漏。因此，研究者团队设计了一款辅助引导食管空肠 Overlap 吻合的引导管（OGT），该设计通过 OGT 与胃管对接增加了钉砧置入食管腔的可控性，从而提高钉砧置入食管腔的一次性成功率并避免食管"假道"形成，最大程度减少食管损伤、最大限度缩小共同开口，进而降低共同开口关闭难度、缩短吻合时间、降低吻合风险。

〔知识链接〕

中国是全世界胃癌发病率和病死率最高的国家，2020 年中国新发病例 47.9 万人，新发死亡病例 37.4 万人，在全世界占比分别为 43.9% 和 48.6%。同为胃癌高发地区，日本与韩国新发病例以早期胃癌为主，而中国则以进展期胃癌为主。在胃癌的综合治疗中，外科手术仍然是胃癌治疗的核心。随着科技的进步和外科技术的发展，胃癌微创外科在过去的 20 年里得到了长足发展。自从 1994 年 Kitano 等首次报道腹腔镜辅助胃切除术治疗早期胃癌以来，腹腔镜胃癌手术迅速发展，尤其在中、日、韩等胃癌高发国家。

随着腹腔镜远端胃切除手术治疗胃癌的技术难题逐渐被攻克，胃癌外科医生把技术研究转向了手术难度更大的腹腔镜全胃手术。日本和韩国都相继启动了关于腹腔镜全胃切除术的临床研究。韩国的 KLASS-03 研究率先证实了早期胃上部癌行腹腔镜与开腹全胃切除术相当的手术安全性。基于国内李国新教授牵头的 CLASS 研究组，我国多家单位都已经积累了丰富的腹腔镜胃癌手术临床研究经验，形成了良好的合作机制，具备了开展多中心腹腔镜全胃切除术的临床研究基础。其中 CLASS-02 研究为比较腹腔镜和开腹全胃切除手术治疗中上部早期胃癌的前瞻性多中心随机对照研究，结果显示，术后 30 天并发症发生率（18.1% vs 17.4%）和术中并发症发生率（2.9% vs 3.7%）两组差异均无统计学意义，进一步证实了腹腔镜全胃切除的安全性、可行性。

〔参考文献〕

〔1〕李国新. 腹腔镜胃癌手术应用解剖学〔M〕. 北京：人民卫生出版社，2021.

〔2〕中国腹腔镜胃肠外科研究组（CLASS 研究组）. 中国腹腔镜胃肠外科研究组十年回顾与展望〔J〕. 中华胃肠外科杂志，2019，22（10）：916-919.

〔3〕HU Y，YING M，HUANG C，et al. Oncologic outcomes of laparoscopy-assisted gastrectomy for advanced gastric cancer：a large-scale multicenter retrospective cohort study from China〔J〕. Surg Endosc，2014，28（7）：2048-2056.

〔4〕HYUNG WJ，YANGHK，HAN SU，et al. A feasibility study of laparoscopic total gastrectomy for clinical stage I gastric cancer：a prospective multi-center phase II clinical trial KLASS03〔J〕. Gastric Cancer，2019，22（1）：214-222.

〔5〕YU J，HUANG C，SUN Y，et al. Effect of laparoscopic vs open distal gastrectomy on 3-year disease-free survival in patients with locally advanced gastric cancer〔J〕. JAMA，2019，321（20）：1983-1992.

〔6〕YU J，HU J，HUANG C，et al. The impact of age and comorbidity on postoperative complications in patients with advanced gastric cancer after laparoscopic D2 gastrectomy：results from the Chinese laparoscropic gastrointestinal surgery study（CLASS）group〔J〕. Eur J Surg Oncol，2013，39（10）：1144-1149.

〔7〕HU Y，HUANG C，SUN Y，et al. Morbidity and mortality of laparoscopic versus open D2 distal gastrectomy for advanced gastric cancer：a randomized controlled trial［J］．J Clin Oncol，2016，34（12）：1350-1357.

［8］李国新，刘浩．胃癌微创外科临床研究进展及展望（2000—2020）［J］．中国实用外科杂志，2020，40（1）：62-69.

［9］李国新．胃癌微创外科研究新进展［J］．中华消化外科杂志，2023，22（3）：326-331.

［10］李国新．胃癌微创外科治疗的难点及发展趋势［J］．中国实用外科杂志，2023，43（1）：77-82.

［11］牟廷裕，林填，刘浩，等．腹腔镜胃癌 D_2 根治术中胃的游离和淋巴结清扫［J］．中华胃肠外科杂志，2017，20（2）：165.

>>> 杨 坤

腹腔镜胃减容术

【病历概述】

患者男，33 岁。

过敏史：否认食物药物过敏史，曾头孢皮试过敏。

主诉：体重异常增加 5 年余伴头晕头痛 1 周。

现病史：患者于 5 年前无明显诱因出现体重异常增加，最高达 140 kg。通过严格控制饮食和加强运动后体重稍减轻，目前体重 121 kg，身高 182 cm，BMI 36.2 kg/m²，腰围 123 cm。无恶心呕吐，无心慌胸痛胸闷。无尿频尿急尿痛无发热、咳嗽、咳痰等不适。1 周前无明显诱因出现头痛、头晕不适，就诊我院（孝感市中心医院）监测血压较高，予以降压药治疗后症状缓解，今为进一步行减重手术，门诊以"代谢综合征"收至我科（普外科）。发病以来，患者精神睡眠可，未进饮食，大、小便如常。

既往史：无糖尿病、脑卒中等慢性疾病史。否认肝炎、结核等感染性疾病史。既往有肛瘘手术史。否认烟酒史。

查体：T 36.4℃，P 94 次 / 分，R 19 次 / 分，BP 163/107 mmHg，Wt 121 kg。

辅助检查：血甘油三酯 6.86 mmol/L，血总胆固醇 9.73 mmol/L；肝胆彩超提示重度脂肪肝；胃镜检查未见明显异常。

【诊断思路】

诊断：①代谢综合征；②单纯性肥胖；③高血压 3 级；④脂肪肝。

诊断依据：结合病史，患者体重达 121 kg，BMI 36.2 kg/m²，并且合并有高血压，根据腹腔镜胃袖状切除术（Laparoscopic sleeve gastrectomy，LSG）的手术适应证，患者有明确的手术适应证。

〔治疗经过〕

入院后完善相关术前检查，行术前准备。拟行腹腔镜下袖状胃切除术。

手术经过（图3-14～图3-18）：

患者取大字位，全麻成功后，置入胃支撑管，常规消毒铺巾，于脐偏右上方4cm作操作孔，脐部偏左上方8cm作观察孔，两侧助缘下分别作一辅助操作孔，探查腹腔未见明显异常。

显露幽门、游离胃大弯显露并识别幽门管或幽门前静脉，顺大弯侧向头侧方向用标尺测量2～6cm，确定切割起始点。由起始点沿胃大弯、于网膜血管弓内用超声刀开始游离。进入网膜囊后向上依次离断胃大弯侧弓内的血管及胃短血管，完全游离胃大弯。

游离胃底、胃后壁，显露His角将胃壁向患者右上方牵拉或挑起胃后壁，适当处理胃胰韧带、胃后壁与胰腺被膜的粘连带，充分游离胃底及胃后壁，充分显露左侧膈肌脚，同时处理胃后血管，保证His角的完全显露。

袖状胃切除术请台下助手经口置入32～40F胃支撑管，贴近胃小弯通过幽门进入十二指肠，如通过幽门环困难，也可将胃支撑管或电子胃镜贴近胃小弯靠近幽门处，并调整胃支撑管或胃镜位置，使其贴近小弯侧。距幽门2～6cm处作为切割起始点。调整钉仓尖端方向，沿距胃支撑管0.8～1.0cm连续切割，切割线的末端需离贲门左侧1.0～1.5cm。至胃底时完整切除胃底，以免打结缝线缝合胃切缘与胃结肠韧带，检查无误后，于主操作孔取出胃标本。

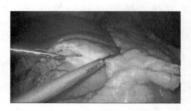

图3-14 距胃幽门4cm大弯侧切开胃结肠韧带

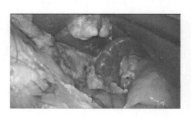

图3-15 向上一直分离到胃底部

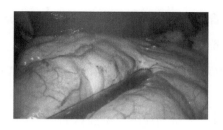

图 3-16　切割缝合器贴近支撑管切除
　　　　　胃大弯侧

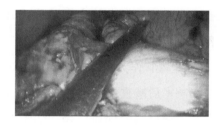

图 3-17　一直切到胃底部

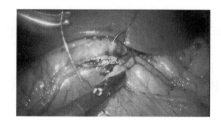

图 3-18　以 2-0 倒刺线缝缝合加固
　　　　　胃切缘并与胃结肠韧带缝合

【出院情况】

术后第二天饮水，逐步过渡到流质饮食。术后第 5 天行消化道造影检查，胃残端未见异常改变。术后第 6 天出院。

【讨论与总结】

腹腔镜胃袖状切除术（laparoscopic sleeve gastrectomy，LSG）的手术适应证：

（1）对于单纯性肥胖、低 BMI（27.5 kg/m^2 ≤ BMI < 32.5 kg/m^2）、青少年肥胖患者，建议行 LSG。绝大多数合并代谢综合征的肥胖患者可以选择行 LSG，如合并睡眠呼吸暂停综合征、多囊卵巢综合征等患者。

（2）对于无糖尿病的中重度肥胖患者，倾向选择 LSG 或相关衍生手术。同时，注意评估胰岛素抵抗状态及胰岛细胞分泌功能，如以胰岛素抵抗为主，可选择 LSG。

（3）而对于糖尿病病程较长，且患者胰岛细胞功能有明确损伤的患者，建议行腹腔镜 Roux-en-Y 胃旁路术（LRYGB）。

（4）减重手术后摄食和（或）吸收减少，可导致营养不良，尤其是维生素 D、叶酸、维生素 B$_{12}$ 缺乏。LSG 术后引起的营养缺乏较少。考虑到青年患者、育龄女性在生长发育及生育等方面需求，可优先选择。

（5）LSG 术后最常见的并发症为胃食管反流疾病（GERD），术后会增加胃食管反流症状以及食管炎，故 Barrett 食管与严重 GERD 患者不适合行 LSG，而应考虑 LRYGB。同时，对于有胃癌家族史或癌前病变的患者，建议行 LSG 或其衍生术式。

LSG 手术的并发症主要包括胃漏、出血、狭窄和梗阻以及腹壁疝。为更好地预防和减少手术并发症的发生，体现 LSG 手术的精准操作，总结起来需要注意以下 8 点：

（1）距幽门 2 ~ 6 cm 处作为胃大弯切割起点，在降低幽门窦容量的同时保留幽门功能。向上切割，完全切除胃底和胃大弯，完整保留贲门。

（2）完全游离胃底和胃大弯，应用 32 ~ 36 F 胃管作为胃内支撑，避免过小或过大的校正管增加术后狭窄、胃漏风险或影响术后减重效果。

（3）避免过度游离近端胃后壁和 His 角，食管胃结合部血供差，切割线距 His 角 > 1 cm，尽量避免超声刀等高能器械对残胃血供损伤而可能导致的缺血，增加吻合口漏风险。

（4）胃角切迹处为术后狭窄的主要部位，切割时适当远离胃角切迹，避免术后狭窄。

（5）胃切除时避免与校正管紧贴，整体切割线平顺，保持匀称的侧向牵引，防止胃前后壁旋转。

（6）加固缝合切割线现仍有争议，加强缝合有助于减少切缘出血的发生。缝合时可保持胃支撑管在位，保持安全距离，防止术后胃腔狭窄。而复位大网膜，可减少术后袖状胃的轴向旋转，从而减少胃漏。

（7）胃体切割时应选择合适钉仓，保持 > 15 s 组织压榨时间，减少切割后组织水肿。

（8）术中如发现食管裂孔疝应一期行修补处理。

袖状胃切除术是否需要加固缝合胃切缘目前仍存有争议。2020 年一项纳入 148 篇共 40 653 例患者的系统评价结果显示，胃切缘加固缝合相较不加固缝合可降低术后胃瘘的风险。而 Berger 等基于代谢与减肥手术鉴定质量改善计划数据库（MBSAQIP）的大宗临床数据研究显示，胃切缘缝合加固后增加了胃瘘的风险，但其具体原因不明确。本指南专家组建议拔除支撑胃管后采用 3-0 可吸收缝线或倒刺线连续全层或浆肌层缝合的方法加固切缘。切缘处理完成后进行渗漏测试。使用胃支撑管或术中胃镜，采用注气或注液法。术中胃镜检查可观察切缘是否出血。大网膜是否需要复位目前也存有争议，参考腹腔镜袖状胃切除术操作指南（2018 版），专家组多数认为复位大网膜可恢复胃结肠韧带形态，减少术后袖状胃扭转、向胸腔移位的风险，利于胃排空，减少术后呕吐、切缘出血及瘘的风险。可将大网膜缝合至袖状胃切缘，间断缝合 2 ~ 4 针；也可连续全程缝合。

LSG 可以有效地减重，缓解肥胖相关代谢性疾病，提高患者生存质量，与其他术式相比，远期并发症较少，但同时也存在着弊端，如术后 GERD 风险高、降糖效果劣于 LRYGB、术后复胖等。但没有一种术式能够适合所有的患者，应用 LSG 要注重精准的手术操作及适应证的把握，来避免和减少不良反应及并发症的发生，以达到减重代谢手术效果的最大化。同时，规范的术后管理、多学科会诊（MDT）及院内数据库建设、出院后的饮食营养及运动指导、规律随访复查仍是减重效果的重要保障。未来的 LSG 仍需要更多高质量的临床研究探讨减少复胖或相关并发症的发生，深入的基础研究来进一步阐明相关机制，同时，其衍生术式仍需多中心、大样本量的对照研究，为临床治疗提供新的选择。

〔 知识链接 〕

肥胖症与糖尿病是严重危害人类健康的两种密切相关的慢性疾病，发病率逐年上升。目前，中国有超过 9000 万的肥胖症、超过 1 亿的糖尿病患者，数量均居世界第一，其中超重与肥胖人群的糖尿病患病率已达 12.8% 与 18.5%。袖状胃切除术在显著减轻患者体重的同时可有效改善糖尿病等肥胖相关的合并症。袖状胃切除术与传统胃旁路术手术效果相当，且具有操作简单、手术时间短、并发症少等一系列优点，现已成为主流的减重与代谢手术方式。

【**参考文献**】

［1］NCD Risk Factor Collaboration（NCD-RisC）.Trends in adult body-mass index in 200 countries from 1975 to 2014：a pooled analysis of 1698 population-based measurement studies with 19.2 million participants［J］. The Lancet，2016，387（10026）：1377-1396.

［2］WANG L，GAO P，ZHANG M，et al. Prevalence and ethnic pattern of diabetes and prediabetes in China in 2013［J］. JAMA，2017，317（24）：2515-2523.

［3］李梦伊，刘洋，赵象文，等. 大华北减重与代谢手术临床资料数据库 2019 年度报告［J］. 中国实用外科杂志，2020，40（4）：418-425.

［4］王勇，王墨飞. 腹腔镜胃袖状切除术后并发症防治策略［J］. 中国实用外科杂志，2017，37（4）：382-385.

［5］BURGOS AM，CSENDES A，BRAGHETTO I. Gastric stenosis after laparoscopic sleeve gastrectomy in morbidly obese patients［J］. Obes Surg，2013，23（9）：1481-1486.

［6］NEGM S，AMIN M，SHAFIQ A，et al. The short-term outcome of distal mesogastric fixation after laparoscopic sleeve gastrectomy：a randomized controlled trial［J］. Surg Today，2022，52（3）：510-513.

［7］王存川，张鹏，赵玉沛. 腹腔镜袖状胃切除术操作指南（2018 版）［J］. 中华肥胖与代谢病电子杂志，2018，4（4）：196-201.

［8］刘金钢，张忠涛，王存川，等. 腹腔镜胃袖状切除术后胃漏诊断、预防及处理中国专家共识（2021 版）［J］. 中国实用外科杂志，2021，41（6）：633-638.

［9］PAULUS GF，DE VAAN LE，VERDAM FJ，et al. Bariatric surgery in morbidly obese adolescents：a systematic review and meta-analysis［J］. Obes Surg，2015，25（5）：860-878.

［10］朱利勇，李伟正，朱晒红. 减重手术术式选择［J］. 中国普外基础

与临床杂志，2019，26（6）：645-648.

［11］NUNES R，SANTOS-SOUSAH，VIEIRA S，et al. Vitamin B complex deficiency after Roux-en-Y gastric bypass and sleeve gastrectomy-a systematic review and meta-analysis ［J］. Obes Surg，2022，32（3）：873-891.

［12］SANCHO-MOYA C，BRUNA-ESTEBAN M，SEMPERE GJ，et al. The impact of sleeve gastrectomy on gastroesophageal reflux disease in patients with morbid obesity ［J］. Obes Surg，2022，32（3）：615-624.

>>> 杨 坤

病例03 腹腔镜小肠部分切除术

Case three

【 病历概述 】

患者女，6岁10月。

过敏史：无。

主诉：便血3天，腹痛1天。

现病史：3天前，患儿无明显诱因出现便血，呈暗红色，量大，1天前出现腹痛，疼痛可自行缓解，无恶心、呕吐，无吞食出暗红色血样物异物病史，不伴发热、腹泻等。曾就诊于当地医院，行禁食水及灌肠治疗后仍排，效果差，建议转我院（河南省儿童医院）进一步治疗。遂来我院，门诊行腹部彩超未见明显异常。

既往史：无呼吸系统、无循环系统、无泌尿系统疾病。

查体：神志清，反应可，口唇稍苍白，双肺呼吸音粗，未闻及明显干湿啰音；心音有力，心率快，心律齐，未闻及杂音；全腹平软，未及压痛、反跳痛，肝肋下未触及，无胃肠型及蠕动波，未触及异常包块，肠鸣音可。

【 诊断思路 】

初步诊断：①便血待查？②梅克尔憩室？③贫血。

鉴别诊断：

1. 急性阑尾炎

临床常常表现为转移性右下腹疼痛，多伴有发热、呕吐，白细胞增高，少有便血。超声检查提示阑尾增粗、粪石或者右下腹非均质区，可以此鉴别。梅克尔憩室发炎时也有不典型的腹痛表现，多以便血为主要临床表现，超声可发现憩室或无明显异常。锝99核素扫描可见异位胃黏膜，可明确诊断（检查结果见治疗经过）。

2. 肠重复畸形

肠重复畸形根据病变部位不同表现不一，常表现为腹胀、呕吐的肠梗阻症状、腹部包块、消化道出血等，少见的有肠坏死腹膜炎情况。肠重复畸形多发生于肠系膜侧，超声提示腹部囊性包块。腹部 CT 提示：紧贴消化道的类圆形囊状低密度影，囊腔张力高，边缘清晰，内层密度稍低，外层稍高，呈"晕轮征"。憩室常发生于肠系膜对侧，多以便血为主。

3. 肠套叠

肠套叠临床表现为阵发性哭闹、呕吐、腊肠样包块、果酱样血便。起病急，多有诱因比如腹泻、便秘、胃肠炎等，便血量少，多为黏膜渗血、水肿与肠黏液混合在一起形成的暗紫色胶冻样液体。超声检查提示："同心圆"征、"套筒"征，可明确诊断。梅克尔憩室平时无症状，特点是突发大量出血，憩室引起的便血多因消化液腐蚀管壁产生溃疡造成，便血量大，可达数百毫升，色泽暗红或鲜红，可短期内出现失血性休克。但憩室也可引发肠套叠，很难与原发性肠套叠鉴别，多在手术中发现。

4. 直肠及结肠息肉

慢性便血示小儿直肠及结肠息肉的主要症状，便血肠发生在排便结束时，肛门指检或肛门镜检查多能发现息肉。结肠镜检查既能发现息肉，也能在直视下经内镜摘除息肉。较易与梅克尔憩室造成的突发大量出血鉴别。

最终诊断：小肠梅克尔憩室。

〔治疗经过〕

入院后完善肝肾功、心肌酶、电解质、急查四项、乙肝五项、感染四项、血型及尿常规未见明显异常。胸片、心电图正常。血常规：红细胞 2.66×10^{12}/L（偏低），血红蛋白 76 g/L（偏低），红细胞压积 23.30%（偏低），提示存在贫血。

锝 99 核素扫描提示（图 3-19）：静脉注射显像剂后 5 min、10 min、15 min、20 mim、25 min、30 min、35 min 分别行腹部显像。图像示：胃、肝、肾脏、膀胱、大血管部位可见正常放射性分布，晚期可见放射性排入空道，自 5 min 开始，右下腹部可见放射性分布浓聚灶影，位置较固定。断层融合显像示：右下腹部区域可见一类圆形放射性浓聚影，CT 图像对应该部位为肠道影；腹部其余部位未见明显异常显影。

检查提示：右下腹部摄取放射性增高灶影，考虑异位胃黏膜显影。

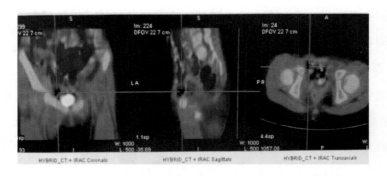

图 3-19 锝 99 核素扫描

病理检查（图 3-20）：肠管长 5.5 cm，直径 1 cm。系膜对侧可见肿物，大小：3.5 cm×1.5 cm×1 cm，与肠管相通。病理诊断：小肠梅克尔憩室，胃黏膜异位。

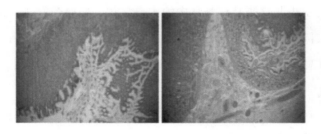

图 3-20 病理检查

给予输注悬浮红细胞纠正贫血后，无手术禁忌。

给予腹腔镜下小肠部分切除（憩室切除术）（图 3-21），术中见在距回盲部约 50 cm 处见有一憩室样物凸出肠管，大小约 3 cm×1.5 cm。无损伤抓钳固定病变肠管。停人工气腹，撤除腹腔镜设备，扩大脐部切口至 2.5 cm，将病变肠管自脐部提出。见憩室位于小肠系膜对侧缘，一次性超声刀遂游离该段系膜，将憩室及该段肠管约 5 cm 切除，将两断端行双层吻合。检查吻合口通畅，无漏气漏液，无活动出血，关闭系膜裂孔。清洗该段肠管后自脐部还纳肠管，去除各个 Trocar，逐层关闭各个切口，除脐部切口外用生物胶黏合切口，无菌敷料覆盖固定。

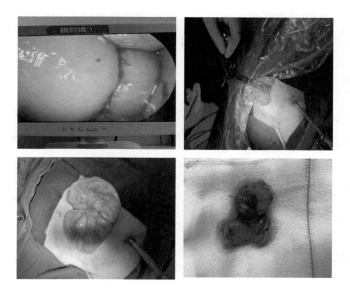

图 3-21　手术经过

【出院情况】

患儿无发热，流质饮食后无不适，睡眠可，大小便正常。查体：神清，反应可，双肺呼吸音粗，未闻及干湿性啰音，心音有力律齐，腹软，肝脾肋下未触及，无压痛，未触及异常包块，肠鸣音正常，切口敷料清洁干燥。

【讨论与总结】

此病例表现比较典型，以出血和腹痛为主要表现，腹部查体无明显阳性体征。术前完善的锝 99 同位素扫描，并提示存在异位胃黏膜，由于大量出血，存在贫血情况，术前输注悬浮红细胞纠正贫血，病情稳定后，术前诊断明确，手术指正存在，无手术禁忌，给予腹腔镜手术治疗，术后恢复顺利。

〖 知识链接 〗

梅克尔憩室（Meckel diverticulum）又称先天性回肠末端憩室，是由于卵黄管退化不全，其肠端未闭合引起的，末端回肠的肠系膜附着缘对侧有憩室样的突起。本病是消化道最常见的先天性畸形。

一、病理

梅克尔憩室是一个真性憩室，含有肠管的所有层次。多位于距回盲部 100 cm 左右的回肠末端，在肠系膜的对侧缘，有自身的血供，多数呈圆锥形，少数为圆柱形。盲端游离于腹腔内，顶部偶有残余索带与脐部、或肠系膜相连，该索带是引起内疝导致肠梗阻的主要原因。50% 的憩室内有迷生组织，最常见的为胃黏膜，其次是胰腺组织。

二、临床表现

大多数梅克尔憩室可一生无症状，仅 4% ~ 6% 的憩室可出现临床症状。憩室内迷生组织的存在和憩室的形态特点是引起梅克尔憩室出现并发症、产生临床症状的重要因素。

1. 出血

迷生的胃黏膜分泌盐酸及胃蛋白酶腐蚀憩室黏膜产生溃疡，溃疡多位于憩室的基底部或邻近的回肠黏膜，偶可发生大出血。腹部查体可无阳性体征。

2. 肠梗阻

以憩室本身的扭转、粘连所引起的肠梗阻最常见，其次是憩室为起点形成的肠套叠，非手术复位困难。

3. 憩室炎

有些憩室较窄，形似盲袋，当憩室引流不畅或有异物滞留时，可发生炎性病变。临床症状主要为脐周或右下腹部痛，常伴有恶心、呕吐，其症状与急性阑尾炎相似，往往难以鉴别，常误诊为阑尾炎而手术。

4. 憩室穿孔

憩室的炎症和溃疡均会导致憩室穿孔，大多骤然发生症状，临床变现为剧烈腹痛、呕吐和发热，腹部检查有明显的腹膜刺激征。

5. 其他

可引起憩室疝或 Litter 疝，憩室嵌顿于腹股沟管疝囊内，引起不完全性肠梗阻症状，或仅在腹股沟部触及压痛性圆锥形条状肿块。

三、诊断及治疗

梅克憩室的诊断方法比较公认的是锝 99 同位素扫描，其准确率可达 70% ~ 80%，其原理是锝 99 对胃黏膜壁层细胞具有亲和力并能被摄取。

凡有梅克尔憩室并发症的病例，都应进行手术治疗。小儿腹腔镜手术切除梅克尔憩室，取得了微创、美观的良好疗效，特别是对小儿不明原因的小肠出血，具有良好的探查和治疗作用。

>>> 张 磊

病例 04 腹腔镜右半结肠切除术
Case four

【病历概述】

患者男，34 岁。

过敏史：否认药物、食物过敏史。

主诉：间断腹痛 1 月、加重 4 天。

现病史：患者于 1 月来无明显诱因出现腹部间断疼痛，无恶心、呕吐，无反酸、烧心，无胸痛、胸闷，无心慌、乏力，在医疗室行输液对症治疗，症状未见明显好转，近四天来腹痛加重，自行口服果胶铋胶囊药物，大便呈黑色，停药后大便正常，疼痛未见好转，患者为求进一步诊治来我院（湖北医药学院附属襄阳市第一人民医院）门诊行上腹部 CT 检查示：腹腔少量积液、右下腹肠管管壁增厚、回声减低，门诊以"腹痛待查"收住我科（普外科）。

起病以来，患者精神、体力、饮食、入睡欠佳，大小便正常，体重较前减轻。

既往史：既往体检，否认高血压、糖尿病、冠心病史；否认肝炎、结核病史；否认药物、食物过敏史。

查体：T 36.7℃，R 19 次 / 分，P 80 次 / 分，BP 97/63 mmHg。

专科检查：腹平软，右侧腹部、右下腹压痛，未触及明显包块，无反跳痛，肝脾肋下未及，双肾区无压痛及叩击痛，双下肢不肿，双上肢血压对称，双侧足背动脉搏动对称，病理反射未引出。

辅助检查：

2023 年 2 月胃镜检查示：糜烂性胃炎、胃排空不良、十二指肠球部炎症。

2023-03-14 上腹部 CT：腹腔少量积液、右下腹肠管管壁增厚、回声减低。

上腹部、下腹部 CT 平扫：①腹腔见引流管影，双侧腹壁下少许积气、水肿，腹腔及阴囊见游离气体；右半结肠术后，周围脂肪间隙稍模糊，肠间少许积液，均考虑术后改变。②横结肠、降结肠及乙状结肠增宽，可见少许液平。请结合临床复查。

〖诊断思路〗

初步诊断：①升结肠、盲肠腺癌；②降结肠息肉；③轻度贫血。

鉴别诊断：

1. 功能性消化不良

指具有由胃和十二指肠功能紊乱引起的症状，经检查排除引起这些症状的器质性疾病的一组临床综合征，主要症状包括上腹痛、上腹灼热感、餐后饱胀和早饱之一种或多种，可同时存在上腹胀、嗳气、食欲不振、恶心、呕吐等，此病是排他性诊断，故需先完善相关检查排除其他器质性疾病。

2. 胃食管反流病

指胃食管反流引起的烧心、反流等症状或食管炎，主要有反流（反流物为食管或胃内容物不费力的反流到口咽部，且无恶心、干呕和腹肌收缩先兆），及烧心、吞咽困难、胸痛、胃部不适等典型症状。

3. 消化性溃疡

常发生于食管、胃及十二指肠，症状以上腹部疼痛为主，十二指肠溃疡（DU）常具有明显的节律性、周期性、夜间痛及饥饿痛、胃溃疡（GU）常发生在进餐以后 1 小时左右，长可伴有反酸、嗳气、烧心、上腹饱胀、恶心、呕吐、食欲减退等消化不良症状。

4. 胃癌

一般发生于胃黏膜上皮的恶性肿瘤最早出现的症状是上腹疼痛，可伴有早饱、纳差和体重减轻等，腹痛可急可缓，开始仅为上腹饱胀不适，餐后更甚，继之有隐痛不适，偶呈节律性溃疡样疼痛，但这种疼痛不能被进食或服用制酸剂缓解。

5. 肝胆胰腺疾病

患者的腹痛并不明显，且无暴饮暴食的病史，病程较长，起病隐匿体检无明显的阳性体征，必要时可行腹部彩超及腹部 CT 扫描以进一步明确。

最终诊断：①升结肠、盲肠腺癌伴肠梗阻；②腹腔粘连；③降结肠息肉；④轻度贫血。

〔治疗经过〕

2023-03-15 AMY（血），cTnI，CRP，血生化 3（电解质，肝、肾功）：钾 3.82 mmol/L，钠 133.4 mmol/L，白蛋白 39.0 g/L。

2023-03-15 血常规：白细胞 4.27×10^9/L，红细胞 4.16×10^{12}/L，血红蛋白 98.0 g/L，血小板计数 391.0×10^9/L。

2023-03-15 CA199，AFP，CEA：甲胎蛋白 9.62 ng/mL，癌胚抗原 1.40 ng/mL，糖链抗原 199 4.62 U/mL。

2023-03-15 输血前检查：乙型肝炎病毒表面抗原 1977.04 IU/mL，乙型肝炎病毒 e 抗体 0.01 S/CO，乙型肝炎病毒核心抗体 10.46 S/CO。

2023-03-15 粪便隐血 + 转铁蛋白试验，粪便常规：隐血阳性。

2023-03-17 上腹部磁共振平扫，骨盆磁共振平扫：①上腹部平扫未见明显异常；②双侧髋关节腔少量积液。

2023-03-14 床边心电图（组）：①窦性心律；②正常心电图。

术前结肠镜检查（图 3-22）：肠道清洁度好，循腔进镜至盲肠，反复进退镜观察，回盲瓣变形，内镜不能通过，可见黏膜隆起，结节状，活检 3 块，升结肠近肝区见 3.0 cm×3.5 cm 黏膜隆起，表面结节状，有亚蒂，活检 5 块，降结肠见一大小约 0.5 cm×0.5 cm 黏膜隆起，表面光滑，其余所见大肠黏膜未见明显异常，肛门口见内痔。

诊断印象：盲肠黏膜病变（性质待定）；横结肠息肉 ?CA? 降结肠息肉；内痔。

结肠镜活检结果（图 3-23）：①（回盲瓣活检）腺癌；②（升结肠活检）腺癌。

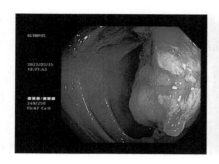
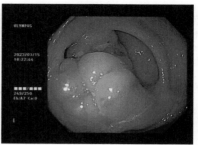

图 3-22　结肠镜

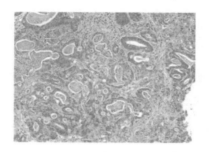

图 3-23　结肠镜活检

于 2023-03-17 由消化内科一区转我科，完善术前准备，2023-03-20 全麻下行腹腔镜探查＋腹腔粘连松解＋右半结肠切除＋回肠 – 结肠吻合＋右侧输尿管粘连松解＋区域淋巴结清扫＋开腹探查＋腹腔热灌注化疗＋腹腔冲洗引流术。

手术经过：

麻醉显效后，取仰卧位；于脐下 5 cm 作弧形切口长约 1 cm，以气腹针刺入腹腔，充入二氧化碳气体成 13 mmHg 气腹，置入 10 mm 套管，放入腹腔镜，探查见戳口无出血、腹内脏器未见损伤，直视下再作三个孔，即左下腹两侧腹直肌旁分别放置 5 mm 和 10 mm 套管作为副、主操作孔；右锁骨中线平脐置一个 5 mm 套管作为次辅助操作孔。

腹腔镜下探查见腹腔及盆腔少量淡腹水；右侧部分小肠与大网膜，右侧腹壁、右前腹壁粘连，腹膜、大网膜未见肿瘤种植和转移结节；肝脏、胆囊、胃、空肠、回肠、降结肠、横结肠、乙状结肠、直肠未见异常；回盲部可见一大小约 5 cm×6 cm 的肿物，肉眼见瘤灶浸润浆膜面；另外于升结肠近肝区可见一大小约 3 cm×3 cm 肿物，浸润浆膜面。术中提起横结肠，检查腹主动脉旁无肿大的淋巴结，肠系膜上动脉根部无肿大的淋巴结；决定行腹腔镜下根治性右半结肠切除术。

超声刀钝锐结合松解右侧腹部粘连，注意保护肠管。沿肠系膜上血管投影处打开肠系膜，解剖出回结肠血管后裸化回结肠血管，清扫其根部淋巴结，使用 Hemolok 止血夹夹闭、切断。切开回结肠血管蒂下缘系膜进入右结肠系膜和右侧肾前筋膜间的融合筋膜间隙（Toldt 间隙），在此间隙向头侧扩展逐渐暴露十二指肠水平段及降段、胰腺钩突和胰头。沿肠系膜上血管解剖出右结肠血管于根部使用 Hemolok 止血夹夹闭、切断。沿中结肠血管根部向肠侧游离解剖出中结肠血管右支，从根部离断中结肠血管右支。

右半结肠周围游离：游离结肠肝曲，于胃大弯侧中点血管弓外无血管区剪开胃结肠韧带，进入小网膜囊。向右侧继续切断胃结肠韧带，于横结肠中段处剪开横结肠系膜；沿结肠外侧自结肠肝曲至髂窝，切开后腹膜，避开右侧输尿管，松解右侧输尿管周围粘连。将升结肠从腹后壁游离；以回盲部为标志，寻找小肠系膜根部在右髂窝内附着处，切开小肠系膜，游离末端回肠。

肠管端-侧吻合：取上腹正中切口长约 5 cm 切口。取出回盲部肠管、升结肠、横结肠及网膜。预定切除线位于横结肠中段和回肠末端 15 cm 处。钳夹、剪断、结扎预切除肠管的系膜，切断回肠及横结肠，移除标本；将 29 号蘑菇头置入横结肠，于末端回肠置入管状吻合器，确定系膜无扭转后，完成吻合后退出吻合器，检查吻合口通畅、无出血，丝线加固、包埋。在吻合口近端 3 cm 处用直线切割闭合器切断关闭回肠断端，丝线加固、包埋。

术后检查：关闭辅助切口后重建气腹，清理术野，生理盐水反复冲洗腹腔，吸引器吸尽。检查腹腔内无活动性出血。将肠管复位，清点器械，纱布无误。渗血创面放置止血纱覆盖，生物胶留置腹腔预防肠粘连。分别于右肝下及吻合口后、陶氏腔各置入腹腔引流管，退出腹腔镜和各穿刺套管，逐层缝合上腹正中切口，无菌敷贴覆盖。将 4 mg 雷替曲塞加入 3000 mL 生理盐水使用热灌注机行腹腔热灌注化疗 30 分钟；手术顺利，麻醉满意，术后标本经家属过目后常规送病检，术后患者安返病房。

术后病检：（右半结肠肿物）右半结肠癌根治术标本。

提示右半结肠回盲部隆起溃疡型中 – 低分化腺癌，肿块大小为 4 cm×3 cm×1 cm（分别距回肠切缘 13 cm、升结肠切缘 10 cm），侵透肠壁全层至浆膜外纤维脂肪组织；升结肠蕈伞型黏液腺癌，肿块大小为 3.5 cm×3 cm×2 cm（分别距回肠切缘 19 cm、升结肠切缘 5 cm），侵及固有肌层。未见明确的脉管内癌栓及神经侵犯。肿瘤出芽：Bd3 级（高级别出芽），> 10 个 /0.950 mm²。癌旁黏膜组织慢性炎症。回场切缘、结肠切缘、系膜切缘、阑尾及大网膜均未见癌累及。

肠系膜淋巴结 7/38 枚见癌转移。

免疫组化结果：（10 号蜡块）CK7（–），Cam5.2（+），CK20（灶区 +），HER–2（1+），P53（强弱不等 +，提示野生型），SATB2（+），CDX–2（+），Ki–67（阳性率约为 70%）。错配修复蛋白 MLH1（–），PMS2（–），MSH2（+），MSH6（+），结果提示高度微卫星不稳定（MSI–H）。

术后给予禁食水、抗感染治疗、护胃、静脉营养、雾化祛痰、脏器支持对症治疗。

〖 出院情况 〗

患者一般情况可，未诉特殊不适。

查体：神清，心肺体查无明显异常，腹平软，腹部伤口敷料干洁，术后伤口Ⅱ / 甲愈合，伤口已拆线，腹部无压痛反跳痛，肠鸣音正常。

2023–03–30 急诊血常规：白细胞 4.52×10⁹/L，红细胞 3.82×10¹²/L，血红蛋白 88.0 g/L，血小板 376.0×10⁹/L，中性粒细胞百分数 52.10%。

2023–03–30 急诊电解质，急诊肝功能，急诊 CRP：钾 3.69 mmol/L，钠 137.5 mmol/L，C– 反应蛋白 8.71 mg/L。

上级医师查房后指示：患者恢复良好，目前治疗无特殊，交代出院注意事项后办理出院手续。

〖 讨论与总结 〗

本例手术肿瘤有二处，分别位于回盲部和结肠肝曲，术后病检提示右半结肠回盲部隆起溃疡型中 – 低分化腺癌，升结肠蕈伞型黏液腺癌。未见明确的脉管内癌栓及神经侵犯。肿瘤出芽，肠系膜淋巴结 7/38 枚见癌转移。

腹腔镜右半结肠癌根治术的手术范围已基本形成共识，对于右半结肠癌手术中切除的肠段，欧美国家大多采用 "10 cm rule"，以肿瘤外周缘算起，远近两端各切除 10 cm 正常肠管，而不考虑灌注血管位置因素。由于局部淋巴液向最靠近的供血动脉方向引流，所以日本《大肠癌处理规约》推荐应用 "10+5" 原则，根据肿瘤与供血动脉的解剖位置关系决定切除肠管长度和淋巴结清扫范围，这也是目前临床应用最广泛的指导原则。"10+5" 原则具体为：

（1）肿瘤由 1 支动脉供血，且供血动脉位于肿瘤正上方，应切除距离肿瘤外周缘两侧各 10 cm 的正常肠管和肠旁淋巴结。

（2）肿瘤由 1 支动脉供血且供血动脉不在肿瘤正上方，但与肿瘤的距离 < 10 cm，则动脉侧切除距供血动脉 5 cm 的正常肠管和肠旁淋巴结，另一侧切除距肿瘤 10 cm 的肠管和肠旁淋巴结。

（3）若距离肿瘤 10 cm 的两侧范围内有 2 支动脉供血，则分别切除距供血动脉 5 cm 的肠管和肠旁淋巴结。

（4）若肿瘤两侧的供血动脉距离均 >10 cm，应切除距肿瘤边缘最近的动脉以远 5 cm 及对侧距离肿瘤 10 cm 的肠管和肠旁淋巴结。

根据《中国结直肠癌诊疗规范》，结肠癌手术需要切除相应结肠肠段和清扫区域淋巴结。区域淋巴结包括肠旁、中间和系膜根部淋巴结共 3 站，其中系膜根部淋巴结含义等同于中央淋巴结。对于右半结肠肿瘤，因其属于肠系膜上动脉（SMA）供血区域所属结肠，故实施区域淋巴结清扫的范围应包括以下 3 站：

（1）清扫肠旁淋巴结（第 1 站）。根据实际肿瘤血管供血情况不同，切除两端相应长度的肠管。

（2）清扫中间淋巴结（第 2 站）。清扫沿肿瘤供血有关的主要和次要动脉分布的淋巴结。

（3）清扫中央淋巴结（第 3 站）。清扫 SMA 发出与肿瘤供血有关的结肠动脉起始部分布的淋巴结。右半结肠癌是否需要常规行幽门下和胃网膜弓淋巴结（infrapyloric and gastroepiploic lymph nodes，IGLN）清扫尚有争议。有研究结果表明，对于右半结肠癌扩大根治术，IGLN 清扫的出血量高于其他组淋巴结。并且，因为幽门下区域解剖复杂，血管变异多，操作不当容易引起出血，而导致手术时间延长，增加相关风险。因此，多数学者认为，对于局部进展期结肠肝曲癌和横结肠癌，术前检查或术中发现异常肿大淋巴结时，建议清扫 IGLN。结肠肝曲癌和横结肠癌发生 IGLN 转移的可能性为 9% ~ 22%，而发生 IGLN 转移的患者往往预后较差。

〔知识链接〕

结直肠癌是成人最常见的消化道恶性肿瘤，发病率居我国恶性肿瘤的第三位，其发病率和死亡率逐年升高且呈年轻化的趋势。右半结肠癌约占结直肠癌中的 41%，其 5 年生存率低于左半结肠癌及直肠癌，如何提高患者的预后成为关注焦点。近年来尽管化疗、放疗及基因靶向治疗等不断发展，但右半结肠切除术仍是非转移性右半结肠癌的主要治疗手段。随着腹腔镜技术的逐步发展、规范，腹腔镜右半结肠切除术在国内广泛开展。右半结肠切除术的两种核心手术理念是 "全结肠系膜切除术"（complete mesocolic excision，CME）和 D_3 淋巴结清扫术，降低术后局部复发率，提高 5 年生存率及无病生存率。腹腔镜右半结肠切除手术技术、手术入路和步骤的规范化程序化也得到广泛认同。

一、腹腔镜右半结肠切除术的手术入路

右半结肠系膜解剖复杂，血管变异较大，毗邻器官较多。腹腔镜右半结肠切除则存在多种入路，包括外侧入路，以及根据不同起始入路而形成的联合中间入路。后者包括头侧 – 中间联合入路、尾侧 – 中间联合入路以及其他混合

入路。

1. 外侧入路

传统开腹手术常用的入路，腹腔镜右半结肠切除开展初期也沿用该入路。在腹腔探查后，首先确认右半结肠外侧系膜与侧腹壁之间的交界线即为 Toldt 线，内侧界为黄色的肠系膜及覆盖其上的脏腹膜，外侧界为壁腹膜及其上方白色的腹横筋膜，这一结构在腹腔镜视野下又被称为"黄白交界线"。经由盲肠侧韧带、右半结肠旁沟的"黄白交界线"切开进入右侧 Toldt 间隙，由外向内先游离结肠及其系膜，再处理右半结肠系膜和中央血管，最后切断肠管。外侧入路具有安全操作性好及学习曲线短的优点，但在手术过程中对肠管系膜的牵拉，解剖标志易发生改变，外科解剖平面难以维持正确而破坏筋膜间隙的完整性，导致出血及损伤腹膜后器官的风险增加。也不符合肿瘤根治的"No touch"原则，目前已较少应用。

2. 中间入路

是目前应用最广泛的入路，这有赖于腹腔镜技术的进步和手术理念的完善，以及愈发重视肿瘤根治原则。该入路强调从右半结肠系膜血管根部解剖并结扎，由内向外沿 Toldt 间隙游离右半结肠和系膜，充分利用胃结肠韧带和侧腹膜，维持结肠系膜的张力，有助于寻找正确解剖平面，充分显露术野，降低出血概率，也有助于减少牵拉导致的肿瘤细胞脱落和血行转移，符合肿瘤根治原则。完全中间入路从系膜前叶打开，肥胖患者系膜肥厚时分离显露肠系膜相关血管则较困难，难以进入正确的解剖平面，手术难度增加。在未明确肿瘤能否根治切除时就先离断病灶所在区域的血管，术者则会非常被动。由于右半结肠血管解剖变异大而增加 Henle's 干及肠系膜上血管的损伤风险。从十二指肠水平部过渡到胰头表面时也易误入胰腺组织内损伤胰腺导致出血。

国内学者在完全中间入路的基础上，提出"翻页式中间入路"，以"点、线、面"描述其手术解剖过程。"点"是指回结肠血管解剖投影点，以其为起点打开结肠系膜进行游离；"线"是指以肠系膜上静脉为主线，进行结肠系膜各分支血管的解剖结扎以及区域淋巴结的清扫；而"面"是指横结肠后间隙或右结肠后间隙，从横结肠后间隙起，向侧方拓展进入右结肠后间隙。手术过程中患者先取头低脚高位，左低右高 15°～30° 暴露术野而确认"点、线"的位置。以回结肠血管起始点投影处切开后腹膜，寻找并确认肠系膜上血管，以肠系膜上血管为主"线"分离解剖血管，同时清扫血管周围淋巴组织，并于胰腺下缘分离，进入小网膜囊。依次于根部结扎切断各属支血管，进入结肠后间隙，助手向上外方牵拉切开的右半结肠系膜，向上向右拓展，向上游离至十二指肠降段，充分显露胰头，向右侧游离至升结肠外缘侧腹膜处。于回肠系膜根部和升结肠外侧 Toldt 线切开，进入结肠后间隙并与内侧游离间隙汇合。将升结肠及系膜向下牵拉，离断胃结肠韧带，游离横结肠右段，完成右半结肠及其系膜的游离。该"翻页式中间入路"从解剖恒定的回结肠血管开始，容易寻找到正确的解剖层次，可清晰解剖 Henle's 干及其分支，可有效避免术中血管损伤。

3. 尾侧 – 中间联合入路

以回盲部为指引充分显露回肠系膜根部与后腹膜的"黄白交界线"，即回肠系膜与后腹膜融合处，打开小肠系膜根部进入融合筋膜间隙，优先分离右结肠系膜后间隙，充分向内侧、外侧和头侧拓展筋膜间隙，内侧至肠系膜上静脉后方左侧并留置纱条标识，外侧一直拓展至右结肠旁沟腹膜返折，上部显露十二指肠及胰头部，沿胰腺前筋膜层向头侧进入胰头及钩突前方，十二指肠外侧沿 Toldt 间隙分离至结肠肝曲，完成背侧面游离后再转中间入路。该入路以右侧肠系膜根部，脏层筋膜与后腹膜融合形成的"黄白交界线"为切入点，解剖标志清晰，在直视下精准沿 Toldt 间隙游离，能避免副损伤腹膜后器官，在充分拓展右结肠系膜后间隙再回转至中间入路，易与后方间隙相通，充分显露血管根部进行中央组淋巴结清扫。

完全尾侧入路首先拓展右结肠后间隙，进入到胰腺十二指肠前间隙，然后沿肠系膜上血管解剖，结扎切断右半结肠属支血管并完成淋巴结清扫，在处理 Henle's 干分支时一旦出血，此时由于外侧的侧腹膜未打开，右半结肠系膜后方的近乎密闭空间极易塌陷，操作空间维持困难而不易进行止血。因此临床上通常采用尾侧联合中间入路的混合方式。

4. 头侧 – 中间联合入路

先采取头高脚低位，在横结肠上方，于胃大弯侧血管弓外（扩大右半结肠癌根治术时在弓内）切断胃结肠韧带，进入小网膜囊分离进入系膜间隙，显露横结肠系膜前叶，从上至下解剖、结扎结肠中血管及 Henle's 干，继续解剖横结肠系膜后间隙直至胰腺下缘。然后采取头低脚高位，手术转向横结肠下区域，再依照中间入路进行解剖，可沿外科干向肠系膜血管根部方向同上述血管进行汇合。从胃结肠韧带进入横结肠系膜后间隙，解剖上容易定位。但需改变体位和反复翻动肠管影响手术的流畅度。若单纯采用头侧入路，进入网膜囊后，寻找 Henle's 干和结肠中动脉相对复杂，易造成出血，导致胰颈至结肠中动脉根部间的淋巴结难以彻底清扫。

在临床实践中，每种入路各有优劣，国内外学者更多倾向于选择与中间入路结合的混合入路。无论选择何种手术入路，规范而谨慎地选择入路和施行手术都要以严格遵守肿瘤根治原则，减少手术并发症，提高术后预后为目标。

二、腹腔镜右半结肠切除术的注意事项

右半结肠复杂解剖和肿瘤学特征，在外科手术实践中如何实施 CME+D_3 淋巴结清扫，淋巴结清扫范围的内侧界定以及结肠肝曲癌是否需常规清扫幽门下淋巴结等均存在一定的争议。

1. D_3 根治术和 CME 的差异

右半结肠切除术是实行 D_3 根治术还是 CME 是关注的焦点之一。日本结直肠癌学会在 20 世纪 80 年代提出 D_3 根治术，目的是提高转移淋巴结清除率和降低局部复发率，其清扫范围包括肠旁组（N_1）、中间组（N_2）和中央组淋巴结（N_3），以及按照胚胎发育理念指导下的膜解剖手术操作规范。2009 年德国 Hohenberger 等提出 CME 的理念，使结肠癌的切除范围、手术质控得以实现规范和标准化。CME 包括两个原则：

（1）强调沿着结肠胚胎发育过程中形成的脏层筋膜和壁层筋膜间隙进行锐

性分离解剖，将"信封样"的结肠系膜切除及彻底清扫相应的区域淋巴结。

（2）高位结扎（central vascular ligation，CVL）相应的结肠主支血管。

D_3 根治术与 CME 都强调根据胚胎解剖层面的分离、淋巴结清扫以及根部结扎结肠血管，两者之间无原则上的绝对界限，但侧重点仍有差异。CME 手术侧重点在于结肠系膜切除的完整性，适用于所有肿瘤分期的结肠癌。而 D_3 根治术侧重于结肠血管根部结扎以及中央淋巴结（D_3）的清扫，适用于进展期结肠癌。达到 CME 标准并不表示达到了 D_3 标准，反之亦然。这两种术式相辅相成，在实施右半结肠切除术中强调通过沿胚胎解剖层面进行完整的肠系膜和结肠切除，同时特别重视在肠系膜上动脉的起始部结扎并切断右半结肠的供血血管，清扫右半结肠系膜根部的第 3 站淋巴结来达到两种手术理念的融合，且具有良好的肿瘤学结果。

2. 淋巴结清扫范围

尽管两种手术理念均要求血管根部淋巴结清扫，但对于淋巴结清扫范围的内侧界仍无定论。右半结肠的淋巴引流很少跨越肠系膜上静脉（superior mesenteric vein，SMV）前方向左引流，以 SMV 左侧作为右半结肠癌切除淋巴结清扫的内侧界而无须裸化肠系膜上动脉（superior mesenteric artery，SMA）具有解剖学依据。完全显露 SMV 的外科干并在其左侧离断右半结肠的饲养血管才能达到 D_3 淋巴结清扫和中央结扎。胚胎解剖学发现，中肠的根部对于小肠和右半结肠的血液供给及淋巴引流尤为关键，认为 D_3 淋巴结清扫的内侧界位于 SMA 的左侧。但 SMA 表面有非常丰富的淋巴组织及神经，术中裸化 SMA 主干可能增加术后胃肠功能紊乱、乳糜漏、腹泻等的发生率。国内学者推荐右半结肠癌 CME 手术中淋巴结清扫的边界为彻底清扫外科干表面的淋巴结，显露胰腺颈下缘，裸化外科干、分离 Henle's 干和结肠中动脉，在 SMV 左侧缘离断起自 SMA 主干的各结肠供血动脉根部达到 D_3 淋巴结清扫程度。当术前或术中评估发现 SMA 表面或周边存在可疑淋巴结，则需裸化 SMA。但扩大淋巴结清扫范围并确定清扫内侧界尚需更多循证医学证据支持。

3.是否常规清扫幽门下淋巴结

结肠肝曲癌常会发生幽门下淋巴结转移。右半结肠肿瘤的生长部位距结肠肝曲 10 cm 以内者，其幽门下淋巴结转移发生率明显增高，且复发率增加。对于浸润深度为 T_2 及以上或有结肠系膜淋巴结转移的结肠肝曲癌患者其幽门下淋巴结转移发生率为 9% ~ 12%。因此，许多学者主张实施彻底清扫幽门下淋巴结的扩大右半结肠根治术。按照胚胎学理论及淋巴引流规律，幽门下淋巴结最终位于十二指肠系膜内，而不在结肠系膜内，并且引流来自胃大弯侧的淋巴结。在第 7 版结肠癌 TNM 分期中，幽门下淋巴结并不归于结肠区域淋巴结，应属于远处转移。因此，清扫幽门下淋巴结是否会影响局部复发率及长期预后仍需证实。

若在术前或术中高度怀疑幽门下淋巴结阳性，特别是术前分期为 Ⅲ 期的结肠肝曲癌患者，仍建议彻底清扫。对于术前分期为 Ⅱ 期结肠肝曲癌，若术中发现 Henle's 干或肿瘤可疑浆膜侵犯，可能存在幽门下淋巴结转移的风险，也建议清扫幽门下淋巴结。对于年轻的结肠肝曲癌患者更应积极清扫该区域淋巴结。近年腹腔镜术中应用吲哚菁绿进行荧光标记定位并联合前哨淋巴结活检，可为结肠肝曲癌患者术中个体化选择性进行幽门下淋巴结清扫提供客观依据。

【 参考文献 】

［1］白军伟，张超，王志凯，等. 平行重叠吻合法在 3D 腹腔镜右半结肠癌根治术中的应用价值［J］. 中华消化外科杂志，2020，19（1）：93-98.

［2］罗寿，苏昊，包满都拉，等. 完全腹腔镜右半结肠切除术的学习曲线分析［J］. 腹腔镜外科杂志，2020，25（11）：809-812.

［3］KIM MH，KANG SI，CHO JR，et al. Objective recovery time with end-to-side versus side-to-side anastomosis after laparoscopic right hemicolectomy for colon cancer：a randomized controlled trial［J］. Surg Endosc，2022，36（4）：2499-2506.

［4］NAOHIRO T，HIDEYUKI I，KOHJI T，et al. Japanese Society for Cancer of the Colon and Rectum（JSCCR）guidelines 2020 for the clinical practice of hereditary colorectal cancer［J］. Int J Clin Oncol，2021，26（8）：1353-1419.

　　［5］国家卫生健康委员会医政司，中华医学会肿瘤学分会. 国家卫健委中国结直肠癌诊疗规范（2023 版）［J］. 中国实用外科杂志，2023，43（6）：602-630.

　　［6］王振宁，邢亚楠，王喆，等. 重视腹腔镜右半结肠癌 D_3 根治术的规范化实施［J］. 中国实用外科杂志，2022，42（11）：1213-1218.

>>> 周 东

[病历概述]

患者女，60 岁。

过敏史：否认食物、药物过敏史。

主诉：右下腹痛 2 天。

现病史：患者 2 天前开始无明显诱因开始出现右下腹痛，为隐痛性质，呈阵发性，无向其他部位放射，夜间时明显，蜷卧位可缓解，与呼吸、进食、体位、无明显关系，无恶心、呕吐、反酸、烧心、呃逆、嗳气、厌油腻、腹胀、大便颜色稍深，尿量正常，未经诊治。于今日晚间无明显诱因出现右下腹疼痛加剧，无呕吐及黑便，无头晕，无晕厥，无意识丧失、大小便失禁、口吐白沫、四肢抽搐，无心悸、大汗、活动后气促、发热、胸闷、胸痛，自觉乏力明显，遂来我院急诊就诊。查血常规：白细胞 6.97×10^9/L，血红蛋白 65 g/L，血小板 517×10^9/L，大便潜血（+），阑尾 B 超：右下腹阑尾区未见包块。为进一步诊治，急诊拟"①腹痛查因；②消化道出血；③重度贫血"收入院（深圳市宝安区中心医院）。自发病以来，患者睡眠、精神、食欲可，大便如前述，小便正常，体重无明显变化。

既往史：患者自述既往健康，否认"结核、病毒性肝炎、肝吸虫病、血吸虫病"等传染病史，无"慢性支气管炎、高血压、冠心病、肾病、糖尿病"等慢性病史，无重大外伤及手术史，无食物及药物过敏史。预防接种史不详。

专科检查：腹软，右下腹压痛，无反跳痛，Murphy 征阴性，肝脏肋下未及，脾脏肋下未及，移动性浊音阴性，肠鸣音 4 次 / 分。双下肢无水肿。

辅助检查：

我院急诊查血常规：白细胞 6.97×10^9/L，血红蛋白 65 g/L，血小板 517×10^9/L，大便潜血（+）。

阑尾 B 超：右下腹阑尾区未见包块。

【诊断思路】

初步诊断：①上消化道出血；②重度贫血。

鉴别诊断：消化性溃疡合并出血。

支持点：规律性上腹痛，与进食有关，进食或服用抑酸药物缓解，伴黑便、呕血等症状，心率增快，上腹部压痛，肠鸣音活跃，便潜血阳性，胃镜见十二指肠球部溃疡或胃溃疡改变。

不支持点：规律性上腹痛，与进食有关，进食或服用抑酸药物缓解，伴黑便、呕血等症状，心率增快，上腹部压痛，肠鸣音活跃，便潜血阳性。

最终诊断：①横结肠癌，$pT_{4a}N_{1c}M_0$ ⅢB 期；②慢性失血性贫血；③慢性浅表性胃炎；④胆囊结石合并炎症；⑤左肾小囊肿；⑥中度贫血。

【治疗经过】

住院后完善相关检查。血常规：血红蛋白 81 g/L，红细胞压积 0.27 L/L。生化常规：葡萄糖 8.1 mmol/L。大便常规 +OB：OB（+）。

胃镜：慢性浅表性胃炎。

^{13}C 呼气试验阴性。

肠镜（图 3-24）：结肠 CA ？（镜下所见）进镜至横结肠距肛门约 50 cm 处可见一菜花样肿物，占肠腔全周，致肠腔狭窄不能进镜，肿物表面溃烂，易出血，活检 5 块，质脆，其余结直肠未见明显异常。

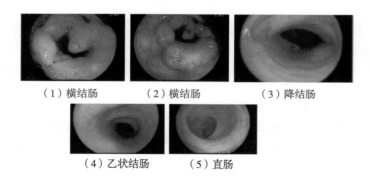

（1）横结肠　　　（2）横结肠　　　（3）降结肠

（4）乙状结肠　　　（5）直肠

图 3-24　肠镜

全腹 CT 平扫：胆囊小结石，胆囊炎可疑；余腹部及盆腔 CT 扫描未见明显异常。

腹部 CT 平扫 + 增强（图 3-24）：①横结肠左侧 - 脾曲占位性病变，考虑结肠癌可能，建议结合临床及相关检查。②胆囊结石并炎症。③左肾小囊肿。

病理结果：（横结肠）腺癌。

予补充血容量，抑酸护胃，补液等对症支持治疗。转入我科后完善术前检查，无明显手术禁忌证。

于 2018-07-28 送手术室在全麻下行腹腔镜下横结肠癌根治术 + 腹腔引流术。术中探查：肿物位于横结肠近脾曲，未明显突破浆膜面，大小约 6 cm×5 cm×3 cm，肠系膜上血管及周围淋巴结无明显肿大，结肠系膜未见转移结节，腹壁、腹膜、肝脏、髂血管、腹主动脉周围淋巴结未见转移结节。术中给予输血纠正贫血，术程顺利，术后安返病房，予抗感染、能量、补液、伤口换药、预防电解质紊乱等对症支持治疗。

手术经过：

气插全麻，平卧人字位，常规消毒铺巾。

于脐下两横指腹正中取一纵行切口，约 10 mm 长，切开皮肤、皮下，持气腹针垂直刺入腹腔，注水试验证实入腹后接气腹针，建立人工气腹。达成后，由脐下切口刺入 10 mm 锥鞘，拔除针芯，入镜探查：戳孔无出血，腹内脏器未见损伤，腹腔内无明显积液，肿物位于横结肠偏脾曲，未明显突破浆膜面，大小约 6 cm×5 cm×3 cm，肠系膜上血管及周围淋巴结无明显肿大，结肠系膜未见转移结节，腹壁、腹膜、肝脏、髂血管、腹主动脉周围淋巴结未见转移结节，决定行腹腔镜下横结肠根治术 + 腹腔引流术。

分别于左、右锁骨中线脐水平及其下 4 横指处取切口 4 个，左上腹为 12 mm 主操作孔，其余为 5 mm，置入锥鞘，入钳行术。

提起胃结肠韧带，进入大网膜囊，向右离断胃结肠韧带，幽门下区处进入胃结肠融合间隙，暴露出右侧网膜动静脉及肠系膜上静脉及结肠中静脉，留置纱块后，转至结肠下方，将大网膜、横结肠系膜推向头侧，小肠推向右侧腹腔，显露肠系膜根部及肠系膜上血管主干投影，将后腹膜沿外科干打开，显露外科干，同时在结肠中动静脉根部与肠系膜上静脉主干的夹角处打开系膜，由此进入左侧 Toldt 筋膜间隙，注意保护左侧输尿管与生殖血管，分别暴露结肠中动静脉，左结肠动脉、左结肠中动脉，结肠中静脉及脾结肠干，根部结扎结肠中动脉，结肠中静脉并清扫第 6 组淋巴结，在肠系膜下静脉左侧结扎离断左结肠动脉，向上沿 Toldt 间隙分离完全游离结肠脾曲。

停止充气。于上腹正中纵行切口，长约 5 cm，切开腹壁各层入腹。用切口保护套保护切口，将肿瘤及相连肠段提至腹壁外，距离肿瘤远近端各 15 cm 处肠钳夹闭并切断肠管，移除肿物，予降结肠及横结肠作端端吻合，予 8 根针线及倒刺线将浆膜层及肌层间断褥式缝合包埋吻合口，检查吻合口无狭窄、渗漏、出血后放回腹腔。予温蒸馏水冲洗腹腔，于吻合口附近留置引流管 1 条，清点敷料、器械无误后，关闭腹腔。

手术经过顺利，术中出血约 50 mL，术中患者血压平稳，麻醉效果满意，术后标本经患者家属过目后送病检，患者安返病房。

术后病理示：横结肠中分化腺癌，部分为黏液腺癌，侵及全层，可见脉管内癌栓，纤维脂肪组织内见癌结节，上下切缘未见癌，肠周淋巴结见转移癌，2/10（清扫 10 枚淋巴结中 2 枚有转移），腹腔第 6 组淋巴结未见癌。

〖 出院情况 〗

治疗后患者病情平稳，现要求出院，上级医师查看患者后指示：患者术后恢复可，现一般情况可，伤口恢复可，无明显不适，复查血常规及肝功能未见明显异常。

患者无畏寒、发热，无头晕、头痛，无胸闷、气促，无恶心、呕吐，无腹痛、腹胀等不适。精神可、睡眠可，大小便正常。查体：一般情况可，心肺听诊无明显异常。腹平软，腹部伤口无红肿、渗血、渗液及化脓，已间断拆线，术后伤口 Ⅱ / 甲愈合。全腹无压痛、反跳痛及肌紧张，腹部移动性浊音（−），肠鸣音 4 次 / 分。双下肢无水肿。

[讨论与总结]

腹腔镜横结肠中段癌手术由于其解剖的特殊性，手术野的广泛性，组织结构的易损性，加之发病率较少，不像右半、左半手术起来那么得心应手，那么如何保证 CME 的同时又做到手术的程序化？如何选择最佳的进攻路线攻破敌方堡垒？如何处理系膜根部血管，清扫第 3 站淋巴结？研究者摸索出了以胰腺为导向横向入路的横结肠癌根治术。

一般来讲，横结肠 CME 有两种手术入路，即肠系膜上静脉入路（medial access）与左胰腺下缘入路（left access）。肠系膜上静脉入路是最常用入路。肠系膜上静脉上部体表投影处是手术首选起步点，在此打开后腹膜暴露肠系膜上静脉及动脉上段。此种方法解剖复杂，游离血管多且路径较长，术中解剖血管尤其是静脉时易导致出血发生。第二种入路即首先切开横结肠系膜根部屈氏韧带处后腹膜，暴露左胰体下缘，进一步向中间解剖显露肠系膜上动静脉及结肠中血管，进入天然外科平面，随后于结肠中动静脉根部离断，此种方法采用由左向

右的方向游离，解剖标志不明显，容易走错平面，且越走越困难，一旦出血，不易从容止血，研究者采用左右包抄、从地方到中央的方法，先从中结肠血管的两边开始找到标志，进入平面，左右夹击，循序渐进，逐层突破。具体步骤分解如下（图 3-25~ 图 3-32）。

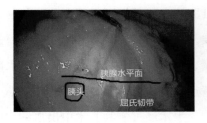

图 3-25 头低脚高位，横结肠及大网膜向头侧移位，张紧横结肠系膜，显露后腹膜的胰腺平面及横结肠血管脊

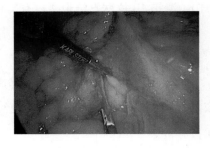

图 3-26 在中结肠血管脊的右侧选择一刀为突破口

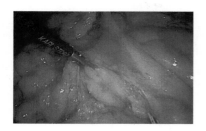

图 3-27　找到重要的 landmark——十二指肠，胰头并拓展右侧横结肠后间隙

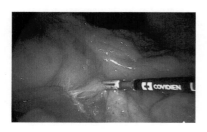

图 3-28　找到屈氏韧带并向上向左切开后腹膜，在胰腺的上缘逐层分离进入小网膜囊

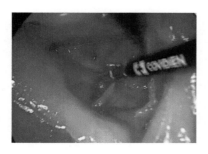

图 3-29　继续拓展到小网膜囊，看到胃的后壁

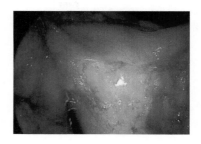

图 3-30　在胰腺的下缘横向切开后腹膜，在根部小心分离中结肠血管

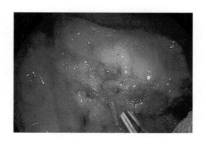

图 3-31　分离结扎结肠中动、静脉并切断，至此，横结肠游离最困难也是最关键的部位顺利完成

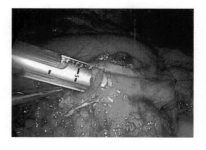

图 3-32　距离肿瘤 10 cm 切断结肠后在腹腔内行结肠侧侧吻合

>>> 　邱振雄